Alles über Sex

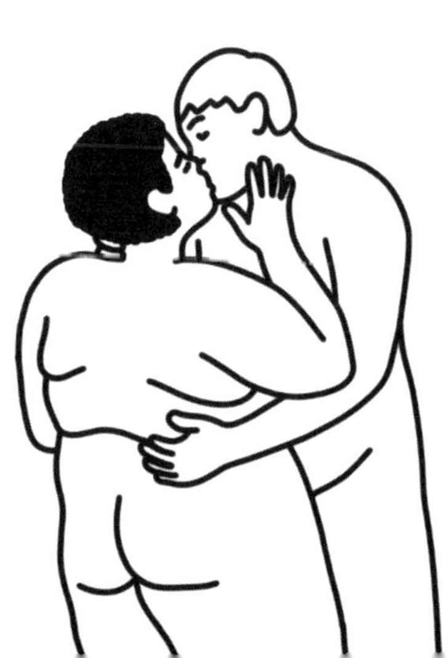

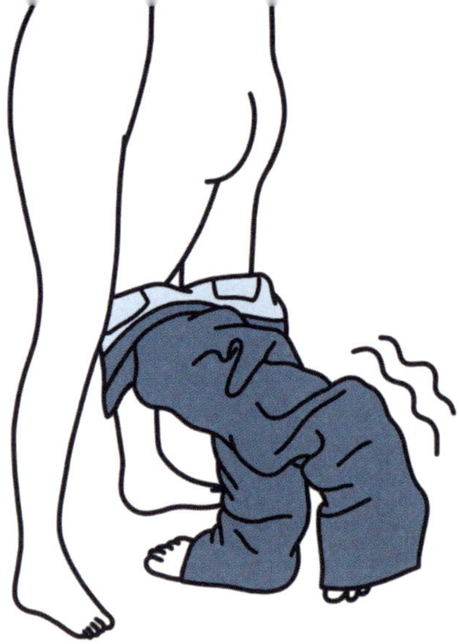

Alles über Sex

Mach Schluss mit Mythen, Tabus und Halbwissen rund um die Sexualität!

100 FRAGEN & ANTWORTEN FÜR DEIN SEXLEBEN

KATE MOYLE

MIT ILLUSTRATIONEN VON **JOCELYN COVARRUBIAS**

DK

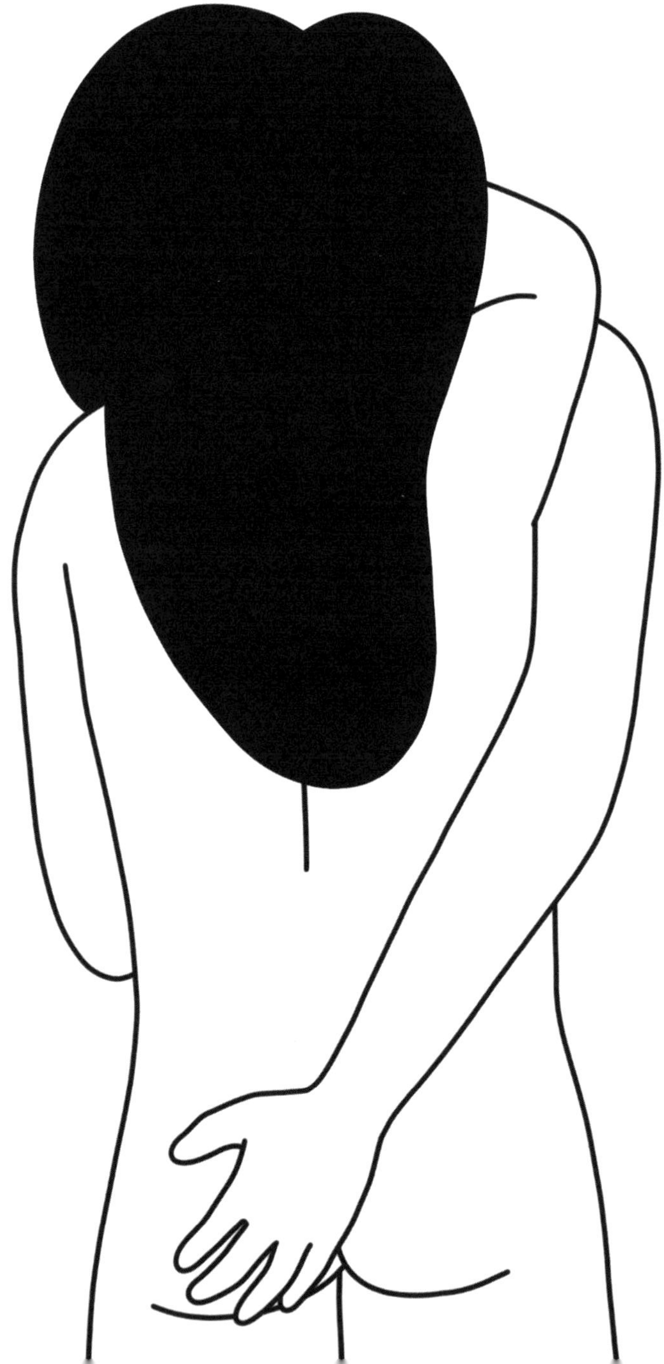

Inhalt

Über Sex sprechen

Ich bin noch nie jemandem begegnet, der keine Fragen zu Sex hatte. Und eine meiner wichtigsten Aufgaben als Sexualtherapeutin besteht darin, Menschen zu helfen, die für sie richtigen Antworten auf diese Fragen zu finden.

Es hat mich schon immer fasziniert, welche Reaktionen das Wort »Sex« hervorruft – eine leichte Veränderung der Körpersprache oder des Tonfalls – und welche Wendung Gespräche nehmen, sobald das Thema zur Sprache kommt. Selbst im Jahr 2023 begegnet man noch hochgezogenen Augenbrauen, wenn man sagt, dass man Sexualtherapeutin ist. Ebenso sehr beschäftigt mich die Frage, warum es bei der Sexualerziehung meist so sehr um das Tun geht, wo Sex doch von unserer Psyche und unseren Gefühlen nicht zu trennen ist, selbst wenn man zum Sexualpartner keine emotionale Bindung hat.

Von uns allen wird erwartet, dass wir Experten in Sachen Sex sind – und das, ohne zunächst Dinge zu hinterfragen, zu lernen, auszuprobieren und uns auch mal zu irren. Dabei ist Sex zwar eine subjektive Erfahrung, doch er ist auch erlernbar. Da es jedoch keinen wirklich guten Sexualunterricht gibt, befürchten viele, beim Sex zu versagen.

Sex ist unergründlich und simpel zugleich.

Trotz alledem leben wir in einer Zeit enormer sexueller Veränderungen und Entwicklungen. Die *Sexual-Wellness*-Branche boomt. Ständig werden neue Unternehmen gegründet, mit dem Fokus auf Inklusion statt auf heteronormativen Sex, die bestrebt sind, Aufklärung, Vergnügen, Selbstvertrauen und Wohlbefinden beim Sex zu verbessern.

Produkte wie Gleitmittel und Sexspielzeug sind aus der Schmuddelecke in die Supermarktregale gewandert und gestehen dem Sex einen Platz neben anderen Bereichen der Gesundheit und des Wohlbefindens zu. Die Finanzmittel und die Forschung, die in die Branche gepumpt werden, fördern Entwicklungen, die das Sexualleben vieler Menschen verbessern sollen.

Beim Sex geht es vor allem um unsere Beziehung zu uns selbst, die stark in unserer Identität wurzelt. Dementsprechend verwendet dieses Buch eine inklusive Terminologie: Neben den Begriffen »Frauen« und »Männer« ist von Menschen mit Vagina, Vulva oder Klitoris die Rede, von Menschen mit einem Penis und Menschen, denen bei Geburt das weibliche/männliche Geschlecht zugewiesen wurden (AFAB/AMAB) – diese Sprache galt zum Zeitpunkt der Entstehung dieses Buchs als die inklusivste. Bei Zitaten haben wir die Sprache der jeweiligen Studien übernommen, die oft keine weiteren Informationen dazu geben, wer genau von einer Statistik erfasst wurde. Dennoch hoffen wir, dass die zitierten Studien Einblick in eine Vielfalt von Erfahrungen und Ansichten vermitteln.

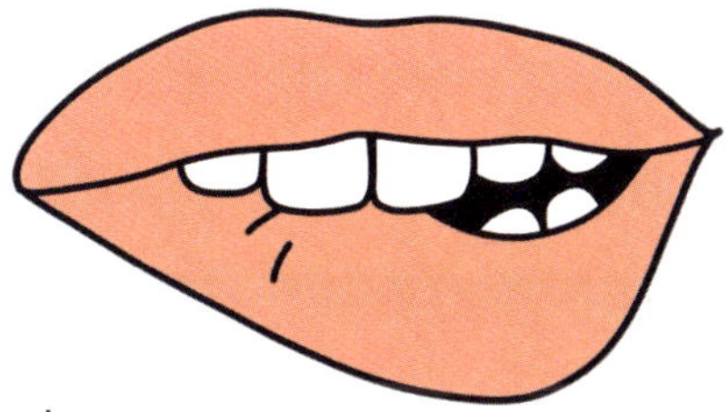

Kein Buch kann alle Fragen zum Thema Sex beantworten, weil die menschlichen Erfahrungen zu vielschichtig sind, als dass eine einzelne Person sie alle gemacht haben könnte. Ich erlebe das tagtäglich in meiner Praxis, denn alle meine Klientinnen und Klienten lehren mich Neues. Das wichtigste Ergebnis der Lektüre dieses Buches mag daher darin liegen, dass man sich selbst befragt: Was weißt du über Sex? Woher stammt dein Wisssen? Kannst du dein sexuelles Potenzial ausschöpfen und wenn nicht, bist du bereit herauszufinden, wie du dein Verhältnis zum Sex verbessern kannst? Ich hoffe, dass dieses Buch deine Neugierde weckt.

Kate Moyle

Sexual–Erziehung

Unsere Sexualerziehung beginnt früher, als wir denken, durch Ausgesprochenes ebenso wie durch Unausgesprochenes. Neben der oft unzureichenden Sexualerziehung in der Schule lernen wir etwas über Sex, indem wir die Kommunikation und die Berührungen anderer beobachten, Reaktionen unserer Mitmenschen wahrnehmen und selbst Peinlichkeit verspüren, wenn wir unerwartet mit dem Thema konfrontiert werden. Auch die Art und Weise, wie wir unser Verlangen erleben, die Reaktionen unseres Körpers und unsere Gefühle im Zusammenhang mit Sex beeinflussen uns. Bei einer guten Sexualerziehung sind die Botschaften rund um das Thema Sex positiv; wir akzeptieren sexuelle Vielfalt und betrachten Sex als einen normalen Teil unserer Gesundheit und unseres Wohlbefindens.

Sex – eine kurze Geschichte

Sex ist so alt wie die Menschheit, und unser Umgang mit Sexualität hat sich immer wieder verändert. Einige wichtige Punkte in der Geschichte der Sexualität prägen unser Sexualleben bis heute.

PORNOGRAFIE IM LAUFE DER ZEIT

Erotische Darstellungen von Lust und Sex entstanden im Laufe der Geschichte in verschiedenen Kulturen. Sie sind in Höhlenmalereien, Kunst, Zeichnungen, Schriften, Skulpturen und Musik belegt. Heute wird Pornografie, entsprechend dem rasanten Fortschritt der Technologie, vor allem über Foto und Film verbreitet.

DAS *KAMASUTRA*

Dieses Buch wurde um **400 v. Chr.–200 n. Chr.** in Indien auf Sanskrit geschrieben. Es ist für seine bebilderten, detailreichen Beschreibungen kreativer Stellungen berühmt. Das Kamasutra beschäftigt sich mit Lust, Intimität, Sexualität und Liebe.

KONDOME

Kondome gab es wohl schon vor Tausenden von Jahren. Sie wurden aus Materialien wie Tierblasen und -häuten, Schildpatt, dünnem Leder und gewebtem Leinen hergestellt. Einen großen Fortschritt brachte die Erfindung vulkanisierter Gummikondome durch den amerikanischen Chemiker Charles Goodyear um **1830.** In den 1920er-Jahren konnten dank produktionstechnischer Fortschritte dünnere und festere Latexkondome hergestellt werden, die breite Verwendung fanden.

SEXSPIELZEUGE

Sexspielzeuge sind seit Tausenden von Jahren dokumentiert. Dildos kannte man bereits im alten Griechenland. Um **1880** ließ sich ein Dr. Granville den ersten Vibrator patentieren.

DIE MODERNE SEXUALFORSCHUNG

Im Jahr **1947** gründete der US-Biologe und Sexualforscher Dr. Alfred Kinsey sein *Institute For Sex Research* (Institut für Sexualforschung). Er veröffentlichte zwei vielbeachtete Berichte, die als *Kinsey-Reports* international bekannt wurden. *Das sexuelle Verhalten des Mannes* (1948, dt. 1955) und *Das sexuelle Verhalten der Frau* (1953, dt. 1954) stellten die herkömmliche Vorstellung von Sexualität infrage.

400 v. Chr.–200 n. Chr. 1800 **1830** 1900 **1947**

Einer britischen Studie zufolge haben sich zwischen 2015 und 2019 32 Prozent der Paare online kennengelernt.

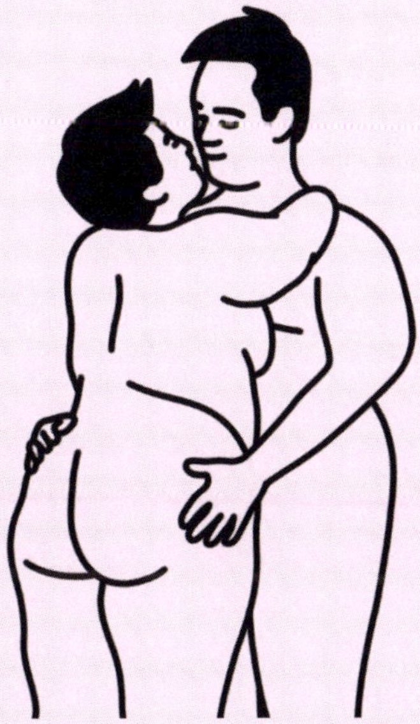

FORTSETZUNG DER SEXUALFORSCHUNG

Ende der **1950er-Jahre** leisteten William Masters und Virginia Johnson Pionierarbeit bei der Erforschung der menschlichen Sexualität durch die direkte Beobachtung von Menschen. In Laborsituationen maßen sie anatomische und physiologische sexuelle Reaktionen. Ihre Forschung trug wesentlich zum Verständnis sexueller Reaktionen bei und legte den Grundstein für Diskussionen über Auslöser sexueller Erregung und Ursachen sexueller Funktionsstörungen oder Probleme.

EINFÜHRUNG DER PILLE

1960 wurde in den USA die weltweit erste käuflich erhältliche Antibabypille zugelassen. In Deutschland war sie ab 1961 auf Rezept erhältlich, anfangs jedoch nur für verheiratete Frauen. Erst ab den 1970er-Jahren stand sie allen Frauen zur Verfügung. Die Möglichkeit, eine Schwangerschaft zu verhindern, führte zur ersten sexuellen Revolution.

ERSTER SEXSHOP FÜR FRAUEN

1974 eröffnete Dell Williams in New York (USA) den ersten Sexshop für Frauen, *Eve's Garden*.

HIV/AIDS-EPIDEMIE

1981 gab es in den USA die erste offizielle Meldung von AIDS (Erworbenes Immunschwächesyndrom), verursacht durch HIV (Humanes Immunschwächevirus). Es betraf anfangs vor allem homosexuelle Männer. 1999 erklärte die WHO die Krankheit zur vierthäufigsten Todesursache weltweit und zur häufigsten Todesursache in Afrika.

VIAGRA

1998 wurde das Medikament Viagra zur Behandlung erektiler Dysfunktion zugelassen.

ONLINE-DATING

1995 wurde die Partnersuche durch die erste Internet-Datingplattform, *Match.com*, revolutioniert. Mit zunehmender Verbreitung der Smartphones wurde das Online-Dating beliebter. **2009** kam die Dating-App Grindr für schwule und bisexuelle Männer heraus. **2012** führte Tinder ein, dass Benutzer bei Matches nach rechts wischen. **2018** hatten sich 93 von 1000 Paaren, die in *The Times* ihre Heirat bekannt gaben, online kennengelernt.

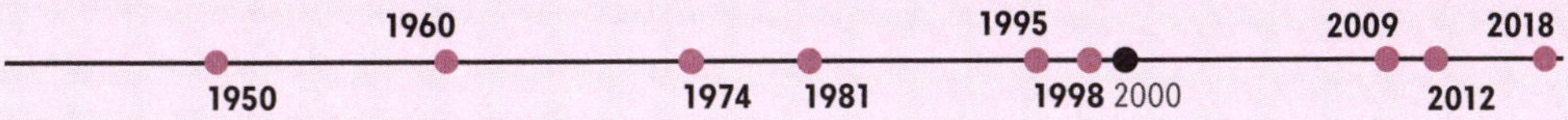

Was ist Sex?

Oft wird Sex als ein Akt definiert, zu dem eine Penetration gehört. Diese Sichtweise ist jedoch limitierend und heteronormativ. Sie konzentriert sich auf ein einzelnes Element der Sexualität und ignoriert gleichzeitig vieles, was Sex lustvoll macht.

Meist akzeptieren wir die Definition von Sex, die uns gemeinhin beigebracht wird: Sex gilt als etwas Physisches und Biologisches, bei dem es um Fortpflanzung geht. In seinem Mittelpunkt steht der Geschlechtsverkehr mit dem Einführen eines Penis in eine Vagina (PIV). Wenn wir aber die Begriffe »Sex« und »Geschlechtsverkehr« gleichbedeutend verwenden, erheben wir Geschlechtsverkehr zu »echtem Sex« und klammern damit andere lustvolle Praktiken aus oder geben zu verstehen, dass sie minderwertig sind.

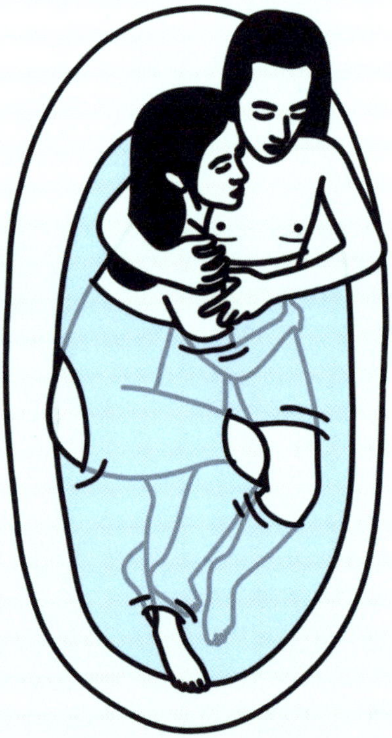

Problematische Definition

Wenn wir PIV-Sex zur Norm machen, schließen wir alle Beziehungen aus, in denen es nicht einen Penis und eine Vagina gibt. Wir sprechen Menschen, die andere sexuelle Ausdrucksformen bevozugen oder körperlich nicht zu penetrativem Sex in der Lage sind, sexuelles Vergnügen ab. Diese Definition von Sex kann z. B. die Frage aufwerfen: »Zählt es nicht als Sex, wenn man mit Partner oder Partnerin Lust ohne Penetration erlebt?«

Die Beschränkung der Definition von Sex auf Geschlechtsverkehr schließt nicht nur manche Gruppen und Praktiken aus, sondern kann auch Druck erzeugen, sich nach einem sexuellen Modell zu richten, das einem möglicherweise nicht liegt, und so die sexuelle Freude, Verbundenheit, Befriedigung und Lust einschränken. Fühlen wir uns beim Sex zum Geschlechtsverkehr verpflichtet, können wir Sex als unangenehm empfinden. Das könnte zu Problemen wie Versagensangst und sexuellen Funktionsstörungen führen (s. S. 118–123). Eine solche negative sexuelle Erfahrung kann wiederum unserem Verlangen, unseren Beziehungen, unserer Intimität und unserer Selbstakzeptanz schaden. Letztlich können sich so Schamgefühle im Zusammenhang mit Sex einstellen (s. S. 32).

Neue Begriffe finden

Der Geschlechtsverkehr ist nur eine von vielen Formen des sexuellen Ausdrucks. Erst wenn wir uns bewusst machen, wie wir über Sex sprechen, hilft uns das, unser Erleben zu überdenken. Das Wort »Vorspiel« etwa suggeriert, dass es hier um etwas geht, das vor dem eigentlichen Ereignis stattfindet. Sex wird also als ein lineares, zielgerichtetes Ereignis gesehen. Wenn wir stattdessen hier

Offenheit für alles, was Sex sein kann, führt zu lustvollem Erleben.

von »nicht-penetrierendem Sex« sprechen, öffnet uns das die Augen dafür, dass es viele Möglichkeiten des sexuellen Erlebens gibt. Wir können uns für ein eher zirkuläres Modell von Sex öffnen, das die Erkundung in den Mittelpunkt stellt und weniger zielgerichtet ist (s. S. 130).

Sex schließt unseren Körper, unseren Verstand und unsere Gefühle ein, und der sexuelle Akt wird von allen Beteiligten gemeinsam gestaltet. Wenn wir Sex auf der Basis dessen definieren, was er uns gibt, statt durch seine Mechanismen, erweitert sich unsere sexuelle Welt erheblich. Wir können hinterfragen, woher unsere Definition von Sex stammt, ob wir diese als unumstößlich oder als fließend betrachten und wie eine Neudefinition von Sex unsere Denkweise, unsere Einstellung und unser Erleben von Sex verändern könnte.

Betrifft Sex nur den Körper?

Wenn man Sex auf einen rein körperlichen Akt reduziert, wird man dem, was beim Sex vor sich geht, nur sehr bedingt gerecht.

Sex ist nicht nur eine körperliche Erfahrung, sondern auch eine soziale und emotionale.

Das Gesamtbild

Unser Sexualleben hat einen biologischen, einen psychischen und einen sozialen Aspekt. Betrachten wir Sex nur aus einer dieser Perspektiven, können wir unsere sexuelle Erfahrung nicht vollständig erfassen. In der Sexualwissenschaft – der wissenschaftlichen Untersuchung der menschlichen Sexualität – gilt das biopsychosoziale Modell als Goldstandard. Dieser sexpositive Ansatz geht davon aus, dass der sexuelle Ausdruck einer Person in ihrer individuellen Lebenssituation schlüssig und sinnvoll ist. Er zelebriert Vielfalt und Unterschiedlichkeit, statt Menschen an einer »Norm« zu messen, die Schamgefühle bei Personen hervorrufen kann, die glauben, ihr nicht zu entsprechen.

Eine wechselseitige Reaktion

Soziale und kulturelle Botschaften können uns psychisch und körperlich beeinflussen, wie auf der Seite gegenüber gezeigt wird. Ein Beispiel im Zusammenhang mit Sex ist unsere Reaktion auf Stress: Unser sozialer Kontext ist mit entscheidend dafür, ob wir auf einen Stressor reagieren. Tun wir dies, aktiviert der Körper seine Stressreaktion: Unser Blutdruck steigt, die Stresshormone Adrenalin und Cortisol werden ausgeschüttet, Herzfrequenz und Atmung beschleunigen sich. Diese Unterbrechung der sexuellen Erregung, die für viele an sich schon stressig ist, verstärkt wiederum die Verbindung zwischen Stress und Sex.

WAS BEEINFLUSST DEN SEX?
Sex hat eine biologische, psychische und soziale Komponente. Zu verstehen, wie diese Bereiche miteinander zusammenhängen und einander beeinflussen, ist ein wichtiger Bestandteil der Sexualwissenschaft.

Die biologische Komponente betrifft das Gehirn und den Körper. Neuronale Aktivität veranlasst die Freisetzung von Neurotransmittern, die eine physische Reaktion auslösen. Diese wiederum fördert oder behindert die Erregung.

Unser sexueller Ausdruck ist individuell. Er spiegelt unsere körperliche, emotionale und soziale Realität wider.

Die soziale Komponente, also unsere Gesellschaft und Kultur, beeinflusst, ob und wie wir psychisch auf einen Stressor reagieren. Es hängt also auch vom sozialen Kontext ab, ob wir die Erregung aufrechterhalten können.

Die psychologische Komponente betrifft unsere Gefühle, die bei der Bewertung der Relevanz von Ereignissen auftreten. Stört ein psychischer Stressor unsere Fähigkeit, uns auf Sex zu konzentrieren, kann das den Prozess der körperlichen Erregung unterbrechen.

Ist Sex gut für unsere Gesundheit?

Sex ist mehr als nur ein Akt – er beeinflusst viele Bereiche unseres Lebens. Wenn wir verstehen, wie er auf Körper und Geist wirkt, können wir auch wertschätzen, wie er unser Wohlbefinden und unsere Gesundheit fördert.

Boost für den Körper

Sexuelle Aktivität ist eine körperliche Anstrengung, ähnlich wie aerobes Training. Beim Sex erhöhen sich Herzfrequenz, Atmung und Durchblutung, und wir verbrennen Kalorien. Der Geschlechtsakt macht uns müde und fördert einen erholsamen Schlaf, in dem sich der Körper regenerieren kann.

Mittel gegen Stress

Chronischer Stress kann sich negativ auf unser Sexualleben auswirken. Und für manche Menschen bedeutet der Sex selbst Stress. Es gibt also eine Wechselwirkung zwischen Sex und psychischem und emotionalem Wohlbefinden. Anderen wiederum hilft Sex, Stress abzubauen, weil die dabei freigesetzten Neurotransmitter Oxytocin und Dopamin sowie Endorphine die Stimmung aufhellen. Endorphine sind natürliche Schmerzhemmer, die seelische und körperliche Folgen von Stress lindern. So kann ein positiver Kreislauf entstehen, der den Wunsch nach Sex steigert.

Die Forschung zeigt auch, dass Intimität eine Form des Stressabbaus ist: Sie lindert psychobiologischen Stress, also Stress, der sich auf die Psyche und den Körper auswirkt, und senkt den Spiegel des Stresshormons Cortisol. Durch Sex können wir uns auch der emotionalen Unterstützung des anderen versichern, wodurch wir wiederum unsere emotionale Stressreaktion besser steuern können.

Der Orgasmus fördert durch einen zusätzlichen Anstieg von Oxytocin und der Ausschüttung von Prolaktin einen erholsamen Schlaf. So lindert er auch stressbedingte Schlafprobleme und stärkt die Stressresistenz.

Eine Form von Selfcare

Das Dopamin, das beim Sex im Belohnungszentrum unseres Gehirns ausgeschüttet wird (s. S. 56), ist eine wichtige Quelle der Lust und somit an sich schon eine Form der Selbstfürsorge.

Unsere Gefühle beim Sex fördern auch ein positives Selbstbild von unserem Körper und der Lust, die er uns schenken kann. Das steigert wiederum unser sexuelles Wohlbefinden. Die Lust befreit uns auch von Sorgen des Alltags und erlaubt uns, uns ganz auf uns selbst zu konzentrieren.

Tiefere Verbundenheit

Sex kann unser Wohlbefinden unter anderem deswegen steigern, weil Berührung und körperliche Intimität ein tiefes Gefühl der Verbundenheit schaffen. Rein physiologisch gesehen wird bei Berührung das Bindungshormon Oxytocin ausgeschüttet. Wenn wir den Körper des anderen erforschen, bewirkt dieses Hormon, dass wir uns unserem Partner oder unserer Partnerin näher fühlen. Vielleicht spüren wir auch Verletzlichkeit, was die Bindung noch intensivieren kann (s. S. 143).

Sex ist ein einzigartiges gemeinsames Erlebnis, das mit jeder Person anders ist. Während einige Menschen, etwa Asexuelle (s. S. 36), sagen, dass sie auch ohne Sex Nähe spüren, eröffnet Sex anderen die Möglichkeit, ihr Gegenüber viel intimer kennenzulernen als in einer nicht-sexuellen Beziehung.

Größeres Selbstvertrauen

Psychologisch gesehen können positive sexuelle Erfahrungen und das Gefühl, begehrt zu werden, unser sexuelles Selbstwertgefühl und Selbstvertrauen stärken. Viele empfinden das Gefühl, begehrt zu werden, als extrem erotisch und erregend.

Auch die lustvolle Selbsterkundung ist wichtig, damit wir uns selbst und unsere Vorlieben kennenlernen. Sie ist also eine Art sexueller Selbsterziehung. Wenn wir unseren Körper kennen und sinnliche Lust für uns allein genießen, können wir auch anderen selbstsicherer zeigen, was wir mögen.

In einer Studie gaben 95 Prozent der Männer in einer heterosexuellen Partnerschaft an, dass das Gefühl, begehrt zu sein, wichtig für ihr Sexualleben ist.

Sind Labels für Sex und Gender hilfreich?

Labels, die wir uns selbst anheften oder mit denen uns andere etikettieren, können große Bedeutung und Macht haben. Doch wichtig ist: Ein Label ist nicht alles.

Wir haben ein breites Spektrum an sexuellen Orientierungen und Geschlechtsidentitäten mit Labeln versehen. Wie stark wir uns mit einem oder mehreren dieser Etikettierungen identifizieren, hat mit unserer Identität zu tun und der Frage, inwieweit die Labels unseren eigenen Vorstellungen von unserer Identität entsprechen.

Wie Labels auf uns wirken können

Manchen Menschen schenken diese Etikettierungen Sicherheit und ein Gefühl von Zugehörigkeit. Sie empfinden sich als Teil einer Gemeinschaft, in der sie sie selbst sein können. Andere fühlen sich durch ein Label limitiert oder missverstanden, vielleicht auch ausgegrenzt. Oder sie fürchten, Gegenstand unzutreffender Mutmaßungen zu werden.

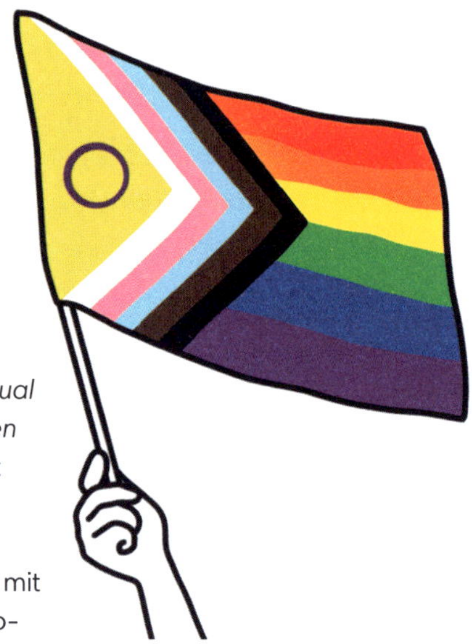

Im Hinblick auf ihre Sexualität bzw. sexuelle Orientierung (s. S. 19) fühlen sich manche Menschen durch ein einziges Label repräsentiert, während andere ihre Sexualität nuancierter sehen. 1948 veröffentlichte der Sexualwissenschaftler Dr. Alfred Kinsey den Bericht *Sexual Behaviour in The Human Male* (dt. *Das sexuelle Verhalten des Mannes*), in dem er die Vorstellung, dass Sexualität binär und Menschen strikt homosexuell, bisexuell oder heterosexuell seien (s. S. 186), infrage stellte.

Seine Forschungen zeigten, dass sich manche zwar mit binären Bezeichnungen – z. B. heterosexuell oder homo-

Wir identifizieren uns selten mit nur einem Label, weil wir so viele Dimensionen haben.

sexuell – identifizieren konnten, viele sie aber als limitierend empfanden, da sexuelle Verhaltensweisen, Gedanken und Gefühle sich im Laufe der Zeit wandeln können.

Auch Geschlechtszuweisungen können als einschränkend oder unzutreffend empfunden werden. So stimmt für Transgender-Personen die Geschlechtsidentität, mit der sie aufgewachsen sind, nicht mit der überein, die sie verspüren. Selbstakzeptanz kann für sie bedeuten, sich mit einer neuen Bezeichnung zu identifizieren. Menschen mit Geschlechtsdysphorie können im Hinblick auf Labels Unbehagen empfinden, weil das ihnen bei Geburt zugewiesene Geschlecht nicht mit ihrer Geschlechtsidentität übereinstimmt.

Eine Frage des Kontexts

Etikettierungen können nicht nur der Selbstvergewisserung dienen, sondern auch für Angriffe. Soziale und rechtliche Kontexte können beeinflussen, wie Menschen sich äußern. So kann die Diskriminierung – und bisweilen sogar Bedrohung – bestimmter Gruppen dazu führen, dass sie Angst haben, sich öffentlich zu äußern.

WIE DIE LABELS ENTSTANDEN

Das Vokabular, mit dem wir Gender (die sozial konstruierten Identitäten) und sexuelle Orientierungen (die sexuelle Anziehung) bezeichnen, hat sich vergrößert. Heute erkennen wir eine große Bandbreite von Identitäten an, die sich von binären Vorstellungen entfernen.

- Transgender ist eine Person, wenn ihre Geschlechtsidentität nicht mit dem Geschlecht übereinstimmt, das ihr bei Geburt zugewiesen wurde.
- Nicht-binäre Personen können sich als agender (non-gender), bigender (beidgeschlechtlich), genderfluid (mit veränderbarer Geschlechtsidentität) oder anders bezeichnen.
- Pansexualität bezeichnet Menschen, die sich zu allen Menschen, unabhängig vom Geschlecht, hingezogen fühlen.
- Als asexuell oder aromantisch bezeichnen sich Menschen, die kein sexuelles oder romantisches Interesse an anderen haben (s. S. 36).
- Demisexuelle verspüren sexuelle Anziehung nur, wenn eine emotionale Beziehung besteht.
- Eine neue sexuelle Orientierung ist die Digisexualität, die sich parallel zu unserer zunehmenden Abhängigkeit von der Technologie entwickelt hat. Sie bezeichnet Menschen, die sich mittels technischer Geräte sexuell und/oder romantisch zu anderen hingezogen fühlen oder Sex mit Geräten ohne Interaktion mit anderen Menschen haben, z. B. mittels virtueller Realität.
- Der Begriff queer kann Unterschiedliches bedeuten. Er kann beschreiben, dass sich jemand nicht mit heterosexuellen oder cisgender-Normen identfiziert, und spiegelt wider, dass Sexualität und Geschlecht ein ganzes Spektrum sind. Viele haben sich den Begriff zu eigen gemacht, nachdem er zuvor in herabsetzender Weise verwendet worden war.

Wie setze ich beim Sex Grenzen?

Unsere persönlichen Grenzen zeigen, wie wir behandelt werden möchten. Sie können sexueller, emotionaler oder körperlicher Natur sein und schützen unsere Werte, Wünsche und Bedürfnisse sowie die der anderen.

Unser Umgang mit Grenzen sollte vom Respekt für unsere Unterschiede geprägt sein.

Die drei Pfeiler

Grenzen beim Sex und in intimen Situationen zu respektieren ist wichtig und erfordert eine klare Absprache. Die drei Pfeiler **Einvernehmen, Kommunikation** und **Neugierde** helfen uns, zu definieren, was wir wollen und was nicht.

Einvernehmen ist beim Sex entscheidend und nicht verhandelbar. Das gesetzliche Schutzalter für einvernehmlichen Sex – das Alter, in dem ein Mensch sexuell mündig ist – variiert je nach Land. Darüber hinaus geht es beim Einvernehmen aber auch um Entscheidungsfreiheit – darum, zu sagen, was uns gefällt, wenn wir uns auf eine sexuelle Erfahrung mit einem anderen Menschen einlassen. Wichtig ist auch, dass das Einvernehmen jederzeit zurückgezogen werden kann.

Kommunikation kann verbal oder nonverbal erfolgen, z. B. indem wir die Hand von Partner oder Partnerin zu einem Körperteil führen. Es ist wichtig, dass Kommunikation gelingt, denn nur so verstehen wir einander. Ohne Kommunikation basiert unser Verständnis für andere auf bloßen Annahmen und unserer eigenen Perspektive.

Neugierde ist der Wunsch zu lernen. Sie hilft uns, andere zu verstehen, öffnet uns für ihre Bedürfnisse und lässt uns erkunden, warum sie auf bestimmte Grenzen Wert legen. Neugierde treibt uns auch dazu an, unsere eigenen Wünsche und Bedürfnisse zu erforschen und zu verstehen.

Eine gemeinsame Basis finden

Zunächst ist wichtig zu wissen, worauf du selbst Wert legst. Dann kommt der Respekt für die Grenzen des Partners oder der Partnerin, die andere sein können. Außerdem gilt:

- **Für die sexuelle Erkundung** muss man sexuell nicht perfekt harmonieren. Es ist normal, dass zwei Menschen unterschiedliche Vorlieben und Wünsche haben.
- **Denkt über wichtige Konzepte nach,** z. B. Respekt und wechselseitige Gefühle – und nicht nur über die Einzelheiten des Sex, die sich leichter von allein herauskristallisieren.

- **Sprecht aus, wobei ihr euch wohlfühlt** und sagt, was ihr gern tun und ausprobieren möchtet, wenn euch danach ist.
- **Erforsche deinen Körper für dich allein,** um herauszufinden, was du magst und was nicht, und zwar zu deinen Bedingungen. So kannst du dir ohne Druck oder Erwartungen darüber klar werden, was dir gefällt.
- **Missverständnisse** können vorkommen. Überlegt, wie ihr damit vertrauensvoll umgeht.
- **Vorlieben können sich ändern,** z. B. wenn man einander besser kennenlernt. Durch regelmäßigen Austausch erfahrt ihr voneinander, ob sich etwas geändert hat.
- **Werden Grenzen überschritten,** sprecht es aus. Einvernehmen und Kommunikation sind nicht mit Nötigung vereinbar. Es ist z. B. Nötigung, wenn jemand dich so oft um etwas bittet, bis du Ja sagst, oder dir Drogen oder Alkohol verabreicht, die die Kommunikation beeinträchtigen. Auch Sätze wie »Wenn du mich lieben würdest, hättest du Lust auf Sex.«, »Alle anderen haben Sex.«, »Wenn wir keinen Sex haben, erzähle ich trotzdem, dass wir welchen hatten.« und »Wenn du nicht X tust, tue ich Y.« sind Formen der Nötigung. Das Entfernen des Kondoms während des Geschlechtsverkehrs, wenn die Zustimmung zum Sex das Tragens eines Kondoms voraussetzte (Stealthing genannt) ist in manchen Ländern, darunter auch Deutschland, strafbar und wird als sexueller Übergriff angesehen.
- **Einvernehmen** kann man auf ganz unterschiedliche Weise herstellen:

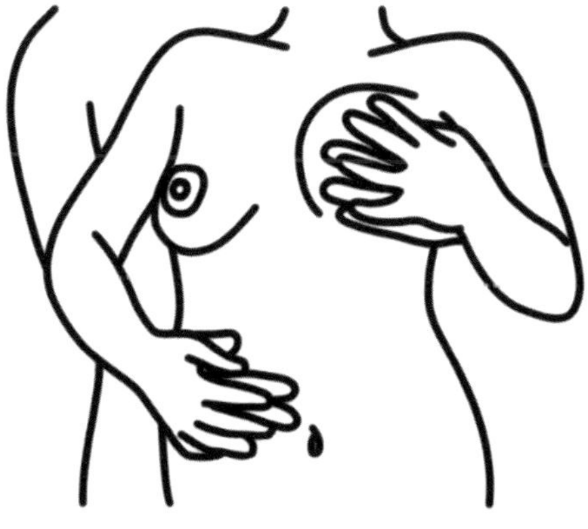

Das fühlt sich gut an – aber lass uns langsam machen.

Wie möchtest du berührt werden?

Willst du weitermachen?

Würde es dir gefallen, wenn ich das tue?

Beeinflussen unsere Gedanken den Sex?

Wir Menschen sind in der Lage, über uns selbst nachzudenken, und stellen uns ständig infrage. Wenn wir lernen, unsere Gedanken über Sex zu steuern, können wir unsere Probleme lösen.

In welcher Weise wir über Sex nachdenken, ist von Bedeutung, weil unsere Gedanken unsere Erfahrungen reflektieren und ihnen einen Sinn geben. Der Frontallappen des Gehirns ist der Bereich, in dem unsere Denkprozesse stattfinden. Als Kontrollzentrum für unsere Emotionen und unsere Persönlichkeit ist er zentral für soziale Interaktionen und unsere Kommunikation, unsere kognitiven Fähigkeiten, den Ausdruck unserer Emotionen und unser Urteilsvermögen. Wie alle Denkprozesse ist auch der über Sex daher multidimensional.

Selbstreflektierendes Denken

Selbstreflektierende Denkprozesse (auch Metakognition genannt) sind solche, bei denen wir über unser eigenes Denken und Lernen nachdenken. Haben wir also einen sexuellen Gedanken oder eine sexuelle Fantasie oder sind wir körperlich erregt, kann dies selbstreflektierende Gedanken auslösen. Vielleicht fragen wir uns, warum uns etwas erregt oder ob ein bestimmter Gedanke normal ist und andere ähnliche Gedanken haben. Dieser Prozess kann problematisch werden, wenn die Antworten für uns negativ ausfallen und wir glauben, irgendwie nicht in eine vermeintliche sexuelle »Norm« zu passen. Stress, Ängste und Schamgefühle können dann aufkommen. Infolgedessen versuchen wir vielleicht, unser Sexualleben so zu gestalten, dass es dem entspricht, was wir für akzeptabel halten, statt unseren echten Wünschen und Sehnsüchten zu folgen.

Positives Denken

Wenn wir uns weniger selbstkritisch hinterfragen, erkennen wir vielleicht, welche Faktoren negativen und damit wenig hilfreichen Denkmustern zugrunde liegen.

Manchmal erschüttert das Leben mit Verletzungen, Krankheit, Beziehungen und mentalen und körperlichen Veränderungen unser sexuelles Selbstvertrauen. Dann müssen wir unsere Vorstellungen verändern und unser Sexualleben anpassen. Wenn wir akzeptieren, dass Sex – wie unser ganzes Leben – ständigem Wandel unterworfen ist, können wir freier denken und zulassen, dass sich die Bedeutung des Sex verändert.

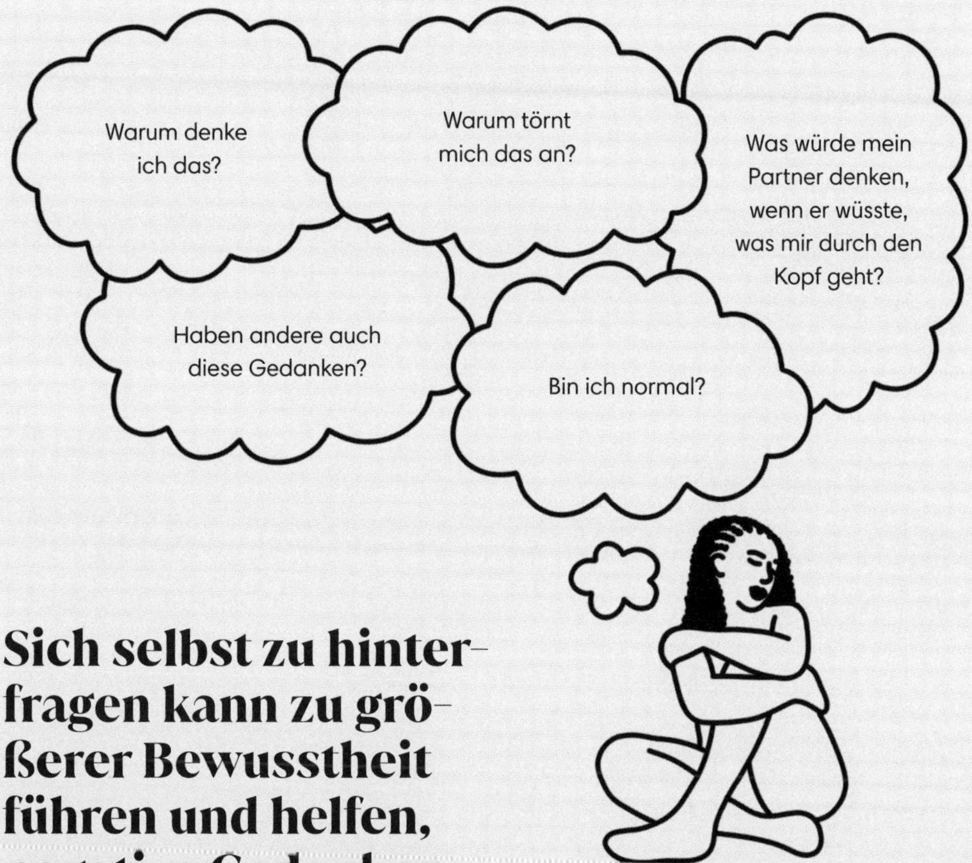
Warum denke
ich das?
Warum törnt
mich das an?
Was würde mein
Partner denken,
wenn er wüsste,
was mir durch den
Kopf geht?
Haben andere auch
diese Gedanken?
Bin ich normal?

Sich selbst zu hinterfragen kann zu größerer Bewusstheit führen und helfen, negative Gedanken zu erkennen.

Müssen wir über Sex reden?

Wenn altersgerechte Gespräche über Sex schon in jungen Jahren beginnen und sich im Laufe des Lebens weiterentwickeln, wird das Thema ganz normal, und wir lernen, wie wir uns dank guter Kommunikation sexuell besser fühlen können.

Wenn Gespräche über Sex unser ganzes Leben lang ein fester Bestandteil unserer Kommunikation sind, lernen wir, den Austausch und das Wissen über Sex wertzuschätzen. In manchen Ländern, z. B. den Niederlanden, ist Sexualerziehung bereits ab dem vierten Lebensjahr Bestandteil der Erziehung in öffentlichen Einrichtungen, sodass Kinder altersgerecht etwas über Einvernehmlichkeit, Beziehungen, Berührung, Liebe und den Körper lernen. Umgekehrt bedeutet Schweigen über Sex, dass das Thema nicht berührt werden darf. Als Individuen verinnerlichen wir dann eventuell Schamgefühle, die uns isolieren, statt diesen Gesprächsmangel als breites gesellschaftliches Tabu zu erkennen.

Miteinander sprechen

Auch wie wir über Sex sprechen, spielt eine Rolle. In der verbalen ebenso wie in der nonverbalen Kommunikation verraten Signale wie Blickkontakt, Körpersprache und Tonfall, wie sich jemand fühlt (s. S. 177). Deuten diese Signale auf Unbehagen hin, fällt es uns schwer, offen zu sprechen. In der Kommunikation zwischen Partnern fühlen sich viele, als würden sie ein Gespräch in einer Sprache führen wollen, die sie nicht gelernt haben. Und viele von uns nehmen stillschweigend an, dass sie etwas falsch machen, wenn sie über Sex reden müssen – wir sollten instinktiv wissen, wie er funktioniert, ohne Fragen stellen zu müssen. Vielleicht fürchten wir auch, dass unser Gegenüber sich kritisiert fühlt. Doch nicht über Sex zu reden ist schlecht für unser Sexualleben. Jeder

WO ANFANGEN?

Etwas Neues auszuprobieren kann schwierig sein. Wenn ihr es nicht gewohnt seid, über Sex zu sprechen, versucht diese einfache Übung: Erstellt eine Liste mit sexuellen Erfahrungen. Dann schreibt ihr getrennt »ja/nein/vielleicht« daneben, und danach tauscht ihr die Listen. So könnt ihr ohne Druck einen Dialog eröffnen und herausfinden, welche Interessen ihr teilt und/oder welche Praktiken ihr mögt oder nicht mögt.

Körper und jeder Mensch ist einzigartig, Sex und Lust entstehen in der Gemeinsamkeit und sind jedes Mal anders. Wenn wir nicht über Sex sprechen, können sich falsche Annahmen einschleichen. Vielleicht sagen wir auch nicht, was wir mögen oder uns wünschen, aus Angst, Partner oder Partnerin zu enttäuschen oder zu verärgern. So entsteht ein Kreislauf des Immergleichen, selbst wenn das nicht funktioniert. Der Status quo wird nicht hinterfragt. Je länger diese Situation dauert, desto schwieriger wird es, das Thema anzusprechen, aus Furcht, der andere könnte sich fragen, wie lange wir schon so empfinden.

Wenn wir mit unseren Partnern über Sex sprechen, können wir unsere Vorlieben und Wünsche gemeinsam erkunden und unser Vergnügen steigern (siehe unten). Wir fühlen uns wohler und vermeiden Schamgefühle, die häufig auftreten, wenn der Sex nicht funktioniert (s. S. 32).

Die Sprache, die wir sprechen

Unser Wortschatz für den Sex kann unser sexuelles Handeln beeinflussen. Das Wort »Vorspiel« z. B. suggeriert, dass Sex nach einem bestimmten Plan abläuft und der Geschlechtsverkehr das Ziel ist. Wenn wir stattdessen den Ausdruck »nicht-penetrierender Sex« verwenden, schließen wir eine Welt vielfältiger Möglichkeiten ein, nicht nur den Geschlechtsverkehr (s. S. 13).

WIE WIR DAVON PROFITIEREN, WENN WIR MIT UNSEREN PARTNERN ÜBER SEX REDEN

- Wir erfahren, welche Vorlieben und Abneigungen der andere hat und was sie oder ihn sexuell interessiert.
- Wir erteilen einander die Erlaubnis, uns unsere jeweiligen Wünsche und Vorlieben mitzuteilen.
- Wir verspüren mehr Selbstvertrauen, was uns zu Neugierde und Experimentierfreude ermutigt – und damit zu mehr Lust und sexueller Befriedigung führt.

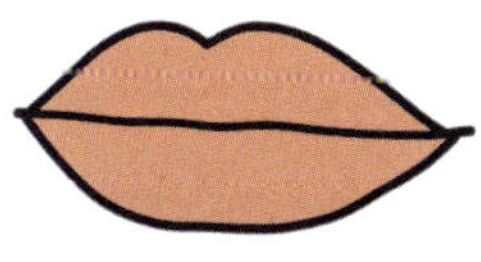

Zählt Solosex auch?

Selbstbefriedigung, Solosex, Masturbation – wie man es auch nennt – ist ein natürlicher Teil unseres Sexuallebens, unabhängig davon, ob wir Single oder verpartnert sind und welche sexuelle Identität wir haben.

Selbstbefriedigung bedeutet für viele von uns die Möglichkeit, sich selbst zu erkunden, frei von den Erwartungen und/oder der Ablenkung durch die Bedürfnisse anderer oder dem Gefühl, etwas leisten zu müssen (s. S. 178). Das erklärt vielleicht, warum Menschen aller Geschlechter beim Masturbieren eher einen Orgasmus erleben als beim Sex mit einem Partner oder einer Partnerin.

Dennoch ist Selbstbefriedigung oft von Scham begleitet. Sie kann kulturhistorisch begründet sein und auf Mythen zurückgehen, wie z. B. dass Masturbation zur Erblindung führt. Mit solchen Behauptungen wurde früher Angst geschürt, um sexuelle Begierden zu kontrollieren, Selbstbefriedigung mit Angst und Scham zu belegen und den Sex auf die Ehe zu beschränken.

Das Solo-Spiel genießen

Wir können uns Solosex als unsere ureigenste Spielwiese vorstellen, auf der wir tun und lassen können, was wir wollen, und wo es kein Richtig oder Falsch gibt. Für die Selbstbefriedigung gibt es kein Patentrezept. Manche bevorzugen Praktiken, die ganz anders sind als ihre Erfahrungen in der Partnerschaft; andere orientieren sich so nah wie möglich am Sex zu zweit. Man kann sich durch Streicheln, Druck, unterschiedliche Berührungen und Materialien stimulieren oder mit Pornografie, Audio-Erotik, Musik, Düften, Sexspielzeug und Beleuchtung. Es kann Gleitmittel zum Einsatz kommen, man kann unter der Dusche oder in der Badewanne masturbieren und die Berührung des Wassers genießen, oder man nimmt Stellungen ein, bei denen das Körpergewicht das Empfinden intensiviert. Wie beim Sex zu zweit können wir auch beim Solosex zu unterschiedlichen Zeitpunkten verschiedene Vorlieben haben.

Auch beim Solosex werden Oxytocin und Dopamin freigesetzt, dieselben Wohlfühlstoffe wie beim Sex mit Partnern. Außerdem stärkt er unser sexuelles Selbstbewusstsein und unsere Beziehung zu unserem Körper. Darüber hinaus ist er der sicherste Sex, den es gibt, da weder das Risiko einer ungewollten Schwangerschaft noch das einer sexuell übertragbaren Krankheit besteht.

Nicht für jedermann

Nicht jeder verspürt den Wunsch zu masturbieren, dies ist eine Frage der persönlichen Vorlieben. Es ist jedoch ein Unterschied, ob man nicht masturbiert, weil man es nicht mag, oder es aus Scham meidet. Einer der wichtigsten Aspekte unseres sexuellen Wohlbefindens ist, dass wir erkennen, was uns Freude bereitet, und nicht dem folgen, was andere uns vorgeben (s. S. 52).

MISSVERSTÄNDISSE AUFKLÄREN

Einem weitverbreiteten Mythos zufolge haben wir Solosex, wenn wir mit dem gemeinsamen Sex in einer Beziehung unzufrieden sind. Doch Solosex kann unser Sexualleben wunderbar ergänzen. Unsere sexuelle Neugier bringt Selbstkenntnis und Abwechslung in den Sex zu zweit. Solosex kann uns auch bereichern, wenn ein Partner keinen Sex haben kann, etwa bei Krankheit. Manche halten Solosex für minderwertiger als »echten« Sex. Dies hängt damit zusammen, dass Geschlechtsverkehr kulturell als wichtigster Sex codiert ist, und wertet die Erfahrung von Singles ab, die ein erfülltes Sexualleben haben können. Solosex ist eine vollwertige und gleichberechtigte Form des sexuellen Ausdrucks.

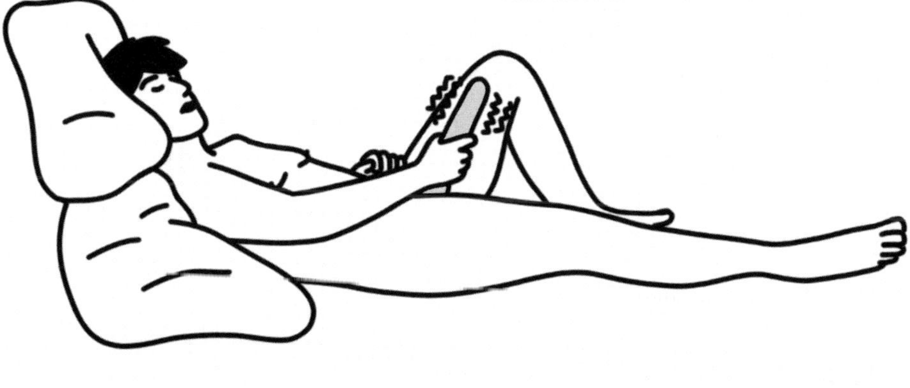

Was gefällt meinem Partner?

Befriedigung in einer sexuellen Beziehung setzt voraus, dass das Paar lernt, sexuell einen Zugang zueinander zu finden.

Um den Sex mit jemandem zu genießen und zu verstehen, was ihn oder sie anmacht, müssen wir auf eine neue Weise kommunizieren lernen. Wir können auf nonverbale und verbale Signale achten. Die Partnerin ermutigt uns vielleicht mit genießerischen Lauten, und wenn es ihre Erregung zu steigern scheint, wenn wir ihre Ohren küssen, dann machen wir damit weiter. Vielleicht deuten wir diese Signale richtig, allerdings könnten sie auch ausdrücken, was sie für gesellschaftlich akzeptabel hält – und nicht ihre eigenen Wünsche widerspiegeln. Es ist also wichtig, dass wir Vorlieben und Abneigungen offen zeigen können.

Nicht urteilen

Ob beide Partner Sex eine ähnliche Bedeutung zumessen, ist ein wichtiger Faktor für die sexuelle Zufriedenheit. Ohne gute Kommunikation kann es zu Konflikten kommen. Wir können z. B. unterschiedliche Vorstellungen davon haben, was ein »normales« Maß an Sex ist (s. S. 52). Sind wir in der Lage, darüber zu diskutieren, können wir offen über unsere Gefühle sprechen und das Gespräch auf das ausweiten, was wir mögen, wofür wir offen sind und was wir aufregend finden.

Um wirklich herauszufinden, was einen Menschen anmacht, müssen wir ihm urteilsfrei zuhören. Dazu gehört auch, seine Vorlieben und Abneigungen nicht persönlich zu nehmen. Wenn jemand eine sexuelle Handlung ablehnt, weil sie ihn nicht interessiert, werten wir das oft als persönliche Ablehnung. Denken wir aber um und zeigen, dass wir uns nicht abgelehnt fühlen, schaffen wir eine Vertrauensbasis, um unsere Wünsche gemeinsam zu erkunden und auszuloten.

Die beste Zeit für Gespräche

Idealerweise sprecht ihr zu einem neutralen Zeitpunkt über sexuelle Vorlieben und Wünsche miteinander, nicht im Schlafzimmer. Etwas Kommunikationspsychologie kann hier helfen. Positive Gespräche können z. B. vermeiden, dass sich der oder die andere kritisiert fühlt und sich verschließt. Verwendet »Ich«-Aussagen, z. B. »Ich würde gern wissen, ob du etwas Bestimmtes gerne ausprobieren möchtest«, um zu zeigen, dass ihr Verantwortung für eure Gefühle übernehmt.

Wenn du mit mehr als einem Menschen zusammen bist, sprich mit jedem einzeln; habt ihr zusammen Sex, kann ein offenes Gruppengespräch hilfreich sein. Wenn wir den Partner wechseln, wird er kaum dieselben Dinge mögen wie der vorherige. Sei aufgeschlossen und frei von vorgefassten Meinungen (s. S. 20) über die Wünsche der anderen, das fördert die klare Kommunikation.

Sex kann für jeden etwas anderes bedeuten.

Eine klare Kommunikation darüber, was wir sexuell mögen und nicht mögen, hat zahlreiche Vorteile.

Wenn wir spüren, dass man uns zuhört, fühlen wir uns akzeptiert, was unsere Offenheit für Sex steigern kann.

Wir fühlen uns verbunden, sind einander körperlich und emotional näher.

Wir können unsere körperliche Lust maximieren, wenn wir einander unsere Sehnsüchte erfolgreich mitteilen.

Ein positiver Kreislauf aus guter Kommunikation und befriedigendem Sex führt zur wiederholten Ausschüttung von Wohlfühlhormonen wie Oxytocin und Endorphinen.

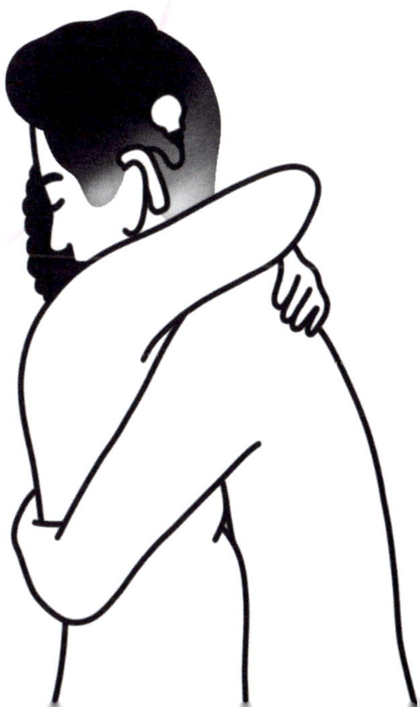

Was ist eine nicht-monogame Beziehung?

Eine einvernehmlich nicht-monogame Beziehung bedeutet, dass jemand gleichzeitig mehr als einen Sexualpartner hat. Damit dies funktioniert, bedarf es klarer Kommunikation.

Es gibt keine festen Regeln für nicht-monogame Beziehungen, sodass wir sie nach unseren Wünschen gestalten können. Solche Beziehungen können entstehen, indem man andere in seine Paar-Beziehung aufnimmt, oder wenn die beiden Partner Beziehungen oder Sex mit anderen haben. Bei der ethischen Nicht-Monogamie kommt es nicht darauf an, wie sie aussieht, sondern was vereinbart, vertraglich festgelegt und kommuniziert wird.

METAMOUR

Dieses Wort bezeichnet einen Partner des Partners oder der Partnerin, zu dem man selbst kein sexuelles Verhältnis hat.

Werden wir nicht eifersüchtig sein?

Häufig wird gefragt, was Nicht-Monogamie von Untreue unterscheidet und ob dieses Beziehungsmodell zu Eifersucht führt. Untreue kann in jeder Art von Beziehung vorkommen, dabei geht es um Unehrlichkeit. Eifersucht kann es in einer nicht-monogamen Beziehung geben, doch wenn die Art der Beziehung allen klar ist, ist die Kommunikation offen, und alle sagen aufrichtig, was in ihnen vorgeht. Viele Menschen empfinden in einer nicht-monogamen Beziehung Compersion – so nennt man das Gegenteil von Eifersucht –, sie freuen sich also mit einem geliebten Menschen, wenn er mit jemand anderem guten Sex hat.

Gegenüber findest du Beispiele für die Terminologie der ethischen Nicht-Monogamie. Viele Menschen wollen jedoch Beziehungsmodelle nicht etikettieren, sondern tun, was sich für sie gut anfühlt und funktioniert, und passen sich Veränderungen an.

Offene Beziehungen lassen nicht-monogame romantische und sexuelle Begegnungen zu, die ein Paar miteinander vereinbart.

Monogamisch sind vorwiegend monogame Beziehungen, die hin und wieder sexuelle Begegnungen mit anderen zulassen.

Küchentisch-Polyamorie bezeichnet eine Beziehung, deren Beteiligte alle miteinander am Küchentisch sitzen könnten. Es ist kein festes Modell, sondern einvernehmliche Nicht-Monogamie. Das entgegengesetzte Konzept ist DADT – »don't ask, don't tell« –, dessen Vereinbarung lautet, dass die Partner nicht wissen, was der andere macht.

Bei einer Dreiecksbeziehung bzw. einer Triade haben drei Personen eine romantische oder sexuelle Beziehung miteinander, bei einer **Vierecksbeziehung** sind es vier.

Bei einer V-Konstellation haben zwei Menschen eine romantische oder sexuelle Beziehung zu einem dritten, aber nicht miteinander.

Primärpartner bezeichnet den Hauptpartner in einer nicht-monogamen hierarchischen Beziehung. Es gibt auch egalitäre Beziehungsmodelle ohne Hierarchie der Partner.

Swinger sind an neuen sexuellen Kontakten, nicht aber unbedingt an romantischen Begegnungen interessiert. Oft gehen Paare gemeinsam in Swingerclubs oder auf Swingerpartys zum Partnertausch oder Gruppensex.

VERSCHIEDENE MODELLE

Dies sind einige Beispiele für nicht-monogame Konstellationen, die sich auf eine Vereinbarung mit allen Betroffenen stützen.

1. Zweierbeziehung/ Dyade
2. Triade
3. Vierecksbeziehung
4. V-Konstellation

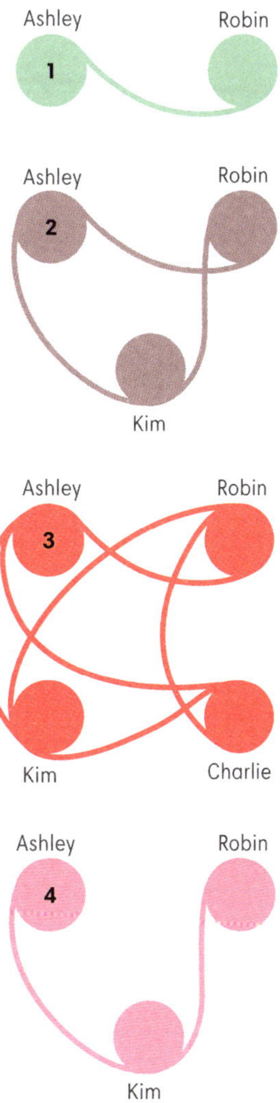

Warum ist Sex oft mit Scham verbunden?

Die Ursprünge unserer Scham sind oft tief verwurzelt. Wir sind uns ihrer oft nicht bewusst, bis wir hinterfragen, warum wir sexuell gehemmt sind.

Wir empfinden Scham, wenn wir glauben, etwas falsch gemacht zu haben. Während Schuldgefühle durch konkrete Handlungen ausgelöst werden, stellt Scham unsere Identität infrage – wir glauben, dass mit uns etwas nicht stimmt. Wenn wir zum ersten Mal etwas über Sex erfahren, ist das oft schon schambehaftet. Wir spüren die negative Haltung von Bezugspersonen oder merken, dass es kulturelle Erwartungen gibt. Oft ist Sex nur in bestimmten Kontexten erlaubt, etwa in festen Beziehungen, und es gibt Ansichten über angemessenes Verhalten der Geschlechter. Scham kann also dem ersten Sex vorausgehen und sich tief in der Psyche verankern.

Wir können uns auch wegen sexueller Unerfahrenheit (s. S. 184) schämen, wegen unserer Fantasien oder unseres Körpers, z. B. der Penisgröße oder der Form der Schamlippen. Für Menschen, die in Sexualberatungen Hilfe suchen, ist Scham oft ein Thema, und schnell kann ein Teufelskreis aus Scham und sexuellen Problemen entstehen (s. S. 33).

Die Auswirkungen auf Sex

Starke Scham kann eine psychosomatische Reaktion hervorrufen (s. S. 33). Schaltet unser Gehirn auf »Bedrohung« um, wird das rationale Denken im Präfrontallappen ausgeschaltet. Wir geraten in den Kampf-oder-Flucht-Modus, der unser sympathisches Nervensystem aktiviert: Die Herzfrequenz erhöht sich, Schweißausbrüche, Angstzustände und Übelkeit können auftreten. Emotional, psychisch und physisch gestresst würden wir uns dann am liebsten verstecken. So entstehen Unbehagen und Schmerz, die die Lust unterdrücken und die Sexualfunktion beeinträchtigen können.

Schamgefühle loslassen

Gegen Scham hilft es zu reden, aber oft fühlen wir uns dabei beschämt und verletzlich. Obwohl sexuelle Bilder in der modernen Gesellschaft allgegenwärtig sind, fallen uns normale Gespräche über Sex schwer.

Wenn wir unsere sexuellen Erfahrungen von gesellschaftlichen Narrativen lösen, denken wir freier über unseren Sex nach. Und wenn wir uns unsere inneren Dialoge mit positiven und negativen bewussten und unbewussten Gedanken vor Augen führen, können wir sie hinterfragen, uns selbst mitfühlend begegnen und unsere Probleme leichter mitteilen.

DER TEUFELSKREIS DER SCHAM

Eine Kultur der Scham verstärkt tief verwurzelte Auffassungen vom Sex und Selbstkritik. Lassen wir die Vorstellung von zielgerichtetem Sex los, können wir unseren Blick auf das Positive am sexuellen Erlebnis lenken statt auf das, was nicht funktioniert hat. Mithilfe positiver Interventionen kann der negative Kreislauf durchbrochen werden.

Probleme wie die Unfähigkeit, sich zu entspannen, zu wenig Scheidenfeuchtigkeit oder Erektionsschwierigkeiten haben zur Folge, dass der Sex nicht wie gewünscht verläuft.

Mach dir nicht zu viele Gedanken. Unsere soziale Konditionierung lässt uns schnell glauben, dass wir versagt haben, wenn etwas nicht ideal läuft.

Selbstkritik an dem, was wir als Versagen wahrnehmen, ruft Schamgefühle hervor, die durch tief verwurzelte kulturelle Botschaften verstärkt werden.

Scham wird als Bedrohung interpretiert und löst physiologisch Angst sowie die Kampf-oder-Flucht-Reaktion aus.

Atemübungen und achtsame Sexualtechniken (s. S. 180), die das parasympathische Nervensystem ansprechen, können beruhigen.

In Zukunft verstärkt Versagensangst den Stress, stört die Erregung und erhöht die Wahrscheinlichkeit des Versagens. Eventuell beginnen wir, Sex zu vermeiden.

Wenn du deinem Gegenüber jetzt erklärst, wie du dich fühlst, und/oder die Nähe aufrechterhältst, indem ihr euch vielleicht nur an den Händen haltet, vermeidet ihr, euch zu entfremden.

Wenn wir nicht miteinander reden, können Ängste uns ablenken, sodass der Sex mit größerer Wahrscheinlichkeit wieder nicht wie gewünscht verläuft.

Die Schamgefühle verstärken sich und vergrößern die sexuellen Probleme.

Scham ist eine der häufigsten emotionalen Reaktionen auf Sex.

Sind Sex und Intimität dasselbe?

Oft verwenden wir die Begriffe Sex und Intimität synonym. Sie bezeichnen jedoch unterschiedliche Erfahrungen in unseren Beziehungen.

Intimität wird als Nähe zwischen Menschen definiert. Sie kann körperlich und emotional, muss aber nicht beides zugleich sein. So haben wir beispielsweise ein enges bzw. intimes Verhältnis zu Freunden und Familie, das nicht körperlicher oder sexueller Art ist. Asexuelle Menschen, die sich sexuell zu anderen gar nicht oder nur wenig hingezogen fühlen (s. S. 36), können solch eine Intimität erleben. Intimität bezeichnet oft ein vertrautes Verhältnis, das es uns ermöglicht, uns verletzlich und unverstellt zu zeigen. Sex kann eine Form von Intimität sein und gilt üblicherweise als intim, ist aber kein unverzichtbarer Bestandteil von Intimität.

Unsere persönlichen Vorlieben

An sexuellen Erfahrungen sind wir immer kognitiv beteiligt, denn Sex ist eine komplexe Interaktion körperlicher, kognitiver und psychischer Elemente. Trotzdem können wir auch ohne Intimität oder emotionale Bindung Sex mit jemandem haben, was ihn nicht weniger wertvoll macht. Viele fühlen sich mit einer Person, zu der keine starke emotionale Bindung besteht, sexuell freier. Menschen, für die Vertrauen ein Problem darstellt, sind von der Angst vor Zurückweisung befreit, wenn Gefühle beim Sex keine Rolle spielen oder sie sich emotional zurückhalten. Indem sie ihre Gefühle schützen, wenn auch unbewusst, können

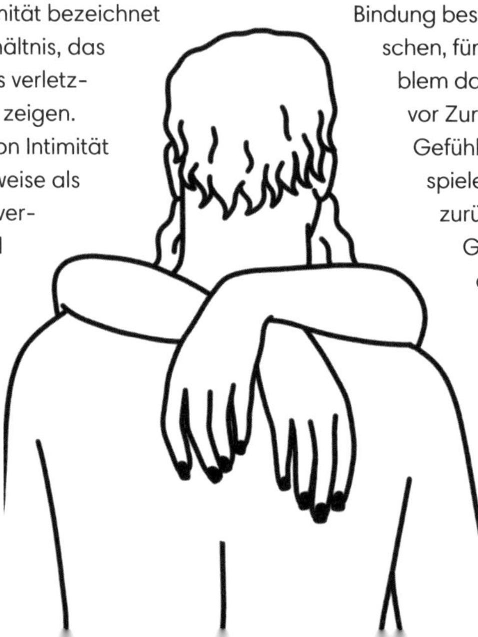

sie sich von Hemmungen frei machen. Andere empfinden jedoch in einer Beziehung, in der eine gewisse Vertrautheit herrscht und Partner oder Partnerin ihren Körper kennen, größere sexuelle Befriedigung – für sie ist Intimität ein wichtiger Teil von befriedigendem Sex.

Unterschiedliche Erwartungen

Wenn sich beide Partner in ihren Ansichten über Sex und Intimität einig sind, besteht wenig Grund zur Sorge. Unterscheiden sich die Vorstellungen und Wünsche jedoch stark, kann es zu Problemen kommen. Wenn z. B. Sex für uns die Sprache ist, in der wir Anziehung, Zuneigung oder Liebe äußern, das Gegenüber dies aber nicht erwidert, können wir nur Mutmaßungen über ihre Gefühle anstellen, was sich auf unsere Zufriedenheit auswirken kann. Ist uns hingegen bewusst, dass wir im Sex keine emotionale Intimität suchen, sollten wir offen darüber reden, um keine falschen Erwartungen zu wecken. Legt nur ein Partner Wert auf Intimität, fehlt höchstwahrscheinlich die Gegenseitigkeit, die beide glücklich macht. Unsere Vorstellungen von Intimität können unterschiedlich sein, aber wir sollten sie kommunizieren.

Wir können Sex ohne Intimität erleben und intim sein, ohne Sex zu haben.

Sex hat keine Priorität, ist das okay?

Es kann viele Gründe geben, warum Sex jemandem nicht wichtig ist. Bei manchen Menschen ist das Ausdruck ihrer sexuellen Orientierung, bei anderen hat Sex zu bestimmten Zeiten keine Priorität.

Es gibt eine große Vielfalt sexuellen Erlebens. Ob wir Sex wollen, hängt damit zusammen, wie wir ihn erleben: Befriedigt er uns, bereitet er uns Sorge, interessiert er uns? Manche Menschen erklären mangelndes sexuelles Interesse als einen Teil ihrer Persönlichkeit; für andere spiegeln die Schwankungen in ihrem sexuellen Interesse bestimmte Phasen oder einen Lebensabschnitt wider. Wir stellen vielleicht fest, dass wir Sex in Zeiten, in denen wir gestresst, krank oder stark eingebunden sind, weniger Priorität einräumen und dass das Verlangen sinkt.

Sexuelle Definitionen

Ein Mangel an sexuellem Begehren kann Ausdruck einer bestimmten sexuellen Orientierung sein, der Asexualität. Diese ist durch ein fehlendes oder geringes Verlangen nach Sex gekennzeichnet. Asexuelle Menschen können trotzdem Beziehungen haben, so wie auch Aromantiker (siehe unten) Sex haben können. Menschen können romantische Asexuelle sein oder sowohl aromantisch als auch asexuell. Wie alles in unserem Sexualleben bezeichnen diese Begriffe ein ganzes Spektrum des Erlebens (s. S. 37), das von den Erfahrungen, Vorlieben und den Erlebnissen einzelner Personen ausgefüllt wird.

Aromantiker haben wenig oder kein romantisches Interesse an anderen. Manche empfinden auch kein sexuelles Begehren, während andere sehr wohl sexuelle Beziehungen suchen. Ein häufiges Vorurteil lautet, dass Aromantiker einsam sind und keine Liebe empfinden, doch sie können durchaus erfüllende Beziehungen haben, z. B. zu Familie und Freunden, und wie andere Menschen auch Orte, Hobbys, Tiere und Erlebnisse lieben.

DAS ASEXUELLE SPEKTRUM

Es gibt viele falsche Vorstellungen im Hinblick auf Asexualität. Wie alle Begriffe rund um Sexualität bezeichnet auch Asexualität ein Spektrum von Vorlieben, in dem Anziehung, Begehren und Sexualität individuell variieren. Manche Asexuelle stehen dem Sex eher positiv gegenüber, andere eher neutral. Einige Bezeichnungen beschreiben Nuancen innerhalb der Asexualität:

- Grau-Asexualität beschreibt, dass eine Person nur selten sexuelle Anziehung verspürt und/ oder nicht intensiv.
- Demisexuelle müssen eine enge emotionale Bindung verspüren, bevor sie sexuelle Anziehung empfinden können.

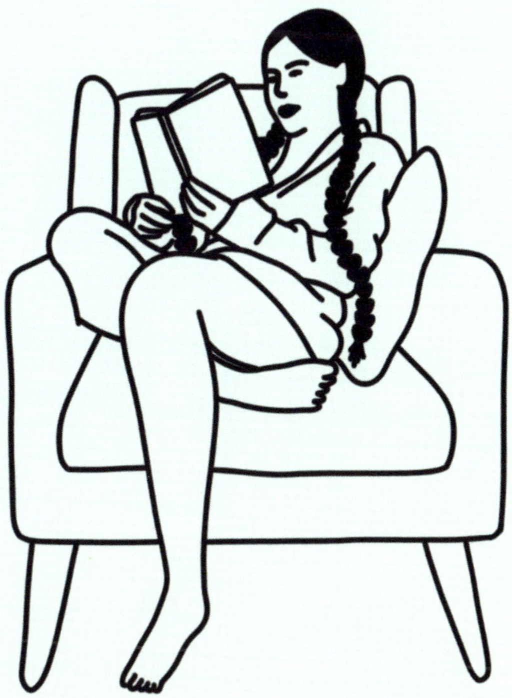

Können wir beim Sex **besser** werden?

Oft geht es beim Thema Sex um die Vorstellung, dass man lernen kann, »wie man es macht«, dass es eine stets anwendbare Technik gibt, in der wir messbar gut oder besser sein können.

Wie in jeder Fähigkeit erwerben wir auch beim Sex mit der Zeit Geschicklichkeit. Es gibt jedoch kein Handbuch, und wir werden auch nicht besser darin, je mehr Partner und Partnerinnen wir haben. Vielmehr ist Sex eine Entdeckungsreise, die wir für uns selbst und zusammen mit anderen machen und bei der ein paar Prinzipien zu befolgen sind: Respekt füreinander, Kommunikation, Eingehen auf das Gegenüber und Verständnis für unseren Körper und das, wozu wir bereit sind.

Den Körper zu kennen – die üblicherweise mit Sex in Verbindung gebrachten Bereiche und ihre Funktionsweise (s. S. 69) – ist eine Möglichkeit, sexuelles Selbstvertrauen zu entwickeln. Wir können jedoch nur wissen, was unserem Partner oder unserer Partnerin gefällt, wenn wir uns auf sexuelles Erleben mit ihnen eingelassen und zu kommunizieren gelernt haben. Indem wir zu erfahren suchen, wie sich der andere fühlt, ohne Scheu Fragen stellen, Unterschiede akzeptieren und urteilsfrei erkunden, schaffen wir einen positiven Rahmen, in dem wir unsere Sexualität weiterentwickeln können.

Wenn wir so positive Erfahrungen machen, wächst unser Selbstvertrauen, und wir öffnen uns für weiteres sexuelles Erleben.

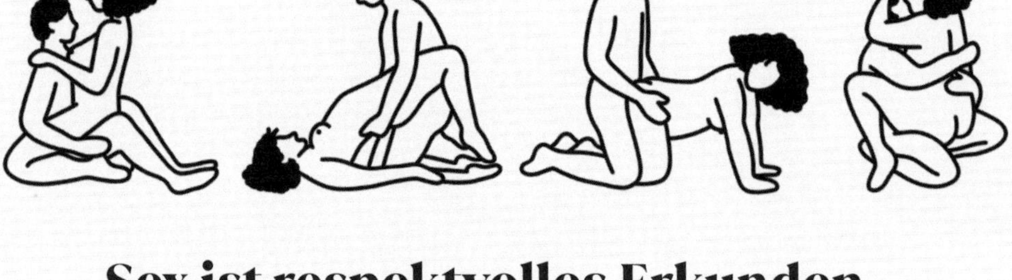

Sex ist respektvolles Erkunden.

Was ist sexuelles Wohlbefinden?

Unser sexuelles Wohlbefinden umfasst unsere emotionale, körperliche und psychische Gesundheit. Sind wir generell glücklich und selbstbewusst, beeinflusst das auch unsere Sexualität.

Wir können unser sexuelles Wohlbefinden verbessern, indem wir die unterschiedlichen Facetten des Sex miteinander in Einklang bringen – unsere Einstellung gegenüber dem Sex mit unserer Selbstwahrnehmung und der Sicht auf uns selbst. Wenn wir das tun, sind wir beim Sex selbstbewusst, glücklich und entspannt.

- **Erweitere deine Perspektive** und überlege, was deine Einstellung zum Sex prägt und ob du eine zu enge Vorstellung davon hast. Dies kann deine Neugierde anregen, was wiederum das Belohnungssystem im Gehirn aktiviert (s. S. 56) und dir ermöglicht, Neues über dich selbst zu erkennen.
- **Denke über deine »innere Stimme« nach** – deinen inneren Dialog mit dir und über dich. Wir selbst sind unsere härtesten Kritiker, aber beim Sex müssen wir unsere eigenen Verbündeten sein. Achte auf negative Einstellungen und frage dich: »Woher kommt dieser Gedanke?« und dann: »Kann man auch anders darüber denken?«
- **Erkenne, welche Hindernisse** deinem sexuellen Wohlbefinden im Wege stehen, und erlaube dir, Lust zu empfinden. Stellst du z. B. fest, dass du ständig abgelenkt bist, könntest du überlegen, wie du dich beim Sex besser konzentrieren kannst. Oder wenn der Sex unangenehm ist, könntet ihr etwas anders machen, z. B. Gleitgel verwenden (s. S. 86)? Wir alle entwickeln uns sexuell weiter, wenn wir Sex als Thema annehmen, anstatt uns dafür zu schämen.
- **Verbinde dich mit deinem Körper.** Unser innerer Dialog prägt, wie wir unseren Körper sehen. Wenn wir ihn pflegen und seine Fähigkeiten schätzen, können wir sexuelles Selbstvertrauen aufbauen.
- **Akzeptiere dich**. Wir alle haben unterschiedliche Wünsche und Vorlieben, also schäme dich nicht für das, was du sexuell bist. Wenn wir unsere Sexualität so akzeptieren, wie sie ist, können wir authentisch sein und unser Sexualleben emotional, psychisch und körperlich verbessern.

Worum geht es beim Sex?

Sex ist einfach und komplex zugleich. Die sexuelle Erfahrung beschränkt sich nie auf den Akt allein. Sex wird durch unsere Lebensumstände beeinflusst und kann sich mit diesen ändern. Veränderungen im Leben, unsere individuelle Situation und unsere Vorlieben können unser Verlangen beeinträchtigen und uns vor Probleme stellen. Sobald wir erkennen, dass wir uns durch die Art und Weise, wie wir Sex definieren, unnötig einschränken, können wir uns bewusst machen, was um uns herum vor sich geht und wie es sich auf unser Sexualleben auswirkt. Wenn wir erkennen, welche Rolle unsere Emotionen spielen, auf welche Art und Weise unser Körper Lust empfindet und wie wir unsere Erregung steigern können, hilft uns das, uns für Veränderungen zu öffnen und sie anzunehmen.

Verändert sich der Sex mit dem Kontext?

Wir konzentrieren uns vor allem auf die körperliche Seite des Sex. Dabei ist unser Gehirn sehr stark daran beteiligt, und unsere Motive für Sex haben das Potenzial, das sexuelle Erleben zu verändern.

In ihrer 2007 veröffentlichten Studie *Why Humans Have Sex* (dt. *Warum Menschen Sex haben*) befragten die Psychologen David Buss und Cindy Meston über 450 Männer und Frauen zu ihren Motiven für Sex. Die Studie ergab 237 Gründe, von emotionaler Verbundenheit über den Wunsch, sich begehrt zu fühlen, und die Lust auf einen Orgasmus bis hin zum Stressabbau. Trotz dieser großen Anzahl unterschiedlicher Beweggründe für Sex ging es in überproportional vielen Antworten um spontanes Verlangen (s. S. 130). In der Realität prägen unsere Perspektive und was in unseren Köpfen vorgeht, was wir erleben.

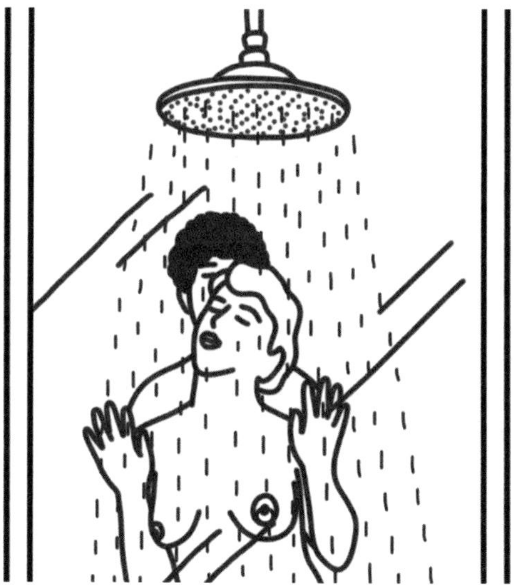

Beim Sex geht es nicht um das, was wir tun. Immer ist auch das Warum mit im Spiel.

Selbes Szenario, anderer Kontext

Die Umstände können Sex auf vielfältige Weise beeinflussen. Zum Beispiel kann sich die Gelegenheit für körperliche Nähe bieten, wenn wir mit einer Person allein sind. Sind wir entspannt und ungestört, können wir diese Situation nutzen und Sex genießen. Lenkt uns jedoch in derselben Lage ein äußerer Faktor, etwa berufliche Sorgen, ab, sind wir vielleicht weniger offen und empfänglich füreinander.

Änderung der Gründe

Auch Ereignisse im Leben und in unseren Beziehungen können den Rahmen für Sex verändern und ihn beeinflussen.

In einer neuen Beziehung dient Sex oft dazu, den anderen zu erkunden und Nähe zu schaffen. Ein hohes Maß an spontanem Verlangen führt in dieser Zeit natürlicherweise häufiger zu Sex, mit dem man Interesse am anderen zeigt und, wenn gewünscht, die Beziehung stärkt.

Wenn es in einer Beziehung jedoch zu einem Vertrauensbruch gekommen ist oder ein Paar sich auseinandergelebt hat, kann Sex eine Möglichkeit sein, wieder zueinanderzufinden. Der Sex selbst kann dies bewirken, aber vor allem werden die Partner in einer solchen Situation sensibler füreinander und können ihre Gefühle besser entschlüsseln.

Ergebnisorientierter Sex

Paare, die schwanger werden wollen, haben manchmal sehr zielgerichteten Sex. Am Anfang kann das aufregend sein, die Erwartung steigern und Lust auf Sex machen. Ist man jedoch zu sehr auf den Eisprung fokussiert, kann Druck entstehen, und außerhalb dieses Zeitfensters wird Sex vernachlässigt. Wenn es bis zur Schwangerschaft länger dauert als erwartet oder es bereits Fehlgeburten und/oder Fruchtbarkeitsprobleme gab, können Ängste aufkommen, und es besteht die Gefahr, dass der Sex funktional wird.

Wenn man bewusst darauf achtet, einander körperliche Zuneigung auch außerhalb des fruchtbaren Zeitfensters zu zeigen, kann das Vergnügen am Sex erneut in den Mittelpunkt rücken.

Kann ich darum bitten, mit dem Sex zu warten?

Oft glauben wir, dass es einen festgelegten Zeitpunkt für den ersten Sex gibt. Erst wenn wir uns von gesellschaftlichen Vorgaben befreien, spüren wir, wann wir selbst dazu bereit sind.

Wann wir zum Sex mit jemandem bereit sind, ist eine ganz persönliche Entscheidung. Wir sollten uns niemals dazu gedrängt fühlen – schließlich ist Einvernehmen eine der wichtigsten Voraussetzungen (s. S. 20). Sex kann für jeden Menschen etwas anderes bedeuten. Eine sexuelle Erfahrung findet idealerweise dann statt, wenn beide dafür bereit sind, sie ist nicht das zwangsläufige Ergebnis eines Prozesses.

Den Kontext berücksichtigen

Wann wir uns zum Sex bereit fühlen, wird zwar von der anderen Person beeinflusst, doch entscheiden wir es selbst. Ob wir eine sexuelle Beziehung eingehen wollen, kann auch von unserem Partner und dem Kontext zu diesem Zeitpunkt abhängen. Hat uns z. B. eine Ex-Partnerin emotional verletzt, sind wir bei einer neuen Partnerin eventuell vorsichtiger. Dies erklärt sich mit der Art und Weise, wie das Gehirn Schmerz verarbeitet: Zwischen der Verarbeitung von emotionalem und von körperlichem Schmerz besteht nur ein geringer Unterschied, in beiden Fällen werden neuronale Bahnen in der Insula und im anterioren cingulären Cortex aktiviert. Das erklärt, warum wir soziale Ablehnung als verletzend empfinden und nach emotionalem Schmerz bei neuen Begegnungen vorsichtig sind, denn unser Gehirn feuert Signale ab, die uns mahnen, auf Abstand zu bleiben.

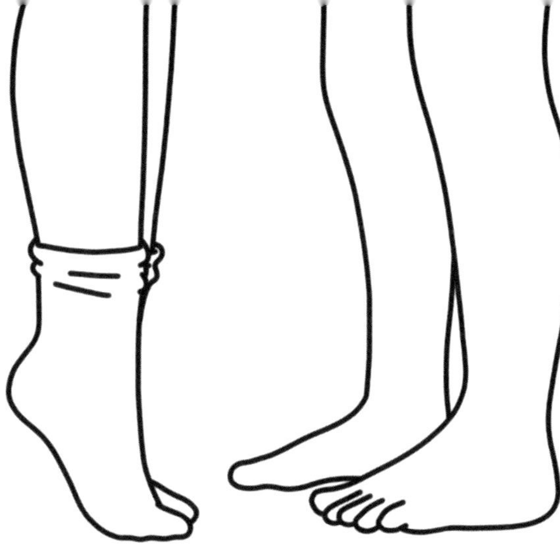

Körperliche Bedürfnisse

Nach körperlichen Veränderungen müssen wir einschätzen, wann wir zum Sex bereit sind. Menschen können nach einer Geschlechtsangleichung Zeit brauchen, ihre Genitalien zu erkunden, bevor sie sich auf Sex mit einem Partner oder einer Partnerin einlassen. Auch nach einer Geburt muss sich ein Paar darüber verständigen, wann beide wieder zum Sex bereit sind. Menschen mit Behinderungen passen den Sex eventuell an spezielle Bedürfnisse an (s. S. 48); einfache Vorüberlegungen wie die Wahl der Stellung oder die Verwendung von Hilfsmitteln können das Paar unterstützen.

Der richtige Moment

Die Bereitschaft für den ersten Sex mit jemandem wird von äußeren Faktoren und Erfahrungen beeinflusst, doch gibt es keine feste Formel, und die Umstände können sich von Tag zu Tag ändern. Wenn du z.B. Nähe und Vertrauen zu einem Menschen spürst, willst du vielleicht spontan Sex haben und nicht zu einem festgelegten Zeitpunkt. Außerdem kannst du den Sex jederzeit abbrechen – ein wichtiger Aspekt des Einvernehmens ist, dass du deine Meinung jederzeit ändern kannst.

Euer beider Verständnis von Sex und vorherige Erfahrungen sind Faktoren, die mit ins Spiel kommen. Wenn z.B. die Penetration in der Vergangenheit als schmerzhaft erlebt wurde (s. S. 120), kann zu Beginn nichtpenetrierender Sex Vertrauen aufbauen.

Es gibt keinen »richtigen« Moment für den ersten Sex.

Haben wir genug Sex?

Die Frage, wie oft wir Sex haben, ist zum vorherrschenden Maßstab für ein erfolgreiches Sexualleben geworden. Dies sagt jedoch nur begrenzt etwas über die sexuellen Erfahrungen aus.

Die Häufigkeit von Sex ist der einfachste und offensichtlichste Weg, das Sexualleben zu »messen«. Doch dabei bleibt die Qualität unberücksichtigt, und auf sie kommt es an. Wie oft Sex stattfindet, ist nur für Paare von Bedeutung, bei denen das Begehren unterschiedlich stark ist (s. S. 136) oder die verschiedene Vorstellungen davon haben, wie viel Sex genug ist.

Das beste Maß

Generell ist die Regelmäßigkeit eine sehr nüchterne Methode zur Bewertung von Sex und wirft die Frage auf, was wir messen. Die Häufigkeit des Geschlechtsverkehrs? Haben Paare, die keinen penetrativen Sex haben, demnach keinen erfüllenden oder überhaupt keinen Sex? Zählen Praktiken wie virtueller Sex gar nicht? Die Definition von Sex kann viele Formen des sexuellen Erlebens ausschließen, die Sex sinn- und lustvoll machen.

Die Quantität wird oft höher bewertet als die Qualität – doch ironischerweise führt gerade Sex, der Spaß macht, höchstwahrscheinlich zu mehr Sex. Großartiger Sex motiviert uns, das lustvolle Erlebnis zu wiederholen, auf unser Gegenüber einzugehen und uns dem sogenannten responsiven Begehren hinzugeben (s. S. 130).

Wie oft Alleinstehende Sex haben, hängt mit der Anzahl ihrer Partner zusammen. Häufig gibt es eine gesellschaftlich akzeptierte Anzahl, die subjektive Erfahrung der Person gerät dabei in den Hintergrund. Für alle gilt, dass Solosex eine ständige Quelle der Lust sein und etwas anderes bieten kann als Sex mit Partner oder Partnerin.

Was ist jetzt mit den Zahlen?

Die Häufigkeit ist also kein Maßstab für ein erfülltes Sexualleben. Untersuchungen zeigen, dass in den letzten zwei Jahrzehnten bei Paaren ein Trend zu weniger Sex bestand. »Sex-Rezession« oder »Sex-Flaute« wurde das genannt. Andere Studien besagen, dass dies unzutreffend sei, weil sich die Untersuchungen auf den Geschlechtsverkehr konzentriert hätten. Eine definitive Aussage bleibt aus, aber man vermutet, dass es unsere Smartphones sind, die stattdessen unsere ganze Aufmerksamkeit in Beschlag nehmen

(s. S. 152). Das Verhältnis zwischen Sex und Technik ist jedoch nicht gänzlich negativ; viele Menschen nutzen die Technik für kontaktlose Sexpraktiken wie Telefonsex, Sexting oder virtuellen Sex. Mithilfe von Smartphone & Co. lässt sich auch die sexuelle Nähe in Fernbeziehungen aufrechterhalten.

Miteinander reden

Wenn du mit deinem Partner oder deiner Partnerin darüber sprechen möchtest, wie viel Sex ihr habt, tu dies ohne Schuldzuweisungen. Psychologisch gesehen vermitteln »Ich«-Aussagen, dass man für seine Gefühle selbst Verantwortung übernimmt, z. B.: »Ich fühle mich dir viel näher, wenn wir Sex haben.« oder »Manchmal mache ich mir Sorgen, wenn wir wenig Sex haben.« oder neutrale Aussagen wie »Wir haben so viel gearbeitet, wollen wir uns dieses Wochenende mal Zeit für uns nehmen?« So vermeiden wir Konflikte wegen Sex und sehen auch den Standpunkt des anderen. Mit dieser Art der Kommunikation können wir auch unsere intimen Wünsche formulieren.

Sex ist eine subjektive Erfahrung, die sich nicht objektiv messen lässt.

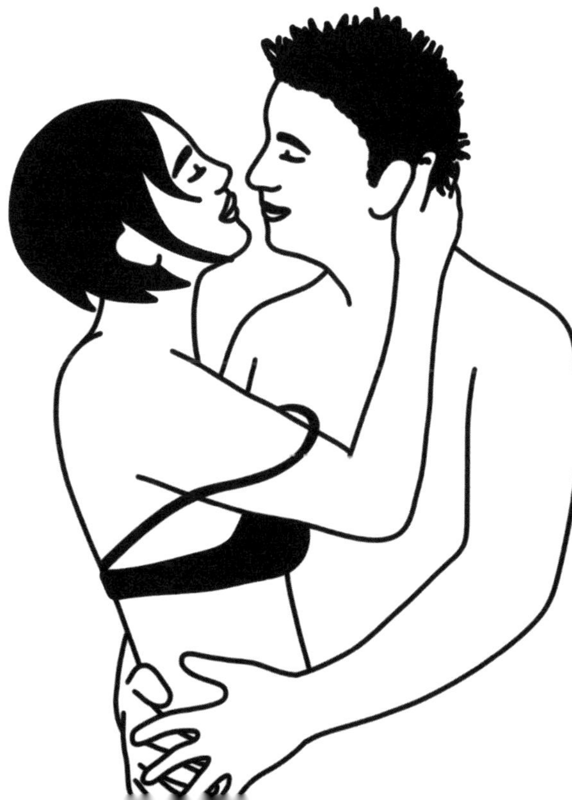

Schränkt meine Behinderung den Sex ein?

Das Thema »Behinderung und Sex« ist von zahlreichen Mythen umrankt, die vor allem auf Mutmaßungen nicht behinderter Menschen beruhen.

Eine Behinderung kann körperlicher oder geistiger Natur, sichtbar oder unsichtbar sein, und sie kann sich auf die gesamte Gesundheit und alle Fähigkeiten eines Menschen auswirken – das Wort Behinderung ist ein weit gefasster Begriff. Jeder Mensch mit Behinderung hat sein eigenes soziales Umfeld, das sein Leben im Allgemeinen und sein Sexualleben im Besonderen beeinflusst. Wir können nicht wissen, welche sexuellen Bedürfnisse eine Person hat, ohne mit ihr über ihre Vorlieben zu sprechen und darüber, wie Sex für sie funktioniert.

Sex und Behinderung

Menschen erleben ihren Alltag und ihren Sex individuell unterschiedlich, auch wenn sie eine ähnliche Behinderung haben. Egal, ob eine Behinderung von Geburt an vorliegt oder später erworben wurde: Das Sexualleben muss sich dem Funktionieren und der Empfindungsfähigkeit des Körpers anpassen. Als behinderter Mensch ist man oft Vorurteilen der Gesellschaft ausgesetzt. Das kann sich emotional und psychisch auf den Sex auswirken. Und von einem ganz praktischen Standpunkt aus gesehen: Es kann die Privatsphäre fehlen, wenn die Anwesenheit einer Betreuungsperson erforderlich ist.

Falsche Annahmen

Ein großes Hindernis sind die Vorurteile Nichtbehinderter, die oft glauben, dass Menschen mit Behinderung keinen Sex haben wollen oder können. Sie werden oft von der Gesellschaft entsexualisiert. Die Realität sieht jedoch anders aus: Menschen mit Behinderung haben dieselben Wünsche und Bedürfnisse wie Nichtbehinderte und genießen Intimität. Manche Behinderungen schließen bestimmte Praktiken aus oder erfordern Unterstützung oder Planung, aber das muss das Vergnügen nicht einschränken. Menschen mit Behinderungen können Sex auf viele Arten erleben; das Wichtigste ist, dass es für den Einzelnen funktioniert.

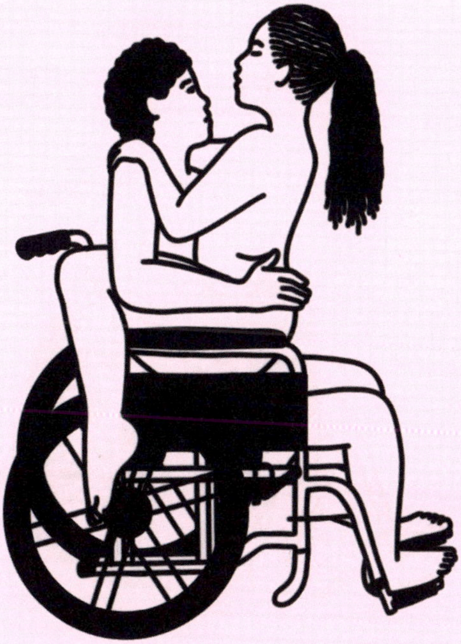

PHYSISCHE HILFEN

In der Vergangenheit wurde im Zusammenhang mit Behinderungen kaum über Sex gesprochen. So gab es keine Produkte, die Menschen mit Behinderungen den Sex erleichterten, was zu Frustration führte.
Heute gibt es dank des größeren Bewusstseins für die Problematik und Fortschritten in der Produktion Hilfen, die Menschen mit körperlichen Behinderungen den Sex erleichtern. Liebesschaukeln und Lifter ermöglichen Personen, die auf einen Rollstuhl angewiesen sind, mehr Sexstellungen, Keilkissen können unterstützen. Und auch bei den Sexspielzeugen gibt es Fortschritte: So gibt es zum Beispiel Sextoys mit speziellen Griffen für Menschen mit Geschicklichkeitsproblemen oder Halterungen, die Sexspielzeug erreichbar machen.

Habe **nur ich** Probleme mit Sex?

Wenn wir ein sexuelles Problem haben, glauben wir oft, damit ganz allein zu sein. Wir befürchten, unser Sexualleben sei irreparabel geschädigt.

Schwierigkeiten wie Erektionsprobleme (s. S. 122) oder Schmerzen bei der Penetration (s. S. 120) können bei uns die Angst auslösen, dass unsere Sexualfunktion gestört ist und wir als Einzige davon betroffen sind. Studien zeigen jedoch, dass sexuelle Probleme weitverbreitet sind (s. S. 118): Man geht davon aus, dass die meisten Menschen irgendwann in ihrem Leben welche haben. Wie alle Bereiche unserer Gesundheit und unseres Wohlbefindens ist auch die Sexualität Schwankungen unterworfen, wir haben gute und schlechte Tage. Die Tatsache, dass sexuelle Probleme weitverbreitet sind, legt nahe, dass sie eher gesellschaftlicher als persönlicher Natur sind und dass die Art, wie wir mit Sex umgehen, problematisch ist, nicht wir selbst.

Fehlendes Bewusstsein und mangelnde Aufklärung über die Häufigkeit sexueller Probleme bewirken, dass wir uns als Versager fühlen, wenn etwas nicht klappt. Sexuelle Probleme scheinen in einem Vakuum zu existieren, was dazu führt, dass wir uns für sie schämen (s. S. 32).

DOMINOEFFEKT

Die Zahlen aus der britischen Natsal-3-Studie (s. S. 51) zeigen, wie sexuelle Probleme das Sexualleben beeinträchtigen können.

- 13 Prozent der Frauen, die im vergangenen Jahr Sex hatten, mieden Sex zeitweilig wegen sexueller Probleme.
- 11 Prozent der Männer, die im vergangenen Jahr Sex hatten, mieden Sex zeitweilig wegen sexueller Probleme.

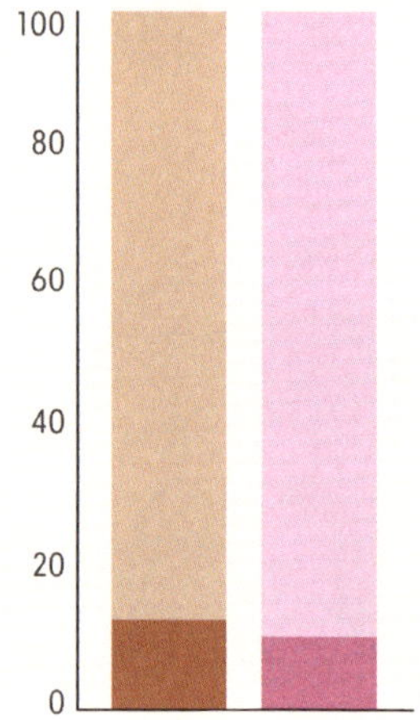

Die Scheu, Hilfe zu suchen

Mit sexuellen Problemen gehen wir anders um als mit körperlichen. Sind wir krank oder verletzt, nehmen andere das oft wahr, und wir lassen uns wahrscheinlich helfen. Doch bei sexuellen Problemen hält Scham uns davon ab, Hilfe zu suchen. Auch wenn sich die Gesellschaft weiterentwickelt hat und Gespräche über Sexualität heute normaler sind, wird die sexuelle Gesundheit noch immer nicht wichtig genug genommen. Auch unser Wissen über Sexualität ist weiterhin lückenhaft (s. S. 168–189), was die Probleme noch verstärkt. Studien legen nahe, dass sexuelle Probleme uns mit zunehmendem Alter immer weniger beunruhigen. Die britische Natsal-3-Studie *(National Survey of Sexual Attitudes and Lifestyles)* hat gezeigt, dass sexuelle Probleme mit dem Alter tendenziell mehr werden, die Klagen darüber jedoch abnehmen. Das legt nahe, dass wir mit zunehmendem Alter Probleme erwarten und wir uns psychologisch besser gerüstet fühlen, damit umzugehen. Dies zeigt erneut, wie stark soziale Einflüsse unser Selbstverständnis prägen.

Häufige Nebenwirkungen sexueller Probleme sind Scham und Isolation.

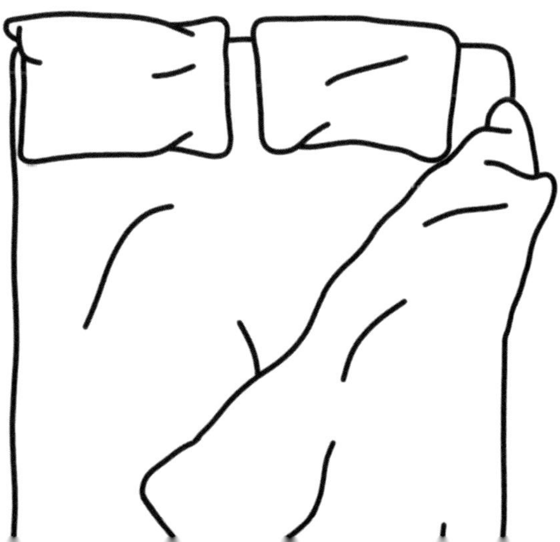

Ist mein Sexualleben normal?

Oft machen wir uns Gedanken darüber, was beim Sex »normal« ist. Welche Häufigkeit ist normal? Wie lange sollte er dauern? Welche Variationsbreite an Aktivitäten und Wünschen ist normal?

Akzeptiert zu werden – zu einer Gruppe zu passen – ist ein menschliches Grundbedürfnis: Evolutionär betrachtet sicherte die Zugehörigkeit zu einer Gruppe das Überleben. Dazuzugehören ist ein starker Drang, und »normal« zu sein bedeutet für uns, das Risiko sozialer Zurückweisung zu vermeiden. Die Furcht davor ist berechtigt, denn soziale Ablehnung kann unsere emotionale, kognitive und körperliche Gesundheit beeinträchtigen.

Was Sex betrifft, haben wir klare Vorstellungen von Normalität. Wir leben in einer heteronormativen Gesellschaft, in der die Heterosexualität vorherrscht. Viele von uns fürchten, dass es unseren Wesenskern trifft, wenn wir nicht als normal gelten. Der Wunsch, normal zu sein, beeinflusst auch, wie wir unseren Körper und unsere Genitalien wahrnehmen und wie wohl wir uns dabei fühlen, jemand anderem unseren Körper zu zeigen.

Erwartungen erfüllen

Aus Angst vor Ablehnung bemühen wir uns oft eher darum, fremde Erwartungen als unsere eigenen Wünsche zu erfüllen. Das erklärt, warum so viele Menschen sexuelle Probleme haben (s. S. 178) und warum jene, die den Sex haben, den sie selbst sich wünschen – statt Erwartungen zu erfüllen –, oft ein befriedigendes Sexualleben haben.

Unser Sexualleben wird häufig von einem »Skript« geprägt, das uns durch Sozialisation und Kultur vermittelt wird. Dessen Normen geben vor, was akzeptabel ist, und dienen unserem Denken, Fühlen und sexuellen Handeln bewusst und unbewusst als Richtschnur. In uns ist die Vorstellung verankert, dass es negative Folgen hat, wenn wir aus dem Rahmen fallen, daher ist diese Blaupause unser Bezugspunkt. Eine der häufigsten Fragen bei sexuellen Ängsten lautet: »Bin ich normal?«

Wie unser ganzes Leben ist auch unser Sexualleben höchst nuanciert und spiegelt die jeweiligen Umstände wider.

Sexuelle Skripte hinterfragen

Viele von uns denken nie explizit über unsere sexuellen Blaupausen nach. Eine aufschlussreiche Übung ist es, sich die unausgesprochenen Regeln oder den Rahmen, in dem sich unser Sexualleben abspielt, bewusst zu machen. Überlege doch einmal, was deiner Meinung nach zu Sex dazugehören sollte. Bist du z. B. der Ansicht, dass du Sex mit einer Person eines bestimmten Geschlechts haben solltest oder dass Sex dir ein bestimmtes Gefühl vermitteln sollte? Was macht für dich guten und schlechten Sex aus? Vielleicht machst du dir auch Gedanken darüber, wie lange der Sex dauern sollte, ob ihr beide zum Orgasmus kommen solltet, dass du wissen solltest, was dein Gegenüber mag, ohne ihn oder sie zu fragen, und dass du wissen solltest, was du tust. Schau dir nach diesen Überlegungen deine Antworten an und frage dich: »Warum denke ich das?«, »Woher kommt dieser Gedanke?« und »Passt diese Überzeugung wirklich zu mir?«

Setzen wir uns auf diese Weise mit den sexuellen Blaupausen auseinander, können wir unser sexuelles Narrativ umschreiben. Hast du z. B. Erektionsprobleme oder Schmerzen beim Sex, konzentrierst du dich vielleicht zu sehr darauf, alles richtig zu machen, statt einfach zu genießen? Vielleicht hältst du auch wegen deines unbewussten Skripts an einer Etikettierung fest, die dich davon abhält, etwas auszuprobieren, was du dir wünschst (s. S. 186).

Sich die Frage zu stellen, was beim Sex normal ist, ist gegen unsere Intuition und schränkt uns ein. Genau wie bei anderen Aspekten unseres Lebens gibt es auch für unser Sexualleben kein allgemein verbindliches »Normal«.

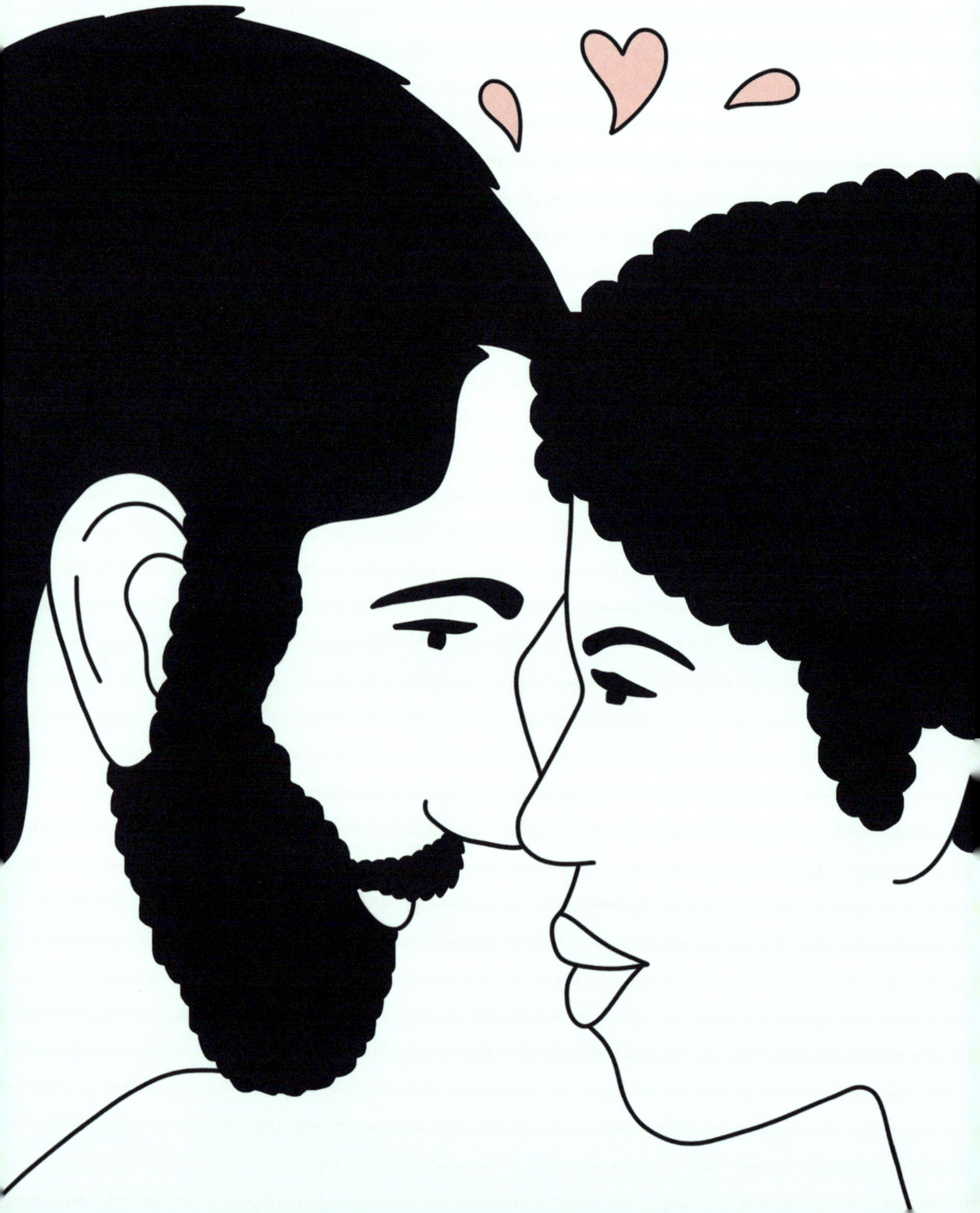

Ist es normal, sich nach dem Sex verletzlich zu fühlen?

Nach dem Sex können wir uns entblößt und verletzlich fühlen, zumal er für uns ein Mittel ist, körperliche, emotionale und psychische Nähe herzustellen.

Wir sind biochemisch dazu bestimmt, durch Sex Nähe herzustellen, denn die Freisetzung von Oxytocin und Endorphinen spielt eine entscheidende Rolle bei der Bindung. Selbst Gelegenheitssex setzt Neurotransmitter frei, die bewirken, dass wir uns jemandem kurzzeitig näher fühlen.

Manche erleben Sex so intensiv, dass sie weinen. Man nimmt aber an, dass Tränen eine Reaktion auf Intensität sind, Hormonschwankungen beim Sex sie auslösen oder Sex für manche stark positiv oder negativ konnotiert ist. Studien zeigen, dass emotionale Tränen mehr Stresshormone enthalten als andere.

Verletzlichkeit neu deuten

Verletzlichkeit sehen wir oft als Schwäche an, doch zahlreiche Fachleute bewerten sie heute als Stärke, da sie mehr Mitgefühl, weniger vorschnelle Verurteilung und mehr Nähe ermöglicht.

Unsere Nähe wird intensiver, wenn wir uns ehrlich zeigen. Solche verbindenden Momente entstehten oft beim Sex durch Blickkontakt, sinnliche Berührung und Lust. Wenn wir dabei loslassen können, öffnen wir uns für eine ursprüngliche Erfahrung, und der Orgasmus versetzt uns in einen anderen Zustand. Fühlen wir uns so wohl, dass wir loslassen, genießen wir die Lust und kontrollieren nicht, wie der andere uns sieht. Mit jemandem gemeinsam die Kontrolle zu verlieren, kann stark verbinden, da man das Gefühl hat, miteinander zu verschmelzen.

POSTKOITALE DYSPHORIE (PCD)

PCD kann nach einvernehmlichem, genussvollem Sex auftreten. Sie ist gekennzeichnet durch postkoitale Traurigkeit, Reizbarkeit oder Weinen. Nach einer Studie von 2015 haben 46 Prozent der Frauen mindestens einmal PCD erlebt, einer weiteren von 2019 zufolge waren 41 Prozent der Männer davon betroffen.

Was ist Lust?

Lust zählt zu den stärksten Triebfedern. Sie ist subjektiv – manchen Menschen bereitet Aufregendes Vergnügen, anderen ganz simple Beschäftigungen. Doch wir alle mögen Dinge, bei denen wir uns gut fühlen.

Was uns Lust bereitet, bestimmt eine Kombination aus Genetik, Biologie, Lernen und Erfahrung, und wie wir sie erleben, prägen soziale, kulturelle und Umweltfaktoren.

Bei uns Menschen entscheidet auch die Vernunft darüber, wie stark wir der Lust nachgeben, da wir manchmal zielorientierte Entscheidungen treffen müssen, bei denen wir den potenziellen Wert oder die Folgen unseres Handelns abwägen. Dies spielt eine große Rolle für unsere Risikobereitschaft und bei unseren Gewohnheiten; doch manchmal handeln wir impulsiv und lassen uns mehr durch die unmittelbare Belohnung als durch langfristige Ergebnisse motivieren. Ein Hedonist ist jemand, der Lust und Vergnügen Vorrang vor anderen Erfahrungen gibt. Auch zum Sex haben wir Lust, wenn er uns Vergnügen bereitet.

Die Rolle von Dopamin

Der Neurotransmitter Dopamin spielt für die Lust eine zentrale Rolle. Er wird in Erwartung einer lustvollen Erfahrung ausgeschüttet. Die Dopaminbahnen im Gehirn – das mesolimbische und das mesokortikale System – werden aktiviert, wenn wir etwas Belohnendes wie Sex erleben (s. S. 57). Dopamin spielt daher eine Rolle bei der Verstärkung von Verhaltensweisen, da es uns dazu antreibt, die Erfahrung zu wiederholen.

Intensive Gefühle

Physikalisch gesehen erzeugen die Körperbereiche mit der höchsten Dichte an Nervenenden die höchste Intensität von Lust und Schmerz (s. S. 88). Unser Gehirn verarbeitet diese Empfindungen und teilt uns über das Nervensystem mit, was sich gut anfühlt und was nicht. Dieses Erleben wird durch unser soziales Umfeld oder durch unser Empfinden eingefärbt. So kann sich eine Aktivität für manche Menschen körperlich gut anfühlen, emotional aber negativ sein. Harmonieren bei dem, was sich gut anfühlt, Körper und Psyche, können wir neue Höhen der Lust erleben.

Bei Praktiken wie BDSM (s. S. 146) werden Schmerz und Lust gleichzeitig erlebt. Durch den Schmerz werden Endorphine freigesetzt, die die Empfindungen intensiver machen.

BAHNEN DER LUST

Dopamin wird vor allem in einer Nervenzellengruppe im Mittelhirn *(ventral tegmental area, VTA)*, gebildet. Es wird bei lustvollen Erfahrungen freigesetzt und wandert über die Dopaminbahnen in verschiedene Bereiche des Gehirns.

1 **Mesolimbisches System**
Es transportiert Dopamin vom VTA zum Nucleus accumbens, der mit dem Hippocampus und der Amygdala verbunden ist. Sie versehen angenehme Erfahrungen wie Sex mit Gefühlen und Erinnerung.

2 **Mesokortikales System**
Dieses System transportiert Dopamin vom VTA zur Großhirnrinde, die uns die lustvolle Erfahrung bewusst macht.

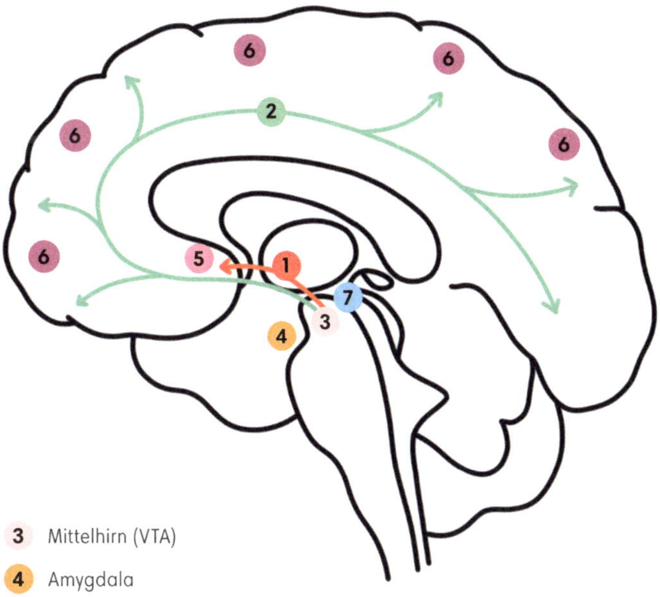

3 Mittelhirn (VTA)
4 Amygdala
5 Nucleus accumbens
6 Großhirnrinde
7 Hippocampus

Die Belohnung durch den Neurotransmitter Dopamin treibt uns an, lustvolle Erfahrungen zu wiederholen.

Wie ist das mit Sexspielzeug?

Sexspielzeug kann das sexuelle Erleben, ob allein oder mit einer anderen Person, durch neue Gefühle und Möglichkeiten bereichern. Kennt man das Angebot, fällt die Wahl des geeigneten Spielzeugs leichter.

Manche fürchten, wenn sie ein Sexspielzeug verwenden, würde das bedeuten, dass ihr Sexualleben unbefriedigend ist oder sie mit Partner oder Partnerin unglücklich sind. Doch Sextoys können neue Arten der Lust bereiten, die man in der Partnerschaft erkunden kann. Wer nur schwer zum Orgasmus kommt, kann mithilfe intensiver Stimulation durch Sexspielzeug seine Aufmerksamkeit fokussieren.

Die Wahl des geeigneten Sextoys

- **Manche Toys haben zwei Funktionen,** z. B. den G-Punkt (s. S. 84) und die Klitoris zu stimulieren; andere, z. B. Prostatastimulatoren, dienen nur einem Zweck. Dildos haben oft eine Phallusform; Umschnalldildos lassen sich wie ein Penis verwenden. Vibratoren steigern die Lust durch Schwingungen; man kann sie am ganzen Körper verwenden. Toys mit Saugnäpfen lassen sich an glatten Oberflächen, z. B. einer Duschwand, befestigten und brauchen nicht gehalten zu werden. Es gibt auch Spielzeuge, die zum Stoßen und Reiben und nicht zum Eindringen vorgesehen sind.
- **Manche Spielzeuge richten sich an bestimmte Zielgruppen,** z. B. Menschen mit körperlichen Behinderungen oder Handproblemen. Produkte für Transsexuelle berücksichtigen die veränderte Größe der Genitalien und das veränderte Empfinden.
- **Sexspielzeug sollte frei von schädlichen Materialien** wie Phthalaten sein und aus glatten Materialien wie Silikon bestehen, da sich auf rauen Oberflächen Bakterien ansammeln können. Spielzeuge aus Edelstahl und Borosilikatglas ermöglichen Temperaturveränderungen, falls gewünscht.
- **Anal-Toys** sollten einen verbreiterten Boden haben, damit starke Analmuskeln sie nicht in den Anus ziehen (s. S. 87).
- **Reinige das Sextoy** nach jedem Gebrauch, um Infektionen und die Übertragung von Geschlechtskrankheiten zu verhindern. Willst du es nach Analspielen an anderer Stelle verwenden, reinige es oder wechsle das Kondom, falls du eines benutzt hast.
- **Nimm Gleitmittel auf Wasser-,** nicht auf Silikon- oder Ölbasis. Letztere greifen das Material an, sodass es Schadstoffe freisetzt.

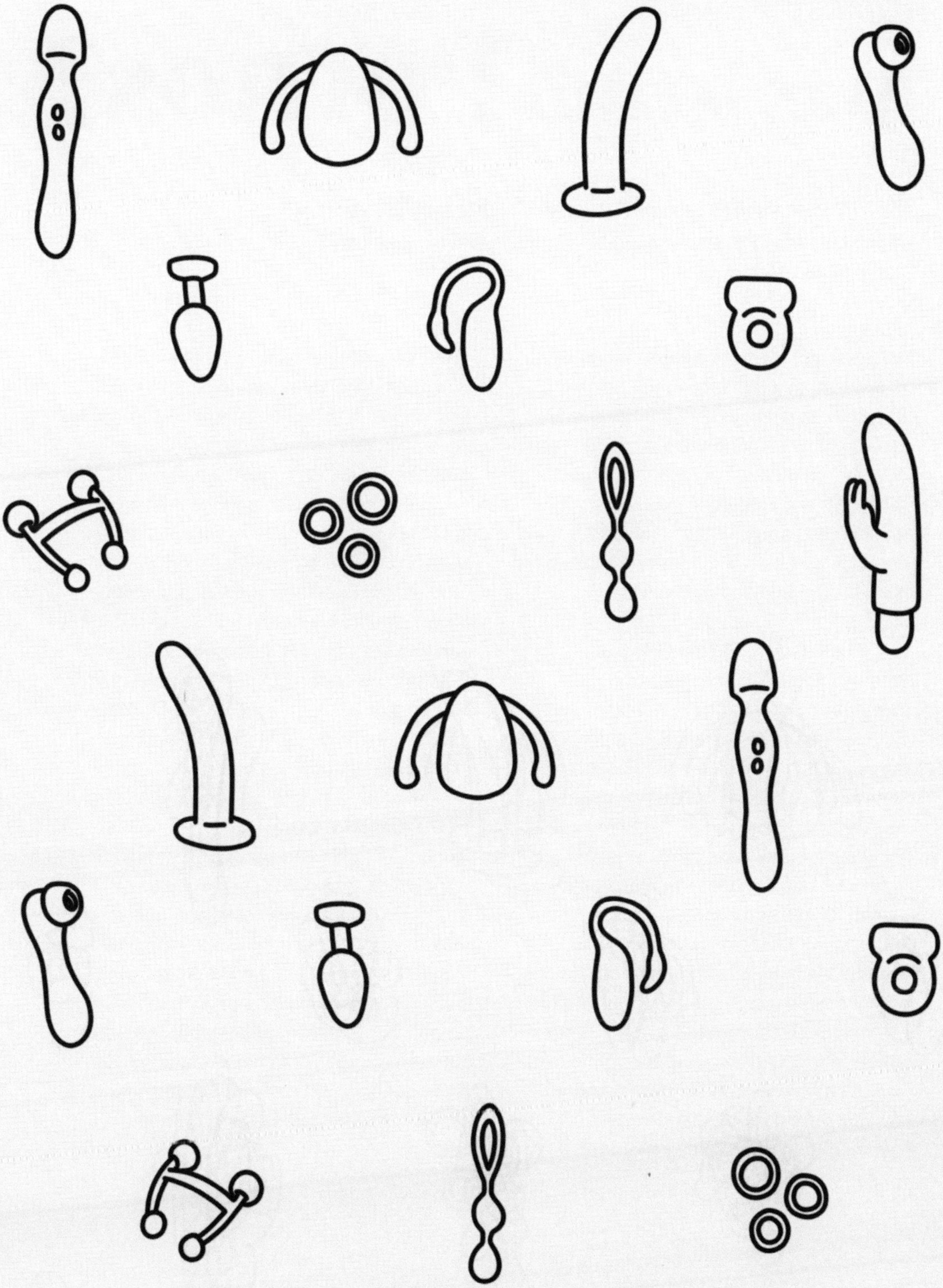

Was ist mit Pornos?

Viele finden Pornos lustvoll, aber man sollte sich bewusst machen, dass Pornos unsere Vorstellungen von Sex stark beeinflussen können.

Millionen von Menschen konsumieren Pornos, in der Partnerschaft oder beim Solosex. Es gibt sie in einer großen Bandbreite. Menschen, die ihre eigene Vorliebe, einen Fetisch oder ihre Sexualität hier anders dargestellt sehen, als das zumeist in den Mainstream-Medien der Fall ist, können sich dadurch ermutigt fühlen, sich von festen Vorstellungen von Lust und Sex zu lösen.

Probleme durch Pornos

Pornografie gab es schon immer, von expliziten Darstellungen in Höhlenmalereien bis zu frühen erotischen Fotografien, doch mit der Erfindung des Internets und des Smartphones kam es zur explosionsartigen Vermehrung frei zugänglicher Pornos. Das hat dazu geführt, dass viele junge Menschen Antworten auf sexuelle Fragen in Pornos suchen. Doch man muss sich darüber im Klaren sein, dass Pornografie sich von echtem Sex unterscheidet und dass Pornos darauf ausgelegt sind, zu erregen, und nicht, Informationen zu vermitteln. Wer schon in frühen Jahren und immer wieder mit pornografischem Material in Berührung kommt, kann Probleme haben, die Grenzen zwischen Pornografie und Realität zu erkennen.

Eine neue Welle ethischer Pornografie will Pornokompetenz fördern und das Bewusstsein dafür schärfen, dass viele herkömmliche Pornos ausbeuterisch und oft gewalttätig sind. Sie bieten ethische Alternativen an. Die schwedische Erotikfilmregisseurin Erika Lust dreht Pornos, deren Ziel es ist, allen dasselbe Maß an Lust zu schenken (s. S. 61). Cindy Gallop, die Gründerin von MakeLoveNotPorn, hat die weltweit erste nutzergenerierte und von Menschen kuratierte »Social Sex«-Plattform ins Leben gerufen, die sich von den choreografierten, unrealistischen Darstellungen von Sex und Lust in vielen Mainstream-Pornos abhebt und Sex realistisch zeigt.

Die Welt der Erotika

Während visuelle Pornografie manche sehr stark erregt, fühlen sich andere dadurch abgelenkt. Ihnen bieten erotische Texte und erotische oder pornografische Audios die Möglichkeit, sich eigene Bilder auszumalen und ihrer Fantasie freien Lauf zu lassen. Sie können sich Fantasiewelten ausdenken, die auf ihre eigenen Wünsche und Bedürfnisse zugeschnitten sind und widerspiegeln, was sie selbst am stärksten erregt.

WAS SIND ETHISCHE PORNOS?

Erika Lust, Regisseurin und Produzentin von Erotikfilmen, nennt acht zentrale Kriterien für ethische Pornos:

- **Gleiches Vergnügen:** Die Frauen sind aktive, nicht passive Teilnehmerinnen mit eigenen Bedürfnissen.
- **Diversität:** Alle Personen werden gleichberechtigt dargestellt und nicht auf Faktoren wie Körperform oder Ethnie reduziert.
- **Faire Bezahlung** wird allen Mitwirkenden garantiert.
- **Transparenz:** Jede mitwirkende Person wird als Teil des Teams genannt.
- **Sicherer Sex:** Alle Teilnehmenden sind auf Geschlechtskrankheiten untersucht und haben geklärt, welche Schutzmaßnahmen sie treffen.
- **Keine Überraschungen für die Darstellenden:** Der gesamte Dreh wird vorher abgesprochen.
- **Sehr gute Arbeitsbedingungen:** genügend Pausen, Erfrischungen und eine angenehme Atmosphäre.
- **Faire Vergütung** für die Regisseure und das Studio.

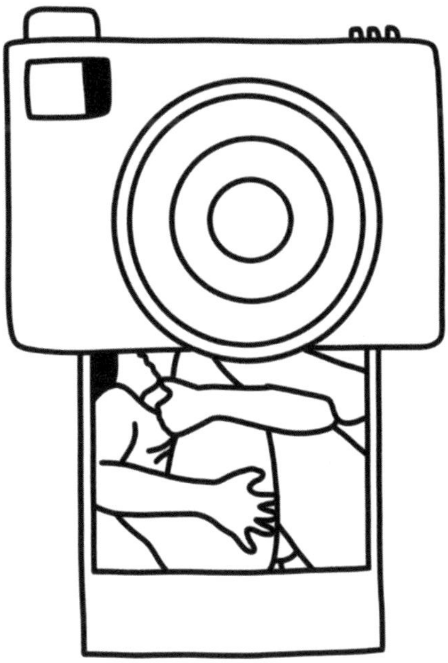

Der immer gleiche Trott – und nun?

Wenn wir unzufrieden sind, handelt es sich nicht mehr um Routine, sondern um den immer gleichen Trott.

Ist man in einen Trott geraten, hat man das Gefühl, festzustecken. Das kann sich in unser Sexualleben einschleichen, wenn wir uns schwertun, uns von eingefahrenen Vorstellungen zu lösen – etwa dass Sex linear verlaufen sollte, vom »Vorspiel« bis zum Geschlechtsverkehr (s. S. 92). Wir haben es vielleicht versäumt, vorgefertigte Blaupausen für den Sex zu hinterfragen. Oft hält uns unsere allgemeine Unbeholfenheit rund um das Thema Sex davon ab, etwas anderes auszuprobieren, und verstärkt das Gefühl, festgefahren zu sein. Es ist nichts Ungewöhnliches, beim Sex in einen Trott zu verfallen, die Frage ist aber, wie wir dann damit umgehen.

AUS DEM TROTT AUSBRECHEN
Die Schritte unten bieten einen Rahmen, um miteinander das Sexualleben zu verändern.

Schritt 1
Sprecht die Situation an.
Ein Gespräch über etwas zu beginnen, das nicht funktioniert, kann schwierig sein. Konzentriert euch auf eure sexuelle Beziehung und eure Gefühle und vermeidet Schuldzuweisungen, denn diese können zu Konflikten führen.

Schritt 2
Seid zu Veränderungen bereit.
Identifiziert Verhaltensmuster und Überzeugungen im Hinblick auf Sex, über die ihr sprechen wollt, damit die Veränderung machbar erscheint.

Gewohnheiten erkennen

Fehlende Neugier kann unsere Lernfähigkeit einschränken. Eine der größten Gefahren in Beziehungen ist, dass wir zu wissen glauben, was das Gegenüber mag. Sexuelle Gewohnheiten entstehen schnell durch automatisiertes Verhalten. Sie beginnen damit, dass unser Gehirn uns treibt, dem Hochgefühl nachzujagen, das wir durch die Ausschüttung von Dopamin beim Sex empfinden (s. S. 56), und eine Verbindung zwischen einer Handlung und Lust herstellt. Aber wenn wir uns an etwas gewöhnt haben, reagieren wir nicht mehr so stark darauf – das ist das Kennzeichen von Gewöhnung. Gewöhnung ist hilfreich, wenn sie verhindert, dass wir unnötig auf wiederholte Reize reagieren, z. B. Hintergrundgeräusche ... aber nicht beim Sex. Gegen die Gewöhnung in unserem Sexualleben müssen wir bewusst angehen. Kleine Veränderungen – wie unten vorgeschlagen – verhelfen uns zu mehr Selbstvertrauen und Neugier und ermöglichen uns, Neues über Partner, Partnerin und uns selbst zu entdecken.

Verabschieden wir uns vom linearen Modell, haben wir sofort mehr Freiheiten. Neurochemisch ermutigt uns die Dopaminausschüttung beim Sex dazu, etwas Neues auszuprobieren, was unser Verlangen und die Lust auf mehr erfüllenderen Sex steigert.

Schritt 3
Geht in kleinen Schritten vor.
Das gesamte Sexualleben auf einmal umkrempeln zu wollen, kann euch überfordern. Allmähliche Veränderungen führen am ehesten zum Erfolg. Kommuniziert unmissverständlich und positiv. Zum Beispiel: »Es gibt eine Stellung, die ich gern ausprobieren würde, wärst du bereit für etwas Neues?« oder »Sollen wir eine andere Reihenfolge ausprobieren?« Dimmt das Licht, statt es auszuschalten, beginnt bekleidet (oder unbekleidet) oder lasst mal den anderen den Sex initiieren.

Schritt 4
Wenn dein Partner nicht mitmacht,
frag, was ihr seiner Meinung nach ausprobieren könntet, das für beide geeignet ist. Es ist wichtig, dass ihr euch beide gehört und verstanden fühlt, aber auch, dass ihr beide es ablehnen könnt, etwas Neues auszuprobieren. Akzeptiert, dass zwei Menschen in ihren sexuellen Vorlieben nur selten perfekt übereinstimmen.

Können Fantasien den Sex verbessern?

Fantasie und Neugier sind Teil dessen, was uns zu Menschen macht. Wenn wir beim Sex unseren Fantasien freien Lauf lassen, ist das ganz natürlich und kann sich positiv auswirken.

Einer Studie des US-Psychologen Dr. Justin Lehmiller zufolge haben 97 Prozent von uns sexuelle Fantasien, viele davon häufig. Oft schämen wir uns unnötigerweise dafür und verstärken so die Verbindung zwischen Sex und Scham. Das kann sich nachteilig auf unser Sexualleben auswirken (s. S. 32).

Eine Möglichkeit für besseren Sex

Lassen wir uns auf unsere Fantasien ein, können sie unser Sexualleben bereichern, ohne dass wir unser Verhalten ändern, und Dopamin freisetzen, das die Belohnungsbahnen im Gehirn aktiviert (s. S. 56). Wir können mit Fantasien auch unsere Gedanken auf Sex lenken, um uns in Stimmung zu bringen oder beim Sex unser Verlangen zu steigern, was wiederum Erregung hervorruft (s. S. 93).

Sexuelle Fantasien sind nicht unbedingt ein Zeichen für Beziehungsprobleme, es sei denn, wir wissen, dass wir unzufrieden sind. Wir neigen zu der romantisierten Vorstellung, dass ein Liebes- oder Sexpartner alle unsere Bedürfnisse befriedigen sollte und dass Fantasien ein Zeichen dafür sind, dass uns etwas fehlt. Interessanterweise ergab Lehmillers Studie, dass 90 Prozent der Befragten ihren aktuellen Partner bzw. ihre Partnerin in ihre Fantasien einbezogen hatten. Es zeigte sich auch, dass der Austausch von Fantasien Paare im Allgemeinen einander näherbrachte. Spielt die andere Person in den Fantasien keine Rolle, bedeutet das noch nicht, dass wir unsere Fantasien wirklich ausleben wollen, denn Wunsch und Fantasie überschneiden sich zwar, sind aber unterschiedliche Konzepte. Neugierig zu sein ist ganz natürlich, da sich unser Gehirn ständig mit der Welt beschäftigt; viele Fantasien sind einfach Gedankenspiele, die niemand anderen mit einbeziehen.

Haben Fantasien eine Bedeutung?

Versuchen wir, die Bedeutung von Fantasien zu verstehen, schenken wir ihnen oft zu viel Aufmerksamkeit. Das ist nicht immer hilfreich, denn bei sexuellen Fantasien sind wir oft selbstkritisch. Eine vorläufige Studie, die Gehirnströme durch bildgebende Verfahren sichtbar machte, kam zu der Einschätzung, dass wir täglich mehr als 6000 Gedanken

DIE HÄUFIGSTEN FANTASIEN

Lehmillers Studie mit 4175 Männern und Frauen von 18-87 Jahren, veröffentlicht in seinem Buch *Tell Me What You Want* (2018), berücksichtigte eine Vielfalt von Geschlechtern und sexuellen Orientierungen. Über alle Gruppen hinweg waren bestimmte Fantasien besonders beliebt (siehe rechts). Weitere beliebte Themen betrafen Romantik und Intimität, Nicht-Monogamie und Partnertausch.

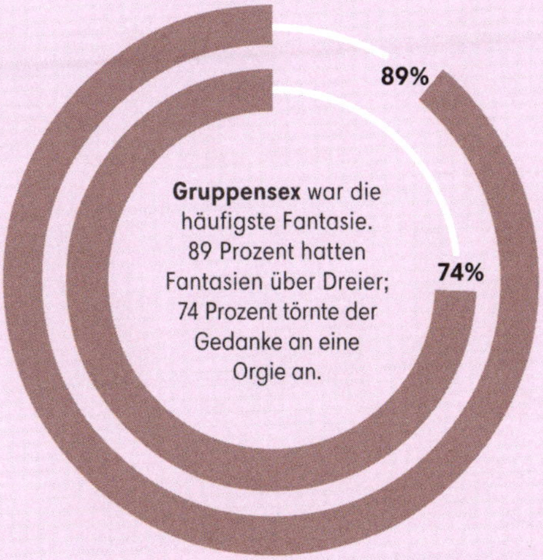
89%
74%
Gruppensex war die häufigste Fantasie. 89 Prozent hatten Fantasien über Dreier; 74 Prozent törnte der Gedanke an eine Orgie an.

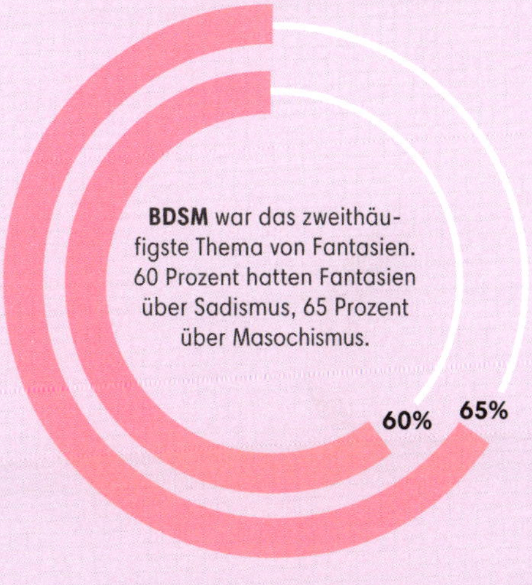

haben. Angesichts dieser Zahl ist vielleicht der Inhalt der Gedanken weniger wichtig als unser Umgang mit mit ihnen. Manche Fantasien beschäftigen sich mit früheren angenehmen Erlebnissen, sexuellen oder anderen; eine Handlung, ein Ort oder eine Person ist positiv besetzt, sodass wir uns gern und oft daran erinnern. Vertrautheit kann für Fantasien wichtig sein, wenn die Wiederholung vertrauter Szenarien uns entspannt und erregt. Unsere Fantasien können Menschen einbeziehen, die wir mögen oder zutiefst verabscheuen oder auch Dinge, die mit unserer Realität nichts zu tun haben. Auch müssen unsere Fantasien nicht unbedingt einen Sinn ergeben. Manche sagen etwas über unsere Bedürfnisse aus, andere sind einfach nur Ausdruck unserer Vorstellungskraft.

Wissen über den Körper

Wenn wir über die sexuellen Aspekte unseres Körpers Bescheid wissen, also die richtigen Begriffe für unsere Geschlechtsmerkmale kennen und wissen, was in unserem Körper beim Sex geschieht, dann wirkt sich das positiv auf unsere sexuelle Gesundheit und unser Wohlbefinden aus. In diesem Kapitel erfährst du, was in Gehirn und Körper bei Erregung und auf dem Höhepunkt der Lust vor sich geht, wie unsere Hormone den Sex steuern und wie verschiedene Positionen die Lust steigern können. Dieses Wissen versetzt dich in die Lage, eventuelle Probleme zu erkennen, und schenkt dir das Selbstvertrauen, zeitig Rat zu suchen.

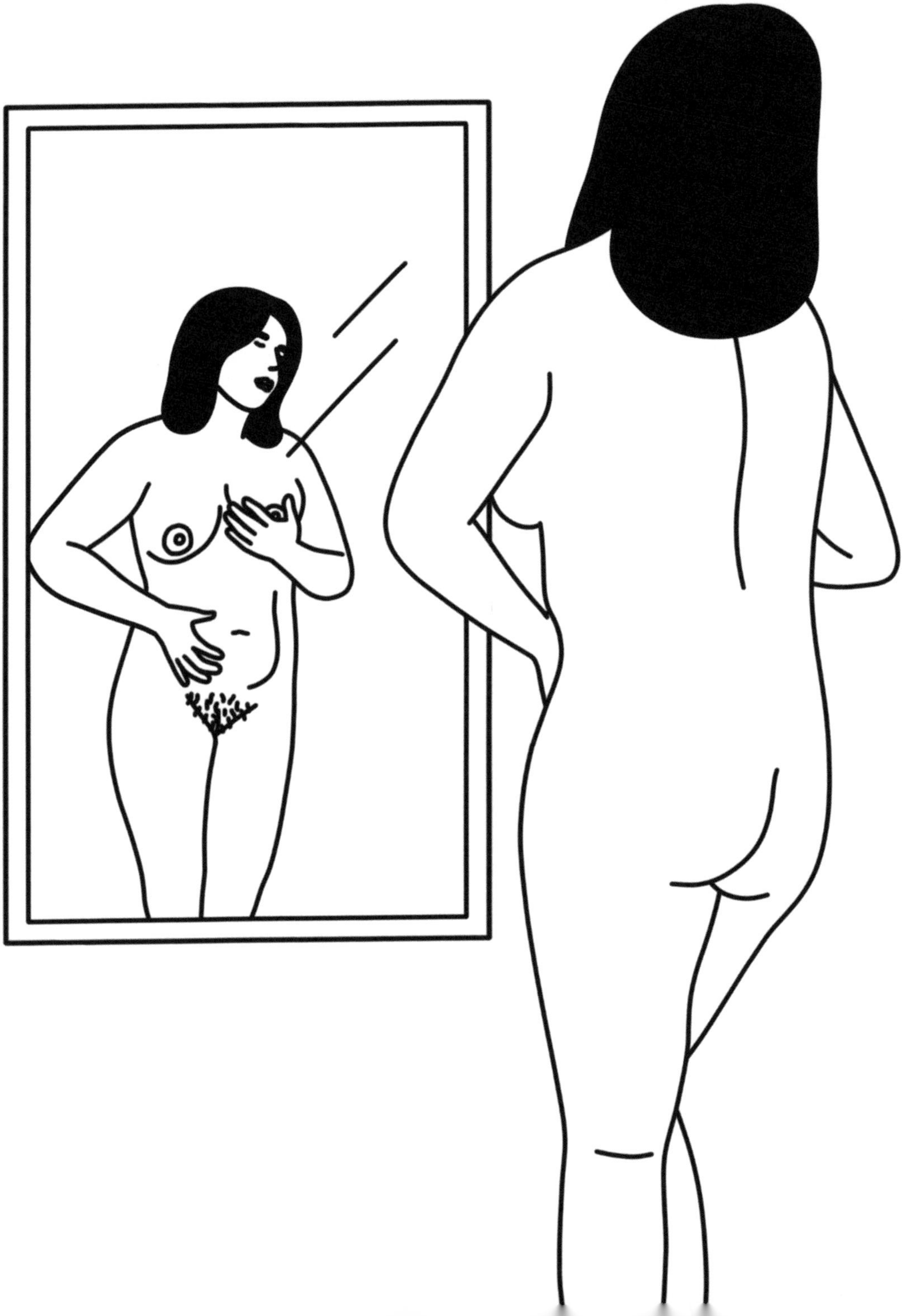

Wer seinen Körper kennt, hat besseren Sex

Wenn wir unseren Körper kennen, wirkt sich das auf viele Bereiche des Lebens positiv aus. Man sollte denken, dass wir intuitiv über ihn Bescheid wissen, doch oft ist das nicht der Fall.

Das Wissen über unseren Körper beeinflusst viele Aspekte unseres Sexuallebens, und das oft unbewusst. Wenn wir wissen, wie unser Körper funktioniert, können wir erkunden, was uns Lust bereitet, wir verstehen unsere Vorlieben und erkennen, wann wir dem Sex zustimmen oder ihn verweigern wollen; wir fühlen uns sicherer in unserem Körper – alles Bausteine für sexuelles Selbstvertrauen. Wenn wir uns selbst erforschen, können wir entdecken, welche Art von Sinnlichkeit und Sex uns gefällt, und dies einem Partner selbstbewusst mitteilen. Bei körperlichen Veränderungen – durch Krankheit, Verletzungen, Geburt oder hormonelle oder chirurgische Geschlechtsangleichung –, können wir uns ausführlich mit unserem neuen Körper vertraut machen.

Informiert sein

Wissen über unseren Körper verbessert auch unsere Fähigkeit, medizinische Information zu verstehen. Sind wir gut informiert, können wir unsere sexuelle Gesundheit selbst in die Hand nehmen und fundierte Entscheidungen treffen, z. B. wie wir uns vor sexuell übertragbaren Infektionen schützen und ungewollte Schwangerschaften verhindern. Doch Untersuchungen zeigen immer wieder, dass viele ihren Körper schlecht kennen: In einer US-Umfrage mit 2000 Frauen identifizierte fast jede vierte die Vagina nicht korrekt, 46 Prozent konnten den Gebärmutterhals nicht lokalisieren. Andernorts halten sich hartnäckige Mythen etwa über erektile Dysfunktion und schmerzhaften Sex (s. S. 95 und S. 120). Das zeigt, dass unsere Sexualerziehung oft mangelhaft ist. In einer Umfrage des *UK Sex Education Forum* (Britisches Forum für Sexualerziehung) von 2021 mit mehr als 1000 jungen Teilnehmern bewerteten nur etwa 35 Prozent die Sexualerziehung ihrer Schule als gut oder sehr gut. Oft verwenden wir für die Genitalien eine falsche Terminologie oder Umgangssprache. Und Studien zeigen, dass medizinische Beratung zu sexuellen Fragen aus Scham hinausgezögert wird.

Wenn wir verstehen, was uns davon abhält, uns selbst besser kennenzulernen, können wir ein neues Verhältnis zu unserem Körper entwickeln und lernen, das Vergnügen, das er uns schenken kann, in vollen Zügen zu genießen.

Bin ich da unten normal?

Jeder Körper ist anders. Dennoch fragen wir uns, ob unsere Genitalien »normal« sind. In der Tat ist jeder Penis und jede Vulva individuell verschieden.

Jeder Teil unseres Körpers kann sexuell konnotiert sein, doch vor allem assoziieren wir unsere Genitalien mit Sex. Deren einseitige Darstellungen – oft unrealistisches, bearbeitetes Material aus der Online-Welt und der Pornografie – können uns verunsichern.

Eine Vielfalt unserer Genitalien im Hinblick auf Hautfarbe, Form und Größe ist erwartbar. Bedenken sollte man auch, dass sich die Form der äußeren Genitalien im Laufe der Pubertät noch entwickelt.

- Jede Vulva (s. S. 72) sieht anders aus. Ihre Hautfalten – die Schamlippen – sind sehr unterschiedlich lang und dick, und die Klitoris (s. S. 76) kann sichtbar oder unter einer Vorhaut verborgen sein. Dennoch sind viele Menschen mit Vulva durch das Aussehen ihrer Schamlippen verunsichert. Ein immer häufiger durchgeführter plastisch-kosmetischer Eingriff ist die Schamlippenchirurgie, die das Aussehen der kleinen Schamlippen verändert, oft um sie an eine vermeintliche Norm anzupassen.
- Penisse (s. S. 78) sind unterschiedlich lang, dick und geformt. Einem beschnittenen Penis wurde die Vorhaut entfernt.
- Unsere Genitalien haben oft einen dunkleren Hautton als andere Körperteile, da sie mehr melaninhaltige Pigmentzellen aufweisen, die sensibel auf Östrogen und Testosteron reagieren. Zusätzlich kann die erhöhte Durchblutung bei Erregung die Genitalien vorübergehend dunkler bis violett erscheinen lassen.
- Die Schambehaarung variiert stark in Textur, Dichte und Farbe.
- Im Fall einer hormonellen oder operativen Geschlechtsangleichung (s. S. 82) verändern sich die Genitalien und ihre Funktion im Laufe des Prozesses.
- Manche Menschen weisen von Geburt an eine natürliche Variation der Geschlechtsmerkmale auf, die nicht den binären Vorstellungen von männlich und weiblich entspricht. Man bezeichnet sie als intersexuell. Dies stellt sich eventuell erst später, mit der Entwicklung der sekundären Geschlechtsmerkmale, heraus.

Das Wichtigste ist, sich selbst als normal anzuerkennen. Auf dieser Grundlage kann man Veränderungen bemerken und verstehen und bei Bedarf weiteren Rat einholen.

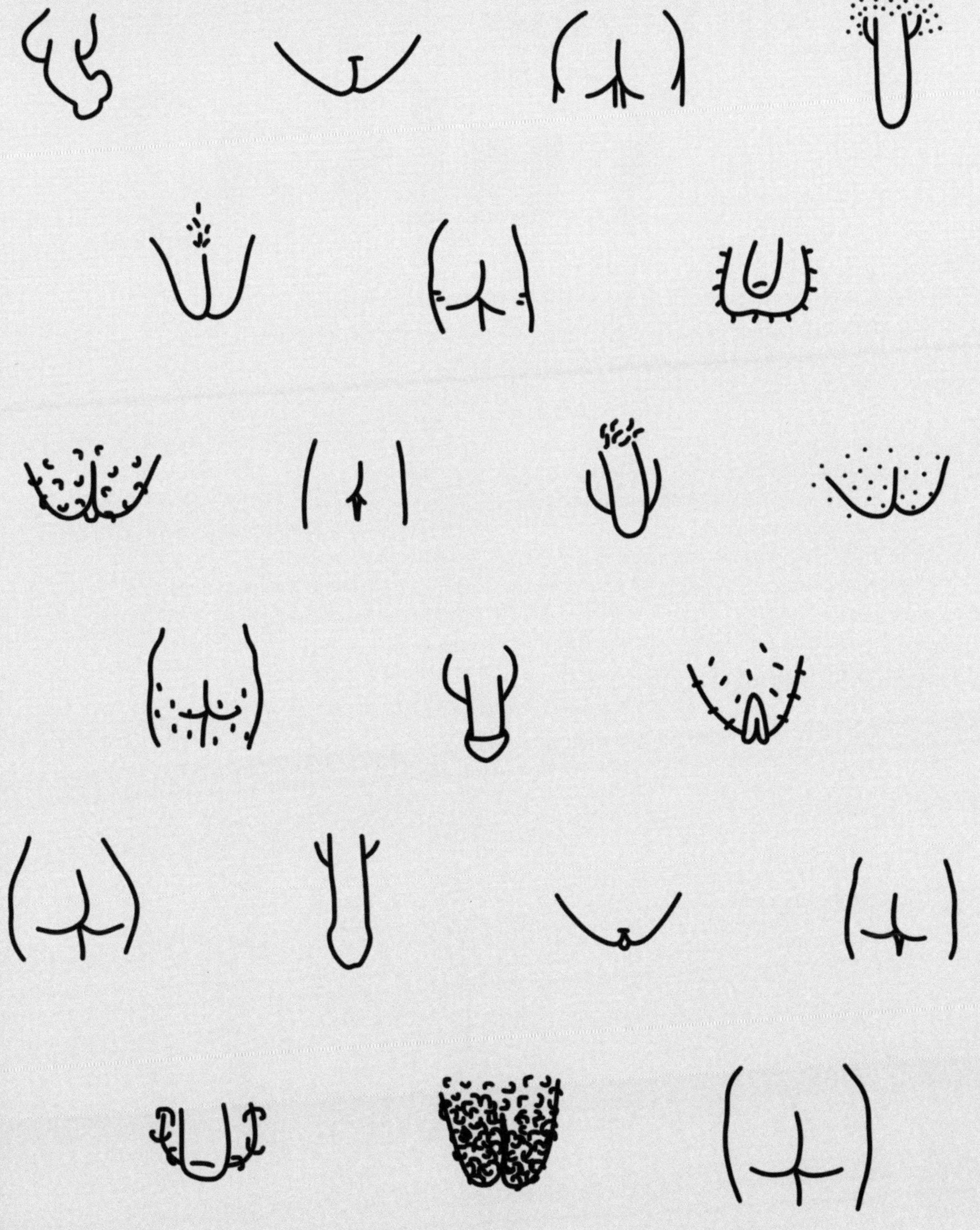

Vagina oder Vulva?

Die Begriffe Vagina und Vulva werden oft durcheinandergebracht und falsch verwendet. Versteht man den Aufbau der Genitalien, werden ihre Struktur und ihre Funktion klarer.

Umgangssprachlich wird oft das Wort Vagina für die Vulva verwendet. Das ist problematisch, weil es einen wichtigen Teil der Sexualität vernachlässigt, ihre Funktion auf die Fortpflanzung reduziert und den Aspekt der Lust ausblendet. Der Begriff lenkt die Aufmerksamkeit auf den anatomischen Teil, der für die Penetration am wichtigsten ist – die Vagina –, und vernachlässigt die Klitoris und den Rest der Vulva, die meist sexuelle Lust erzeugen. Außerdem verhindert dieser Wortgebrauch, dass wir die Vulva klar beschreiben und über sie sprechen können. Da die Gesamtheit dieses Genitals schwer sichtbar ist – zumal die Vagina nach innen führt – ist ein Handspiegel das beste Mittel, um sich damit vertraut zu machen und es als normal anzunehmen.

VULVA

Dies ist der übergreifende Begriff für die äußerlichen Teile der weiblichen Genitalien. Er umfasst die Vaginalöffnung, aber nicht die Vagina.

1. Vaginalöffnung
2. Schamhügel *(Mons pubis)*
3. kleine Schamlippen *(Labia minora)*
4. große Schamlippen *(Labia majora)*
5. Klitoriseichel *(Glans clitoris)*
6. Klitorisvorhaut
7. Harnröhrenöffnung

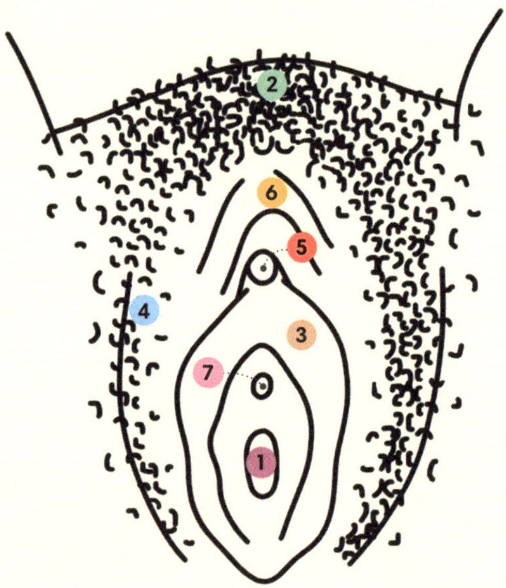

Die Vulva

Dies ist der äußerlich sichtbare Teil des Genitals. Er umfasst die Vaginal- und Harnröhrenöffnung, die kleinen und die großen Schamlippen, den Schamhügel und die Klitoriseichel.

- **Die Vaginalöffnung,** auch Scheideneingang genannt, führt in die Vagina (s. S. 72). Dieser Bereich reagiert empfindlich auf Stimulation und kann daher für die sexuelle Lust eine Rolle spielen. Zwischen dem Scheideneingang und dem Anus befindet sich der Damm *(Perineum).*
- **Der Schamhügel** ist die dicke Schicht Fettgewebe, die über dem Schambein liegt und bis zur Klitorisvorhaut reicht. Er ist natürlicherweise mit Schamhaar bedeckt, bietet Polsterung beim Geschlechtsverkehr und ist selbst berührungsempfindlich.
- **Die kleinen Schamlippen** liegen innen neben den großen Schamlippen (s. S. 72). Sie sind dünner und sensibler als die großen Schamlippen und können länger und stärker gefaltet sein. Sie variieren stark in Länge und Aussehen und sind in der Regel nicht identisch oder symmetrisch – in der Sexualwissenschaft werden beide Schamlippenpaare als Schwestern und nicht als Zwillinge bezeichnet. Die kleinen Schamlippen sind mit einer Schleimhaut bedeckt. Bei Erregung kann erhöhte Durchblutung dazu führen, dass sie sich verfärben und dicker und sensibler werden, sodass ihre Berührung als erregend empfunden wird.
- **Die großen Schamlippen** – außen – sind dickere, gepolsterte Hautfalten. Die Haut ist dieselbe wie am restlichen Körper, sodass hier Schamhaare wachsen können. Die großen Schamlippen schützen empfindlichere Teile der Vulva wie die kleinen Schamlippen und die Vaginalöffnung.
- **Die Klitoriseichel** – der äußere Knubbel der Klitoris – ist schwammiges Gewebe an der Vorderseite der Vulva am Schamhügel. Sie schwillt bei Erregung an und ist für Menschen mit einer Klitoris häufig das Zentrum der sexuellen Lust (s. S. 76).
- **Die Harnröhrenöffnung** liegt im Scheidenvorhof – dem glatten Bereich, der die Harnröhren- und die Vaginalöffnung umgibt. Sie befindet sich zwischen der Klitoris und dem Scheideneingang. Diese Öffnung transportiert Urin aus dem Körper. Da sie in der Nähe der Vagina liegt, ist es ratsam, nach dem Sex zu urinieren, um Bakterien auszuspülen, die eine Harnwegsinfektion verursachen könnten.

Die Vagina

Die Vagina oder Scheide, ein muskulöser innerer Kanal (s. S. 74), verbindet die Vaginalöffnung mit dem Gebärmutterhals *(Zervix).*

Was geschieht in der Vagina beim Sex?

Die Vagina ist ein elastischer Hohlraum, der sich bei Bedarf dehnt – z. B. bei Penetration, beim Einführen eines Tampons oder bei der Geburt.

In der Vagina laufen beim Sex mehrere Prozesse ab, die sie auf die Penetration vorbereiten und das sexuelle Vergnügen steigern. Bei Erregung verändert die Vagina ihre Größe, was *Tenting* genannt wird (s. S. 75): Die Gebärmutter zieht sich nach oben, um die Scheide zu verlängern, schätzungsweise von 7–8 cm auf 11–12 cm, doch diese Zahlen variieren. Zudem sind die Scheidenwände mit quer verlaufenden Falten, *Rugae* genannt, ausgekleidet. Dank dieser kann sich die Vagina bei der Penetration und der Geburt ausdehnen. Transfrauen, die sich der Vaginoplastik (s. S. 83) zur Bildung einer Neovagina unterzogen haben, leiden manchmal unter einer verengten Vagina. Ihnen wird empfohlen, die Scheide nach der Operation mit einem Vaginaldilatator (s. S. 120) zu dehnen und offen zu halten.

Die Vagina produziert auf mehrere Arten Feuchtigkeit: Vaginaler Ausfluss, abgesondert von Vagina und Gebärmutterhals, tritt während des gesamten Menstruationszyklus auf und ist völlig normal. Er schützt die Vagina und hält sie sauber und feucht. Dieser Zervixschleim verändert seine Beschaffenheit und Viskosität im Laufe des Zyklus. Um die Zeit des Eisprungs herum ist er flüssiger, um die Vagina beim Sex besser zu befeuchten. Bei Erregung sorgt ein Reflex für zusätzliche Feuchtigkeit. Die Scheidenwand ist mit einer feuchten Schleimhaut ausgekleidet. Bei Erregung wird die Scheidenwand verstärkt durchblutet, sie schwillt an und lässt Flüssigkeit hindurchfließen, was ihre Sensibilität erhöht. Darüber hinaus sondern bei Erregung die erbsengroßen Bartholin-Drüsen beiderseits der Vaginal-

Wie feucht wir bei Erregung werden, liegt außerhalb unserer Kontrolle.

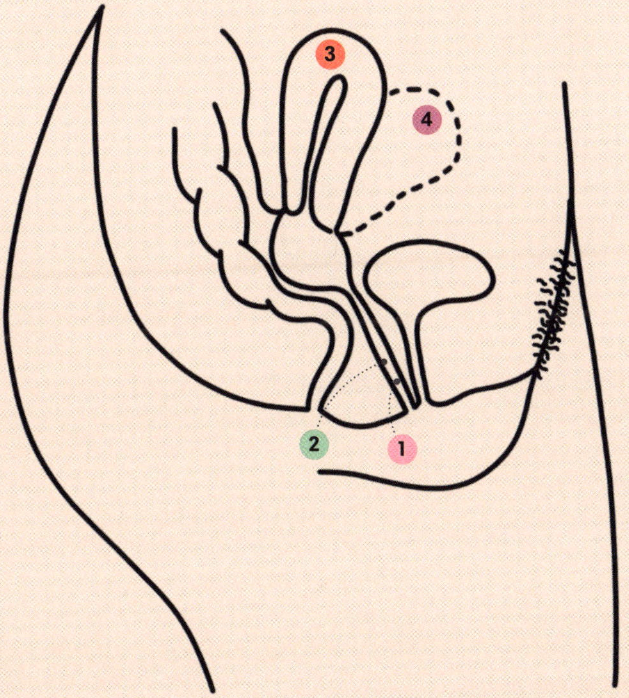

DAS VAGINALE TENTING
Während der Erregung hebt sich die Gebärmutter *(Uterus)* an und verlängert die Vagina um mehrere Zentimeter, um die Penetration zu erleichtern.

1 Vagina

2 Vaginalfalten *(Rugae)*

3 Uterus bei Erregung

4 Uterus – normale Lage

öffnung Feuchtigkeit ab, während die Skene-Drüsen beiderseits der Harnröhre beim Sex Schleim produzieren, der die Gleitfähigkeit fördert. Diese Schleimbildung verringert die Reibung, senkt das Verletzungsrisiko der Scheidenwand durch die Penetration und macht den Geschlechtsverkehr angenehm und lustvoll. Transsexuellen Frauen, deren Vagina operativ angelegt wurde, wird zusätzliche Befeuchtung empfohlen, damit der Sex für sie angenehmer wird.

Sensibler Bereich

Die Vagina spielt beim Geschlechtsverkehr und beim penetrierenden Sex eine Schlüsselrolle, ebenso für jene, die Sex haben, um schwanger zu werden. Doch kann sie auch ohne Penetration eine Quelle der Lust sein. Die meisten Nervenenden der Vagina liegen in ihrem unteren Drittel, in der Nähe des Eingangs, und so kann die Stimulation dieses Bereichs auch ohne vollständige Penetration für sexuellen Genuss sorgen.

Welche Rolle spielt die Klitoris?

Unser Wissen über die vollständige Struktur und Funktion der Klitoris ist relativ neu. MRT-Scans haben unser Wissen über dieses Organ der Lust erheblich erweitert.

Menschen mit einer Vulva gelangen durch direkte Stimulation der Klitoris am häufigsten zum Orgasmus. In einer Studie gaben 81,6 Prozent der Befragten an, dass sie zusätzliche Stimulation der Klitoris beim Geschlechtsverkehr benötigten, um zum Höhepunkt zu kommen. Nach allem, was wir wissen, ist die einzige Funktion der an Nervenenden reichen Klitoris, uns Lust zu verschaffen. Häufig wird dieser Teil der Anatomie jedoch in der Sexualerziehung ausgeklammert, denn sie konzentriert sich in erster Linie auf den Geschlechtsverkehr. Infolgedessen gilt das sexuelle Vergnügen von Menschen mit einer Vulva praktisch als zweitrangig, was erklärt, warum sie laut Statistiken beim heterosexuellen Sex deutlich weniger Orgasmen erleben als Menschen mit einem Penis (s. S. 170).

Was wir sehen können

Die Spitze der Klitoris – der äußere Teil, der sich direkt stimulieren lässt – wird als Eichel bezeichnet. Sie wird von der Klitorisvorhaut geschützt, die manchmal die äußere Klitoris verbirgt. Diese lässt sich leicht Richtung Körper hochschieben, sodass die Klitoriseichel beim Solo- oder Partnersex besser sichtbar wird. Wie beim Penis ist auch bei der Klitoris der empfindlichste Bereich die Eichel – hier befindet sich die größte Dichte an Nervenenden.

Mehr als man sieht

Die berühmteste Studie über die Klitoris stammt von der australischen Urologin Helen O'Connell. Sie arbeitete vor allem mit MRT-Scans und zeigte 2005 zum ersten Mal die vollständige Anatomie der Klitoris mit einem bahnbrechenden 3-D-Modell. Die Klitoris ist bei Weitem nicht nur eine erbsengroße Stelle in der Vulva, sondern ein größtenteils darunter liegendes Organ. Es ist vergleichbar mit einem Eisberg: Rund 90 Prozent der Klitoris sind nicht sichtbar. Sie liegen im Körperinneren und erstrecken sich bis zum Beckenboden und zu beiden Seiten der Vagina.

Die Klitoris ist wie ein umgedrehtes »Y« bzw. eine Wünschelrute geformt. Zwei Schenkel – *Crura* genannt – ragen etwa 9 cm aus dem Klitoriskörper heraus und umschließen einen paarigen Schwellkörper *(Bulbus vestibuli).* Die gesamte Struktur liegt zu beiden Seiten der Vagina und der Harnröhre. Wenn wir erregt sind, saugt sich der schwammartige Schwellkörper der Struktur mit Blut voll und schwillt an – Untersuchungen haben gezeigt, dass der gesamte Klitoriskomplex dabei doppelt so groß wird wie gewöhnlich. Das erklärt, warum die Klitoris leichter von innen stimuliert wird, wenn wir bereits erregt sind – indirekt über die Scheidenwand und die Stimulation des G-Punktes (s. S. 84).

In einer 2022 in Wartebereichen von Kliniken durchgeführten Umfrage konnten 37 % Prozent der Befragten die Klitoris nicht richtig benennen.

Der Schwellkörper der Klitoris ist dem des Penis sehr ähnlich und hat die gleiche Funktion. Klitoris und Penis entwickeln sich im Mutterleib aus derselben undifferenzierten Struktur, dem Genitalhöcker. Unter dem Einfluss von XX-Chromosomen verwandelt sich dieser in aller Regel in die Klitoris. Bei Intersexualität können XX-Geschlechtschromosomen jedoch nicht zur Bildung einer Klitoris führen, sodass die äußeren Genitalien eher Penis und Hoden ähneln.

1 Klitoriseichel
2 Klitorisschenkel *(Crura)*
3 Schwellkörper *(Bulbi vestibuli)*
4 Harnöffnung
5 Vagina

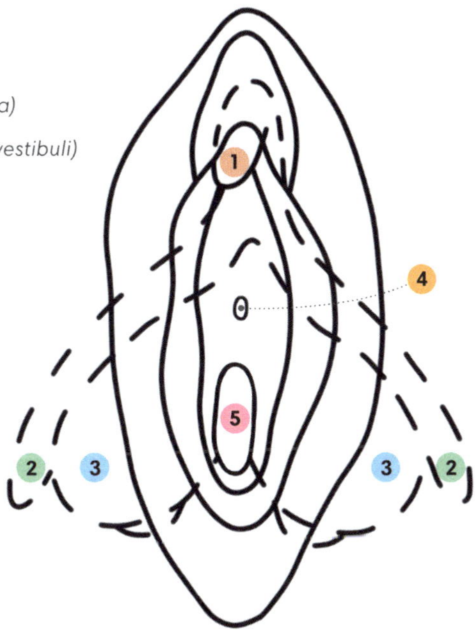

Was sollte ich über den Penis wissen?

Der Penis und die dazugehörigen Organe liegen innerhalb und außerhalb des Körpers. Zu den äußeren Genitalien gehören Penis, Hoden und Hodensack, zu den inneren Prostata, Harnröhre und Samenleiter.

Die äußeren Genitalien

- **Der Penis** hat die doppelte Aufgabe des Geschlechtsverkehrs und des Urinierens. An beiden Vorgängen ist die Harnröhre beteiligt (s. S. 79). Wie die Klitoris (s. S. 76) entwickelt sich auch der Penis aus dem Genitalhöcker, dem *Tuberculum genitale,* des Fötus. Der Penis besteht aus der Eichel – dem Kopf – und dem Schaft – dem freien Teil des Penis, der an der Wurzel mit dem Körper verbunden ist. Die meisten Nervenenden des Penis – man geht von etwa 4000 aus – liegen dicht gedrängt in der Eichel, was sie sehr empfindlich macht. Die Eichel ist von der Vorhaut bedeckt, einer losen Hautschicht, die bei einer Beschneidung entfernt wird. Der Schaft enthält drei zylinderförmige schwammartige Schwellkörpergewebe. In einem davon, dem *Corpus spongiosum,* liegt die Harnröhre; die anderen beiden – die *Corpora cavernosa* – sind für die Erektion wichtig (s. S. 94).

  Im Ruhezustand bezeichnet man den Penis als schlaff. Bei Erregung schwillt er vorübergehend an, sodass er sich aufrichtet und vom Körper absteht. Die Haut umgibt den Penis so locker, dass sie sich an seine Formveränderung anpasst.

  Bei transsexuellen Männern, die sich einer operativen Transition unterziehen (s. S. 83), werden die äußeren Genitalien an die von Menschen angeglichen, die bei Geburt als männlich eingestuft wurden (AMAB). Allerdings produziert der durch Phallo- bzw. Metaidoioplastik geformte Penis kein Sperma.

- **Das Vorhautbändchen *(Frenulum)*** – unterhalb der Eichel zwischen Schaft und Vorhaut – weist die höchste Dichte an Nervenenden auf. Bei manchen ist dies der empfindlichste Teil des Penis, der sehr sensibel auf leichte Berührung reagiert.
- **Der Hodensack** ist ein empfindlicher, fleischiger Sack, der die Hoden enthält. Die ovalen Hoden produzieren Spermien und Testosteron. Da die optimale Temperatur für Spermien etwas unter der Körpertemperatur liegt, befindet sich der Hodensack außerhalb des Körpers, um diese etwas kühlere Temperatur zu ermöglichen.

Die inneren Genitalien

- **Die Harnröhre** verbindet Harnblase und Penis. Sie bringt außerdem den Samen, der von den Hoden über den Samenleiter zur Prostata transportiert wurde, während der Ejakulation bis zur Penisspitze.
- **Die Prostata** ist eine Drüse zwischen Blase und Penis. Sie produziert Samenflüssigkeit, die mit den Samenzellen das Sperma bildet. Sie ist von Nervenenden umgeben und kann zur Erregung stimuliert werden (s. S. 85), von außen durch Massage des Damms – zwischen Anus und Hodensack – oder von innen durch anale Penetration.

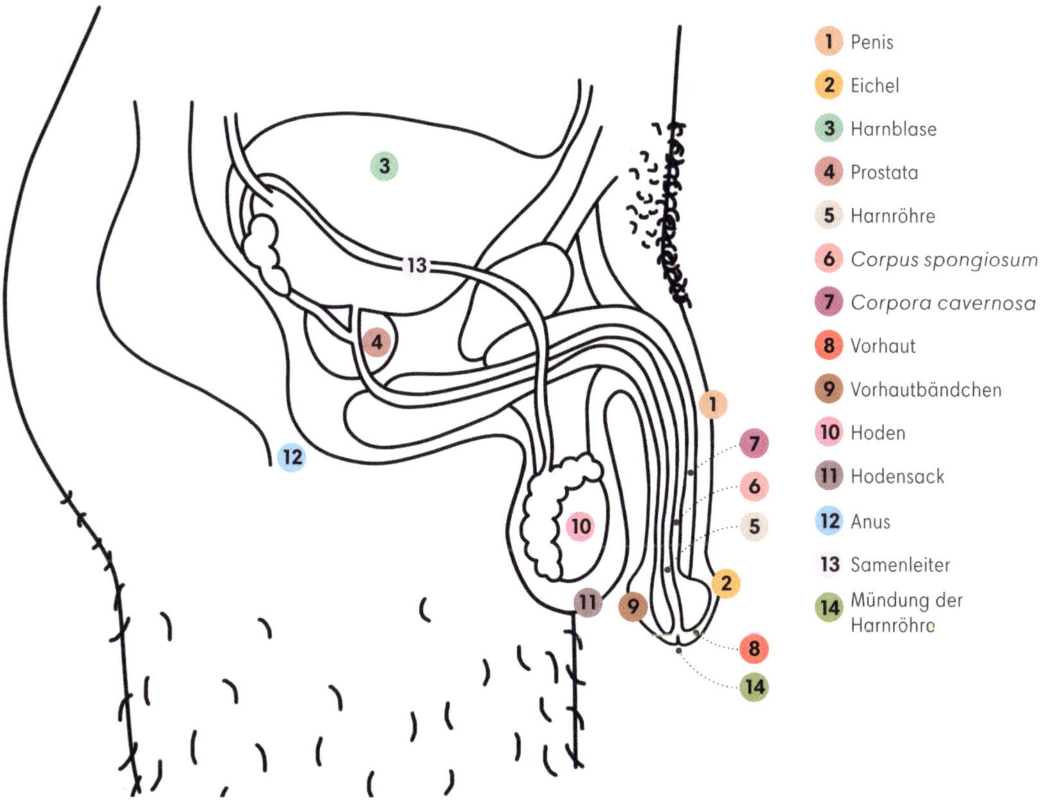

Ist die Größe wichtig?

Unrealistische Darstellungen von Genitalien sowie kulturelle Botschaften, die Männlichkeit mit der Penisgröße konnotieren, führen oft zu Verunsicherung, was die Größe des Penis betrifft.

Witze über den Zusammenhang zwischen Schuh- und Penisgröße – ein unzuverlässiger Faktor – können Menschen mit einem Penis zusätzlich verunsichern. Im Jahr 2018 ergab eine Studie mit 200 heterosexuellen Männern, dass 68 Prozent von ihnen sich über ihre Penisgröße Sorgen machten. In einer Studie der britischen Wohltätigkeitsorganisation LGBT HERO mit 566 schwulen und bisexuellen Männern berichteten 38 Prozent von Bedenken – sie fürchteten, dass ihr Penis zu klein oder zu groß sei –, die manchmal ihr Selbstwertgefühl schwächten.

Unsicherheit wegen der Penisgröße wird manchmal als belanglos abgetan. Doch sie kann die sexuelle Zufriedenheit beeinträchtigen, zu Versagensangst und sexuellen Problemen führen und dem sexuellen Selbstvertrauen schaden – ein Prädiktor für eine insgesamt geringere sexuelle Zufriedenheit.

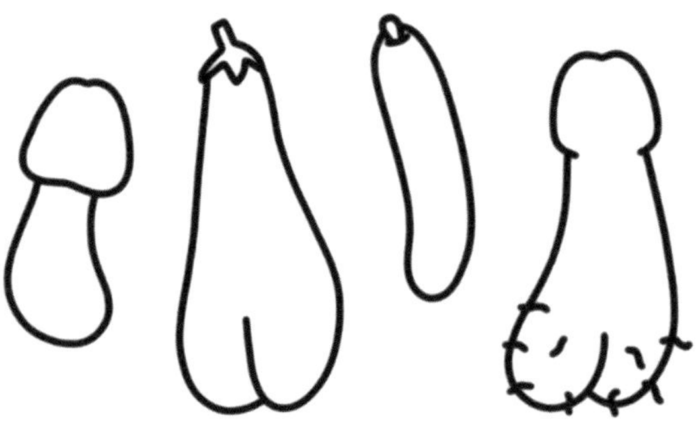

PROBLEMATISCHE MESSUNG

Es gibt keine einheitlichen Daten zur Penisgröße. Manchen Studien zufolge ist der durchschnittliche schlaffe Penis 9 cm, der erigierte Penis 12 cm lang. Die Daten beruhen größtenteils auf Eigenmessungen und sind daher eher unzuverlässig. Zudem ist die Größe eines schlaffen Penis variabler als die eines erigierten. Objektive Messungen sind schwierig.

Was ist sexuell befriedigend?

Das Wohlbefinden im eigenen Körper kann bei Menschen, die sich als Männer identifizieren, unter falschen Vorstellungen über Penisgröße und Männlichkeit leiden. In der Realität hat die Frage, was einen Mann ausmacht, zahlreiche Facetten, die nichts mit der Größe eines Körperteils zu tun haben. Zudem ist die Penisgröße bei Weitem nicht der beste Maßstab für sexuelle Befriedigung.

Andere Dinge zählen für unser sexuelles Vergnügen weitaus mehr. Beim heterosexuellen penetrativen Sex beweist die Tatsache, dass Männer und Frauen unterschiedlich häufig Orgasmen erleben (s. S. 170), dass eine Erektion und der Geschlechtsverkehr der Partnerin keineswegs einen Orgasmus garantieren. Für die meisten Menschen mit einer Klitoris führt der direkteste Weg zum Orgasmus über die Stimulation der Klitoris – nicht-penetrativer Sex in all seinen Facetten, der weder einen Penis noch eine Erektion erfordert, verschafft ihnen also viel eher Lust und einen Orgasmus.

In einer Studie verneinten 77 Prozent der Frauen die Frage, ob die Penisgröße wichtig sei. Viele schwule und bisexuelle Männer gaben an, der analen Penetration andere sexuelle Praktiken vorzuziehen.

Größe oder Form des Penis haben keinen Einfluss auf die Qualität eines Sexualpartners oder die sexuelle Ausdauer. Die Penisgröße hat auch keinen Einfluss auf die Fruchtbarkeit jener, denen bei Geburt das männliche Geschlecht zugewiesen wurde (AMAB). Die Spermien werden in den Hoden produziert, und ihre Qualität hängt von verschiedenen Faktoren wie Alter und Lebensweise ab.

Wenn ihr die Lust bei eurem Sex in den Mittelpunkt stellt, euch darüber austauscht, was ihr mögt, und akzeptiert, dass jeder Körper anders ist, dann werdet ihr Sex genießen und ihn wiederholen wollen. Zu Sex gehört auch, dass man sich dem annähert, was man als angenehm empfindet und was guttut. Hier noch ein paar Tipps:

- Bleibt neugierig und offen. Experimentiert mit verschiedenen Stellungen, um herauszufinden, was sich für euch gut anfühlt.
- Befürchtest du, dass ein größerer Penis für dein Gegenüber unangenehm ist, verwende Gleitmittel und lass es langsam angehen.
- Nutzt Sexspielzeug, um eure Lust in den Mittelpunkt zu stellen und von Unsicherheit wegen eurer Körper abzulenken.

Was bedeutet eine Transition?

Der Begriff »trans« wird für Personen verwendet, deren Geschlechtsidentität nicht mit dem ihnen bei der Geburt zugewiesenen Geschlecht übereinstimmt.

Als Transition bezeichnet man geschlechtsangleichende Maßnahmen, mit denen Transmenschen das ihnen bei der Geburt zugewiesene Geschlecht an ihre tatsächlich empfundene Geschlechtsidentität anpassen können. Die Transition hat hormonelle, körperliche, soziale, psychologische und emotionale Aspekte. Zahlreiche Faktoren spielen dabei eine Rolle, und zahlreiche Hindernisse können auftreten, sodass die Transition für jede Person aufgrund ihrer individuellen Umstände ein einzigartiger Prozess ist.

Unser soziales Geschlecht, als *Gender* bezeichnet, ist für uns zentral, selbst wenn wir uns als agender identifizieren (s. S. 19), denn es geht darum, dass wir als die Person akzeptiert werden, als die wir uns fühlen. Es ist gut dokumentiert, dass Transgender-Personen sowie nicht-binäre Menschen oft psychisch leiden, vermutlich aufgrund von Stigmatisierung, Diskriminierung, Mangel an sozialer Unterstützung und Integration. Eine Geschlechtsangleichung kann das Wohlbefinden steigern und die psychische Gesundheit verbessern.

Geschlechtsangleichende Maßnahmen umfassen die Transition mit ihren sozialen, hormonellen und chirurgischen Veränderungen sowie eine unterstützende Beratung. Jede Person entscheidet selbst, welchen Veränderungen sie sich in welchem Zeitrahmen unterziehen möchte. Manchen genügen soziale Veränderungen, die sie in ihrem eigenen Tempo vornehmen können und die ihnen einen fluiden Geschlechtsausdruck ermöglichen. Andere nehmen eine hormonelle Umwandlung vor. Zahlreiche chirurgische Eingriffe setzen eine Hormontherapie und einen sozialen Übergang voraus. Viele Menschen empfinden eine Operation an Ober- und Unterkörper (s. S. 83) nicht als notwendig. Transmänner stellen z. B. oft fest, dass eine chirurgische Entfernung der Brüste das Gefühl von Unbehagen und Fremdheit im eigenen Körper stark reduziert.

Soziale Transition

Sich neue Pronomen anzueignen, den Namen zu ändern und andere Kleidung zu tragen unterstützt die Transition oft. Auch kaschieren manche Transmänner und nicht-binäre Personen ihre Brüste mit einem Binder, einer Kompresse. Idealerweise lassen sie sich bei dieser Maßnahme medizinisch beraten.

Hormonelle Transition

Eine unter ärztlicher Aufsicht vorgenommene hormonelle Transition bewirkt körperliche Veränderungen, die zum Teil irreversibel sind, z. B. das Brustwachstum. Bei Transfrauen blockiert eine Östrogentherapie das Testosteron, das sekundäre Geschlechtsmerkmale wie den Klang der Stimme und die Körperbehaarung reguliert. Sie reduziert auch die Spermienproduktion und damit die Fruchtbarkeit. Transsexuelle berichten von weniger Erektionen, Umverteilung des Körperfetts und Brustwachstum. Auch emotionale und körperliche Symptome können auftreten, die dem prämenstruellen Syndrom (PMS) oder der schwerwiegenderen prämenstruellen Dysphorie (PMDD) ähneln, jedoch ohne Menstruationsblutung.

Eine Testosterontherapie für Transmänner führt zu einer tieferen Stimme, stärkerer Gesichtsbehaarung, Veränderung der Muskelmasse und Vergrößerung der Klitoris. Der Menstruationszyklus wird unterdrückt, sodass die Periode ausbleibt. Eventuell können den Wechseljahren ähnliche Beschwerden auftreten (s. S. 234–235).

Operationelle Transition

Die geschlechtsbestätigende Operation kann die letzte Phase einer körperlichen Umwandlung nach einer Hormontherapie sein. Sie kann mehrere Eingriffe an Unter- und/oder Oberkörper umfassen, die Aussehen und Funktion von Brust und Genitalien verändern. Bei Transfrauen können die äußeren Genitalien als Neovulva und Neovagina rekonstruiert werden, um die Sensibilität dieser Bereiche zu erhöhen und das Sexualleben zu ermöglichen, das sich die Person wünscht.

Bei Transmännern kann eine Phallo- oder eine Metaidoioplastik durchgeführt und ein Hodensack rekonstruiert werden. Bei der Phalloplastik werden in mehreren Eingriffen ein Neopenis von durchschnittlicher Größe und eine Harnröhre aus Arm- oder Oberschenkelgewebe geformt. Bei der Metaidoioplastik wird aus vorhandenem Genitalgewebe ein kleinerer Neopenis geformt, der nicht immer groß genug für die Penetration ist, aber erigiert. Beide Eingriffe ermöglichen keine Ejakulation, wohl aber einen Orgasmus, der indivduell unterschiedlich erlebt wird. Manche Transmänner lassen sich die Gebärmutter und die Eierstöcke entfernen.

Gibt es den G-Punkt wirklich?

Etwa 63 Prozent der Frauen behaupten, einen G-Punkt zu haben, der ihnen Lust bereitet. Allerdings ist umstritten, ob dieser G-Punkt anatomisch tatsächlich existiert.

Der G-Punkt ist nach dem deutschen Gynäkologen Ernst Gräfenburg benannt, der in den 1950er-Jahren einen erotischen Punkt an der vorderen Scheidenwand entdeckt haben wollte. Da es kaum weitere Untersuchungen dazu gab, hält die Debatte über die Existenz dieses Punkts seither an.

Heute geht man davon aus, dass der G-Punkt keine anatomische Struktur ist, sondern eine erregbare Zone in der Vorderwand der Vagina, ein Teil der Klitoris (s. S. 76). Deren Gewebe ist strukturierter und schwammiger als die Vaginalwand und schwillt bei Erregung an; deshalb ist der G-Punkt leichter zu stimulieren, wenn wir bereits erregt sind. Man findet ihn, wenn man einen Finger in die Vagina einführt und mit einer »Komm her«-Bewegung die Vorderwand berührt. Deshalb sind Sextoys für die Stimulation des G-Punkts leicht gekrümmt. Auch manche Partnerpositionen können diesen Bereich gut stimulieren (s. S. 103–104).

Bei der Geburt als weiblich Eingestufte (AFAB), die auf diese Weise Lust erleben, beschreiben sie als intensiver und tiefer als die durch direkte Stimulation der Klitoris. Doch die meisten Menschen mit Vulva kommen nicht allein durch vaginalen Sex zum Orgasmus. Finde heraus, was für dich funktioniert – die Stimulation der Klitoris, die der Vagina oder gleichzeitige vaginale und klitorale Stimulation. Lass dich nicht unter Druck setzen – Lust muss nicht aus einer bestimmten Quelle entstehen.

75 % der Frauen erleben beim vaginalen Sex keinen Orgasmus.

Wie stimulierst du die Prostata?

Diese kleine Drüse, die zwischen Blase und Penis liegt, wird gelegentlich auch als männlicher G-Punkt bezeichnet. Sie ist von empfindlichen Nervenenden umgeben.

Die Sekrete mehrerer Drüsen, darunter auch die der Prostata, bilden zusammen mit den Spermien die Samenflüssigkeit, die bei der Ejakulation freigesetzt wird. Die Prostata hat also eine reproduktive Funktion, doch darüber hinaus kann sie lustvoll stimuliert werden, denn sie ist von zahlreichen Nervenenden umgeben. Menschen, die bei der Geburt als männlich eingestuft wurden (AMAB), sowie manche intersexuelle Menschen haben, je nach Geschlechtsmerkmalen, eine Prostata.

Eine Quelle der Lust entdecken

Jeder Mensch mit einer Prostata kann einen Prostataorgasmus erleben und Prostata- und Analspiele können unabhängig von der Geschlechtsidentität oder der sexuellen Orientierung sexuelles Vergnügen bereiten.

Die Stimulierung der Prostata bereichert das Sexualleben durch eine andere Art lustvollen Erlebens. Ihre direkte Stimulation erfolgt durch anale Penetration mit den Fingern oder alternativ mit Anal- oder Prostata-Sexspielzeug mit breiterer Basis (s. S. 58). Ein gutes Gleitmittel auf Wasserbasis ist unerlässlich (s. S. 86), auch sollten die Fingernägel kurz sein, um keine Verletzung von Anus und Prostata zu riskieren. Wie bei jedem Analspiel ist es wichtig, dass man es als angenehm empfindet, gut miteinander kommuniziert und langsam vorgeht. Wer keine Anuspenetration mag, kann die Prostata auch indirekt von außen stimulieren, durch sanftes Massieren des Dammes mit den Händen oder einem Sexspielzeug.

Die Prostata ist am leichtesten zu stimulieren, wenn sie bereits erregt ist und Samenflüssigkeit sie anschwellen lässt. Es gibt zwar keine klinischen Untersuchungen darüber, wie der Prostataorgasmus zustande kommt, aber viele Menschen berichten, dass er ihnen intensives Vergnügen und einen tieferen Orgasmus schenkt, vor allem in Kombination mit analer Penetration.

Ist Gleitmittel sinnvoll?

Gleitmittel kann in fast jeder Situation verwendet werden und ist ein einfaches Mittel, um den Sex zu verbessern – unabhängig von anatomischen Gegebenheiten, Geschlecht und sexueller Orientierung.

Gleitmittel verringert beim Sex die Reibung zwischen Körperteilen und macht gleitende Bewegungen sanfter, angenehmer und letztlich lustvoller. Es ist unerlässlich für Analsex (s. S. 87) und kann beim Solo- oder Partnersex zum Einsatz kommen. Sexspielzeug sollte stets mit Gleitmittel benutzt werden. Beide zusammen können die Lust deutlich steigern.

Gleitmittel können wir auch verwenden, wenn z. B. durch Stillen, die Wechseljahre und Medikamente die Scheide trockener wird. Es hilft auch jenen, die bei der Geburt als männlich eingestuft wurden (AMAB) und sich einer geschlechtsangleichenden Operation unterzogen haben. Wähle ein Gleitmittel, das deinen Bedürfnissen entspricht – und achte darauf, dass es frei von aggressiven Chemikalien wie Parabenen und Glycerin ist.

- **Gleitmittel auf Wasserbasis** sind mit Kondomen und Sexspielzeug vereinbar. Sie sind abwaschbar, trocknen aber schnell, sodass man das Gel manchmal wiederholt auftragen muss.
- **Gleitmittel auf Ölbasis** sind griffiger und halten länger. Sie eignen sich aber nicht für den Gebrauch mit Kondomen und Sextoys, da sie das Material zersetzen können.
- **Gleitmittel auf Silikonbasis** haben eine weiche, seidige Textur. Sie sind wasserfest und daher ideal für die Verwendung im Wasser. Sie sind ebenso mit Kondomen wie mit Sexpielzeug kompatibel.

SOLL ICH GLEITGEL ABWASCHEN?

Das ist nicht nötig. Du kannst es abwaschen oder nicht, abhängig davon, wie du dich wohler fühlst. Manche glauben, das Abwaschen verhindere die Verbreitung von Bakterien, die die Harnwege infizieren; andere sagen, das Gleitgel halte ihre Genitalien feucht.

- Das leicht saure Milieu der Vagina – pH 3,8–4,5 – schützt sich durch Laktobazillen vor Infektionen und reinigt sich selbst. Seife oder Duschgel können diesem Milieu schaden.
- Wascht Vulva und Penis mit warmem Wasser und eventuell etwas milder Seife. Streiche die Vorhaut des Penis zum Waschen sanft zurück.

Wie geht sicherer Analsex?

Analspiele bieten eine weitere Quelle der Lust, beim Sex in der Partnerschaft oder auch beim Solosex. Jeder kann sie in sein Sexualleben integrieren, unabhängig von Geschlecht und sexueller Orientierung.

Der Anus weist eine hohe Dichte von Nervenenden und Blutgefäßen auf und ist daher sehr empfindlich. Seine Wände sind dünner als die der Vagina, sein Gewebe ist sensibler. Ringförmige Muskeln bilden den inneren und äußeren Schließmuskel, die stark kontrahieren und beim Stuhlgang wichtig sind.

Zu Analspielen kann eine Penetration mit dem Penis, einem Finger oder Sexspielzeug gehören oder orale Stimulation, *Rimming* genannt. Bei Menschen, die bei Geburt als männlich eingestuft wurden (AMAB), wird durch anale Penetration die Prostata stimuliert (s. S. 85); für Männer, die Sex mit Männern haben, kann der Analverkehr eine wichtige Rolle spielen, wobei die Partner wählen, wer oben und unten ist oder sich abwechseln. Transmänner und nicht-binäre Menschen können eine Penisprothese o. Ä. benutzen, um Partner oder Partnerin zu penetrieren.

Der Anus befeuchtet sich selbst zu wenig für eine Penetration, daher ist Gleitgel wichtig. Anale Gleitmittel sind weniger säurehaltig und oft dickflüssiger als vaginale. Sie schützen das Gewebe, sodass es nicht reißt. Dadurch sinkt das Risiko der Übertragung von Geschlechtskrankheiten (s. S. 204). Sextoys sollten für anale Spiele geeignet sein und eine verbreiterte Basis haben, wie z. B. Analplugs (s. S. 58). Sie werden bei starken analen Kontraktionen nicht eingezogen. Beginnt mit kleinerem Spielzeug und meidet Betäubungsmittel, denn Schmerz mahnt euch zur Vorsicht. Da du nicht siehst, wo du stimulierst, ist die Kommunikation mit dem Partner besonders wichtig. Lasst euch Zeit und verlangsamt das Tempo oder hört auf, wenn es schmerzhaft wird.

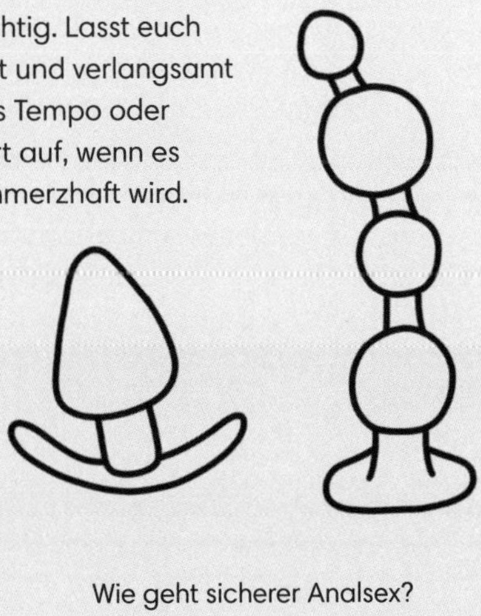

Wie bemerkt das Gehirn Berührung?

Unser Gehirn empfängt Informationen über die Umgebung durch Signale, die ihm von den unzähligen Nervenenden im größten Organ unseres Körpers übermittelt werden – der Haut.

Der Tastsinn wird vom somatosensorischen System gesteuert, einem Netz von Neuronen, die eine sensorisch-motorische Rückkopplung zwischen Körper und Gehirn herstellen. Der somatosensorische Cortex im Gehirn empfängt Informationen über Berührung, Schmerz, Temperatur und Druck. Er lokalisiert die Empfindungen und verarbeitet auch Informationen über Bewegung – die sogenannte Propriozeption. So macht er uns die Lage unseres Körpers im Verhältnis zur Umgebung bewusst.

Empfindliche Bereiche

Die Nerven in unserer Haut, die den somatosensorischen Cortex versorgen, sind nicht gleichmäßig verteilt. Wo die Nervendichte höher ist, wie z. B. in Lippen und Fingerspitzen, nehmen wir Empfindungen stärker wahr.

Die Anordnung der Nerven und der entsprechende Bereich des somatosensorischen Cortex hängen miteinander zusammen. In den 1930er-Jahren untersuchte der Neurochirurg Dr. Wilder Penfield männliche Epilepsiepatienten und erstellte eine Karte des Cortex (s. S. 89), die zeigte, dass Bereiche mit hoher Nervendichte hier mehr Platz belegen, um Berührungen an diesen Stellen verarbeiten zu können.

Berührung verbindet

Berührung bewirkt auch chemische Reaktionen: Der Neutrotransmitter Oxytocin, der das Gefühl von Bindung erzeugt (s. S. 111), wird bei Berührung und körperlicher Nähe ausgeschüttet. Er belohnt uns, wenn wir Beziehungen zu unseren Mitmenschen eingehen. Oxytocin wirkt auch dem Stresshormon Cortisol entgegen und fördert Gelassenheit und damit die Gesundheit.

Forschungen zeigen, wie wichtig Berührungen für unsere mitmenschlichen Beziehungen sind. In einer Studie des Psychologen Matthew Hertenstein wurden die Teilnehmer durch eine Barriere getrennt; ohne andere soziale Kommunikation, etwa durch Hören oder Sehen, konnten sie in 55–60 Prozent der Fälle verschiedene Emotionen durch kurze Berührungen am Unterarm erkennen.

Individuelle Wahrnehmung

Wie wir Berührungen wahrnehmen, hängt auch von unserer Konstitution ab. Manche Menschen berichten von Reizüberflutung bei Überstimulation ihrer Sinne. Das kann bei jedem der Fall sein und ist z. B. bei jungen Eltern oder Stillenden nicht ungewöhnlich, die sich Raum für sich wünschen und sich danach sehnen, dass ihr Körper wieder ihnen gehört. Eine Überreizung durch Berührung tritt auch bei neurodivergenten Menschen auf, die hochempfindlich sind und Sinneseindrücke wie Berührungen als unerträglich empfinden. Intuitiv können sie Sex und Intimität vermeiden. Dann kann es hilfreich sein, Strategien zu entwickeln, um Berührungen mehr zu genießen, und mit dem Partner darüber zu sprechen. Neurodivergente Menschen können aber auch für manche Sinneseindrücke weniger empfänglich sein, (Hyposensitivität), und benötigen dann mehr oder intensivere Empfindungen, um erregt zu werden.

BERÜHRUNGSSIGNALE VERORTEN

Diese Karte des somatosensorischen Cortex basiert auf dem Original von Dr. Penfield. Je länger der blaue Strich, desto mehr Platz stellt das Gehirn für die Verarbeitung der Signale zur Verfügung. Die Lippen z. B., ein kleiner Körperteil, sind so dicht mit Nerven besetzt, dass das Gehirn viel Platz für die Verarbeitung der Berührungssignale bereitstellt.

1 Somatosensorischer Cortex

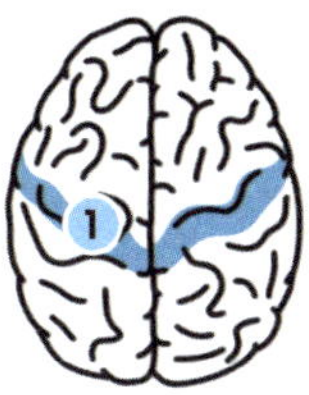

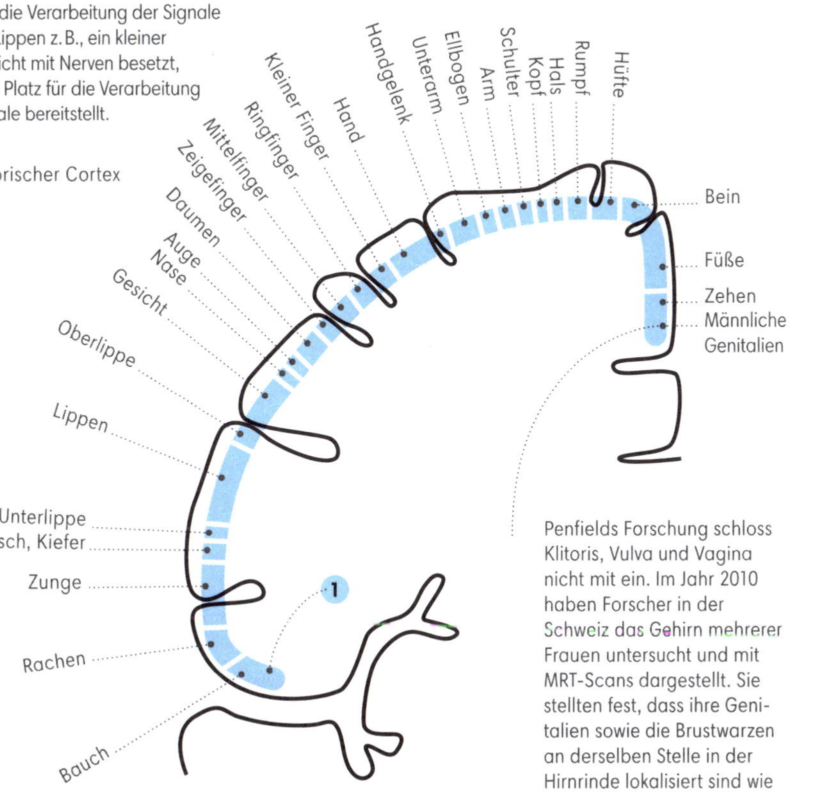

Penfields Forschung schloss Klitoris, Vulva und Vagina nicht mit ein. Im Jahr 2010 haben Forscher in der Schweiz das Gehirn mehrerer Frauen untersucht und mit MRT-Scans dargestellt. Sie stellten fest, dass ihre Genitalien sowie die Brustwarzen an derselben Stelle in der Hirnrinde lokalisiert sind wie bei Männern der Penis.

Haben wir alle dieselben erogenen Zonen?

Bei der Erkundung unserer erogenen Zonen durch Berührung geht es nicht nur um Nervenenden – es ist auch wichtig, wie wir die Berührung empfinden und auf sie reagieren.

Erogene Zonen sind die Körperbereiche, die bei Berührung sexuelle Gefühle hervorrufen. In Studien zeigte sich, dass es neben den Genitalien noch zahlreiche andere erogene Zonen gibt. Eine Studie von 2016 nennt als die wichtigsten Zonen Oberschenkelinnenseiten, Gesäß, Lippen, Brustwarzen, Hals, Ohren und Brüste. In derselben Studie gaben 12 Prozent der Frauen an, dass sie durch Stimulation einer extragenitalen Zone zum Orgasmus kamen. Bereiche mit sehr hoher Dichte an sensorischen Nervenstrukturen, z. B. Lippen und Genitalien, sind zwar oft am empfindlichsten, doch letztlich ist jeder Bereich der Haut – unseres größten Sinnesorgans – potenziell eine erogene Zone.

Da unser Gehirn lernfähig ist – was Neuroplastizität genannt wird – kann die Entdeckung einer erogenen Zone neue Nervenbahnen bilden, die sich durch wiederholte Berührung verstärken. Das Gehirn kann auch Funktionen aus geschädigten in nicht geschädigte Bereiche verlagern. Menschen, die z. B. eine Rückenmarksverletzung erlitten haben, können daher potenziell die Sensibilität anderer Körperregionen stärken und neue erogene Zonen schaffen.

Unser Gehirn bewertet Berührung auch sozial oder emotional und beeinflusst, wie wir sie erleben. Berührt uns jemand z. B. zu früh oder ist Berührung für uns bedrohlich, signalisiert das Gehirn, dass wir nicht berührt werden möchten, auch nicht an einer Stelle, die uns gewöhnlich angenehm ist.

ÜBUNG: DEN KÖRPER KARTIEREN

Nimm dir Zeit und konzentriere dich ganz auf die Berührung. Erkunde deinen Körper langsam von Kopf bis Fuß und erspüre, welche Bereiche besonders sensibel sind. Probiere an diesen Stellen verschiedene Arten von Berührung aus, z. B. mit der flachen Hand oder den Fingerspitzen, sanft oder fester, mit langsamem oder schnellem Streicheln. So kannst du dein Repertoire um Zonen erweitern, die du bisher beim Sex nicht beachtet hast.

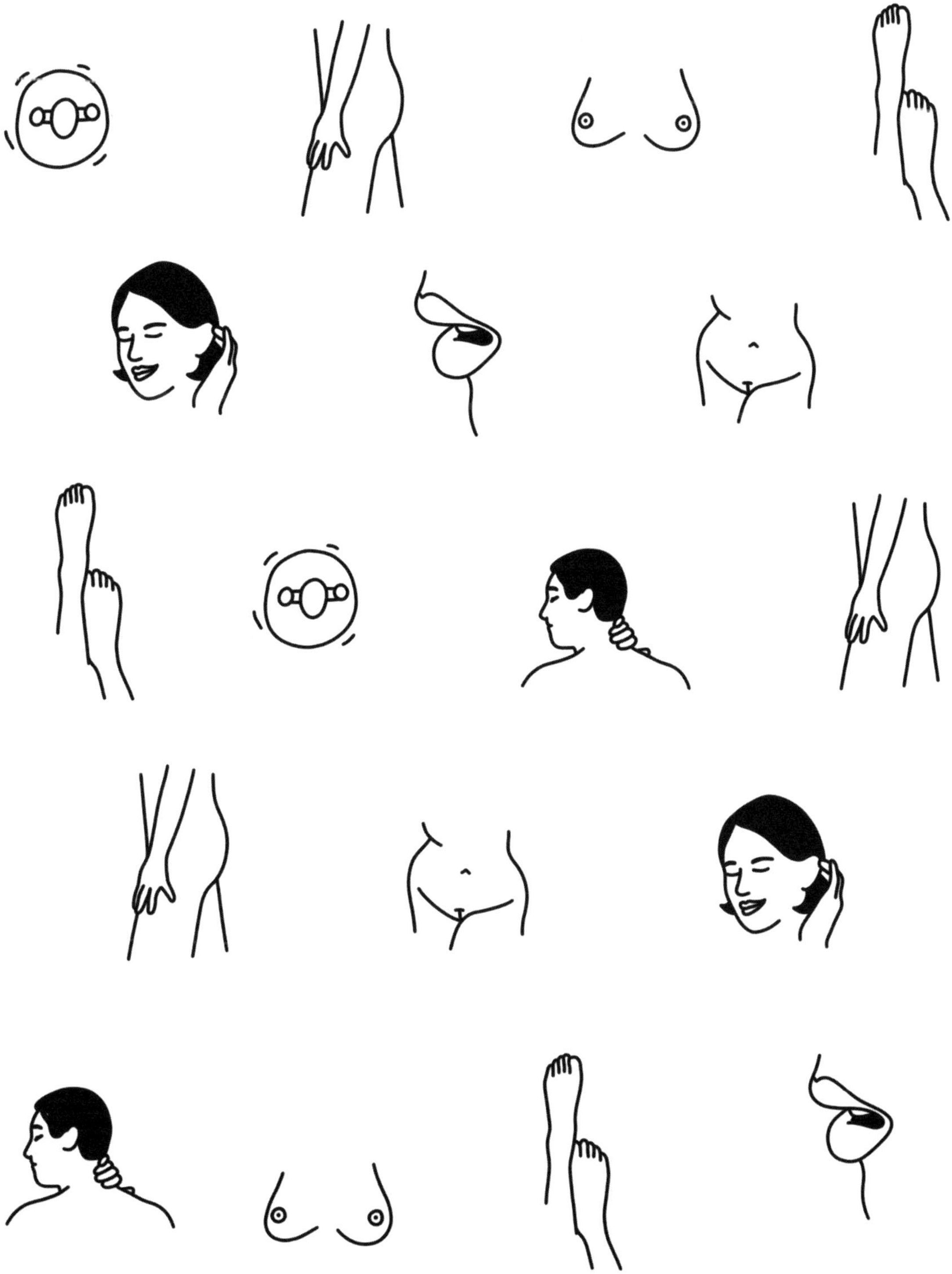

Was passiert, wenn wir **erregt** werden?

In den letzten Jahrzehnten hat sich unser Verständnis von unseren körperlichen und psychischen Reaktionen beim Sex erweitert. Heute wissen wir, inwieweit das Begehren die sexuelle Reaktion beeinflusst.

Erregung ist das Gefühl, sexuell stimuliert zu sein. Viele erleben sie als verändertes Körperempfinden, insbesondere der Genitalien. Bei Erregung sendet das Gehirn Botschaften, die den Körper auf die sexuelle Aktivität vorbereiten. Die stärkere Durchblutung der Genitalien führt zu einer erhöhten Empfindlichkeit. Sie schwellen an. Menschen mit Penis können das als beginnende Erektion und Menschen mit Vagina als größere Feuchtigkeit erleben.

In den 1960er-Jahren stellten die Sexualforscher Masters und Johnson einen sexuellen Reaktionszyklus mit vier Phasen vor: Erregung, Plateau, Orgasmus und Rückbildung. Ihr lineares Modell beschreibt unsere körperlichen Reaktionen beim Sex:

- **In der Erregungsphase** lösen sexuelle Reize physische und physiologische Reaktionen aus, z. B. schnellere Atmung und Herzfrequenz, stärkere Durchblutung sowie Aufbau von Muskelspannung (s. S. 112).
- **Die Plateauphase,** die Vorstufe zum Orgasmus, steigert Erregung und Sensibilität.
- **Der Orgasmus** ist der Höhepunkt der sexuellen Lust (s. S. 96).
- **In der Rückbildungsphase** entspannen sich die Muskeln, Atmung und Herzfrequenz verlangsamen sich, die Genitalien kehren in den Zustand vor der Erregung zurück.

Was wir heute wissen

Aus heutiger Sicht berücksichtigt das lineare Modell von Masters und Johnson nur die körperlichen Aspekte des Sex und vernachlässigt, dass vor allem Frauen nicht immer einen Orgasmus als Teil des Sex erleben. Wir wissen heute, dass Sex nicht von Begehren zu trennen ist (s. S. 130) und wir auch psychisch oder kognitiv erregt werden können. Sex und Begehren hängen auch von äußeren Umständen ab, die beeinflussen, wie wir Erregung erleben (s. S. 158).

Übereinstimmend sagt die moderne Sexualforschung, dass unsere sexuelle Reaktion umso stärker ausfällt, je mehr Körper und Geist übereinstimmen, was als Synchronizität bezeichnet wird.

Erhöhte Durchblutung der Genitalien während der Erregung bereitet den Körper auf den Sex vor.

Die sexuelle Reaktion

Bei Erregung finden physiologische Prozesse statt, die zum Teil den Körper verändern.

Bei Menschen, die bei der Geburt als weiblich eingestuft wurden (AFAB)

- **veranlassen sexuelle Stimuli das Gehirn** über neuronale Botschaften, den Blutfluss zu den Genitalien zu steigern. Schamlippen und Vagina verdunkeln sich und schwellen an, Flüssigkeit tritt durch die Vaginalwände aus und die Vagina wird feuchter (s. S. 74), die Sensibilität erhöht sich. Die Klitoris schwillt an, wird sensibler und zieht sich unter ihre Vorhaut zurück;
- **beschleunigt sich die Atmung,** Herzfrequenz und Blutdruck steigen;
- **werden Neurotransmitter freigesetzt,** die die Blutgefäße erweitern und die Körpertemperatur erhöhen. Die Haut kann sich röten, was auch durch Reibung von Haut an Haut verursacht sein kann;
- **werden die Brustwarzen** hart;
- **hebt sich die Gebärmutter**, um in der Vagina mehr Platz für die Penetration zu schaffen (das sogenannte *Tenting,* s. S. 74);
- **nimmt die Spannung** in verschiedenen Muskeln zu, vor allem aber in der Beckenbodenmuskulatur (s. S. 112) und dem die Vagina stützenden *Musculus pubococcygeus.*

Bei Menschen, die bei der Geburt als männlich eingestuft wurden (AMAB)

- **reagiert das Gehirn auf** sexuelle Reize mit neuronalen Botschaften an die Muskeln der beiden zylinderförmigen Schwellkörper aus schwammartigem Gewebe im Penisschaft, der *Corpora cavernosa.* Sie entspannen sich, sodass Blut einfließen und und das Gewebe füllen kann – der Penis erigiert (s. S. 94). Die Intensität der Erektion kann während der sexuellen Aktivität schwanken, der Penis muss für ein befriedigendes und lustvolles sexuelles Erlebnis nicht durchgehend ganz hart und erigiert sein. Die Erektion kann vollständig verschwinden und wieder zurückkehren;
- **beschleunigt sich die Atmung,** Herzfrequenz und Blutdruck steigen;
- **werden Neurotransmitter freigesetzt,** die die Blutgefäße erweitern und die Körpertemperatur erhöhen, was zu Errötung führen kann;
- **können die Brustwarzen** hart werden;
- **kann der Penis ein Präejakulat** absondern, auch Präkum genannt. Dabei handelt es sich um eine unwillkürliche Freisetzung von Flüssigkeit vor der Ejakulation.

Was passiert bei einer Erektion?

Eine Erektion ist viel mehr als nur ein biologischer Vorgang – Gehirn, Körper und Psyche sind daran beteiligt.

Bei einer Erektion füllt sich das schwammartige Gewebe in den Schwellkörpern des Penisschafts, den *Corpora cavernosa,* mit Blut. Das Netz der Penisvenen wird so komprimiert, der Penis wird hart und richtet sich auf. Dieser einfache Vorgang ist das Ergebnis einer komplexen Kettenreaktion, die im Gehirn beginnt, das über Hormone, Rückenmark und Nerven mit dem Penis kommuniziert. Bei Erregung schüttet der Hypothalamus Testosteron aus, das u. a. Erektion und Sex koordiniert. Ein Bereich des Hypothalamus, der paraventrikuläre Nukleus, sendet Nachrichten zwischen Gehirn und Rückenmark und löst die Freisetzung von Oxytocin und Dopamin aus, das für die Erektion wichtig ist. Diese Nervenbotschaften setzen auch Stickstoffmonoxid frei, das das glatte Gewebe in den Schwellkörpern entspannt, damit sich der Penis mit Blut füllen kann.

Es gibt zwei Arten von Erektionen: psychogene und reflexogene. Bei einer psychogenen Erektion reagiert das Gehirn auf sexuelle Reize. Eine reflexogene Erektion entsteht durch direkte Stimulation des Penis. Nicht immer sind beide Arten von Erektionen möglich, z. B. kann eine Rückenmarksverletzung eine psychogene Erektion ausschließen, nicht aber eine reflexogene (s. S. 122).

Den gesamten Prozess steuert das autonome Nervensystem – die Erregung erfolgt wie Atmung und Verdauung ohne bewusste Kontrolle. Faktoren wie Stress oder Ablenkung können die Erregung stören und das Gehirn in den Kampf-oder-Flucht-Modus versetzen. Das Blut wird dann aus dem Penis in andere Körperbereiche umgeleitet, was z. B. Erektionsstörungen auslösen kann (s. S. 122).

Nächtliche Erektionen

Nächtliche Erektionen, auch nächtliche penile Tumeszenz genannt, treten meist im REM-Schlaf auf, ohne bewusste Interaktion mit sexuellen Reizen. Vermutlich versorgen sie das Penisgewebe mit Sauerstoff. Auch mit einer Erektion aufzuwachen ist normal, mit dem Alter nimmt die Häufigkeit jedoch ab. Schlafstörungen und Stress können die Morgenerektion beeinträchtigen, doch sollte man einen Arzt aufsuchen, wenn sie plötzlich ausbleibt, da dies auf ein gesundheitliches Problem hinweisen kann.

Die Mythen rund um die Erektion

Um die Erektion ranken sich viele Mythen und falsche Informationen. Dazu gehören die Annahmen, dass Männer immer bereit und in der Lage sein sollten, »einen hochzukriegen«, dass die Erektion eine Frage der Männlichkeit ist, und dass Erektionsprobleme bedeuten, dass man eine Partnerin nicht befriedigen kann. Diese sehr vereinfachten Ansichten über Männlichkeit lassen außer Acht, dass jede sexuelle Situation kontextabhängig ist und Faktoren wie die emotionale Verfassung eine Rolle spielen. Sie verkennen auch, dass es neben der Penetration viele weitere Möglichkeiten gibt, sexuelle Lust zu empfinden, und dass Geschlechtsverkehr nicht immer der beste Weg zu befriedigender Sexualität ist.

KANN JEDER EINE EREKTION HABEN?

Ja, denn wie der Penis besteht auch die Klitoris aus Schwellkörpergewebe (s. S. 76). Zwei Schwellkörper, die *Corpora cavernosa*, sind mit der Klitoriseichel verbunden. Sie füllen sich mit Blut und vergrößern sich beim Sex, was die Sensibilität steigert.

SCHLAFFER PENIS

Ist der Penis nicht erregt, fließt gleich viel Blut zu und ab, und der Penis bleibt weich und schlaff.

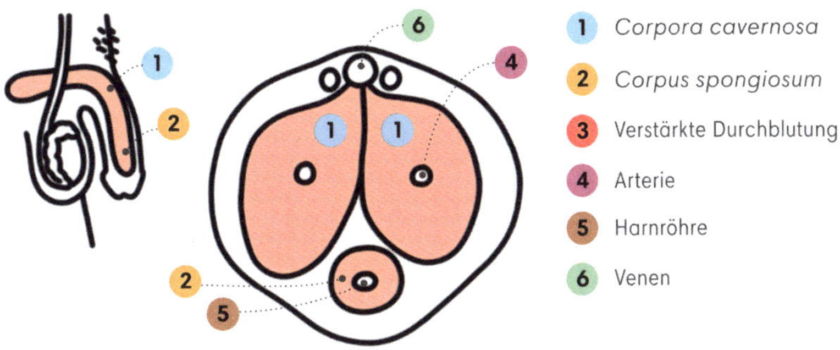

Querschnitt durch den schlaffen Penis

DIE EREKTION

Bei Erregung fließt vermehrt Blut in den Penis, was die Blutgefäße der Schwellkörper komprimiert, wie in dem Querschnitt zu sehen ist. Das Blut wird eingeschlossen, und der Penis wird größer, hart und erigiert.

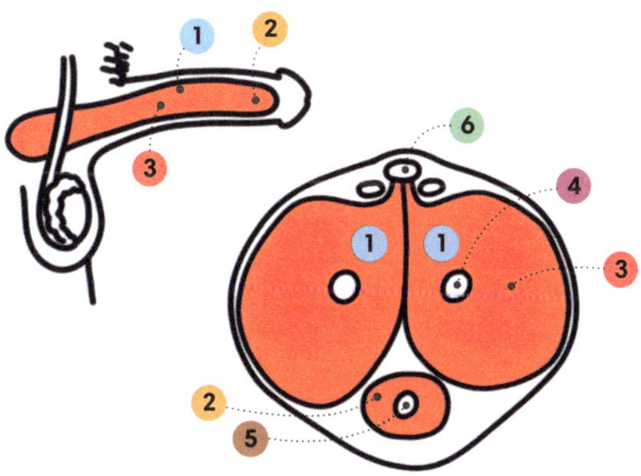

Querschnitt durch den erigierten Penis

Was passiert beim Orgasmus?

Ein Orgasmus ist der Höhepunkt der Lust für Körper und Gehirn. Unsere Emotionen und verschiedene körperliche Kettenreaktionen sind daran beteiligt.

Beim Orgasmus folgt auf die steigende Muskelanspannung im Laufe des Erregungsprozesses (s. S. 93) eine Entladung durch unwillkürliche rhythmische Muskelkontraktionen im Becken, bei Menschen mit einer Vulva in Vaginawand, Gebärmutter und Anus und bei Menschen mit einem Penis in Harnröhre und Anus. Sie erzeugen in den Genitalien und gelegentlich an anderen Stellen des Körpers Wellen der Lust. Herzschlag, Atemfrequenz und Blutdruck steigen bis zum Orgasmus stetig an.

Die Rolle des Gehirns

Die sexuelle Erregung, die zum Orgasmus führen kann, besteht aus einer komplexen Abfolge von Reaktionen in unseren Hormonen und dem Kreislauf- und Nervensystem. Sex als multisensorischer Prozess aktiviert bei Erregung zahlreiche Bereiche des Gehirns. Studien des Verhaltensneurologen Barry R. Komisaruk haben mit MRT-Scans gezeigt, dass das Gehirn beim Orgasmus von einem Aktivitätsschub überwältigt wird.

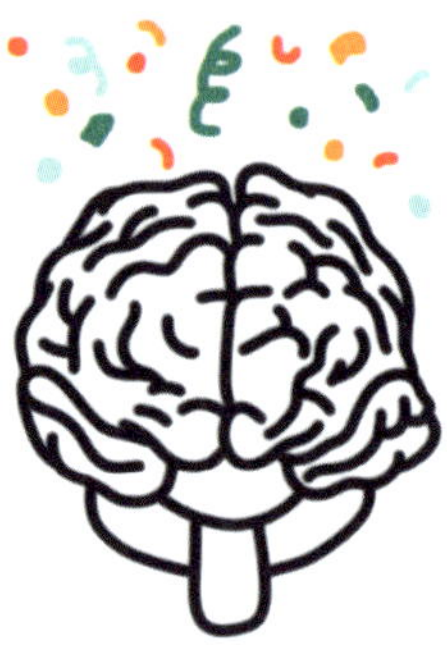

Sobald wir sexuell aktiv werden, bildet die genitale Zone des somatosensorischen Cortex dies ab (s. S. 89). Die MRT-Scans zeigten Komisaruk und seinem Team auch, dass die Vagina, der Gebärmutterhals und die Klitoris verschiedene Bereiche des Cortex stimulierten. Nach Ansicht der Forscher könnte die Stimulierung von mehr als einem Bereich den Orgasmus intensivieren. Der somatosensorische

Cortex wurde auch bei Stimulierung der Brustwarzen von Frauen aktiviert, was erklären könnte, warum manche Frauen auf diese Weise zum Orgasmus kommen.

- **Der laterale orbitofrontale Cortex** – der Teil des Gehirns, der für Entscheidungsfindung und Denken zuständig ist – wird beim Sex weniger aktiv. Das vermindert Ängste, die die Erregung stören können. Viele Menschen berichten, dass sie während einer intensiven sexuellen Erfahrung das Gefühl haben, ihre Hemmungen zu verlieren und sich völlig fallen zu lassen, was zum Teil auf die Unterdrückung dieses Bereichs zurückzuführen sein könnte.
- **Der Hippocampus** – der für Lernen und Gedächtnis zuständige Gehirnbereich – wird bei Erregung und Orgasmus aktiviert. Er beeinflusst, welche Bedeutung wir sexuellen Erlebnissen zuordnen und ob wir sie mit Sinneseindrücken wie Gerüchen oder visuellen Wahrnehmungen assoziieren. Ist z. B. eine visuelle Wahrnehmung oder ein Geruch mit einer angenehmen sexuellen Erfahrung assoziiert, kann es die Erregung und den Orgasmus steigern, wenn wir beim Sex erneut diese Reize erleben.
- **Der Hypothalamus** ist die Verbindung zwischen dem endokrinen und dem Nervensystem. Beide sind beim Sex wichtig. Beim Orgasmus lässt er Oxytocin und Dopamin ansteigen, die Neurotransmitter, die Gefühle von Nähe und Entspannung fördern. Zusätzlich wird Prolaktin freigesetzt, das uns nach dem Orgasmus ein befriedigendes, schläfriges Gefühl schenkt.

Beim Orgasmus tauschen Körper und Gehirn mit steigender Erregung immer schneller Botschaften aus.

Gibt es verschiedene Arten von Orgasmen?

Wir können bei den unterschiedlichsten Erlebnissen einen Orgasmus bekommen. Seine Intensität hängt von mehreren Faktoren ab, von der Art der Stimulierung ebenso wie vom subjektiven Erleben.

Die Stimulierung unterschiedlicher Bereiche – in der Regel der Genitalien, aber auch erogener Zonen wie der Brustwarzen – kann uns zum Orgasmus bringen. Im Hinblick auf Orgasmus-»Arten« sollte man bedenken, dass uns zwar die richtige Intensität der Stimulierung an der richtigen Stelle zum Orgasmus verhelfen kann – aber unsere Psyche und unser subjektives Erleben spielen eine entscheidende Rolle.

- **Ein doppelter Orgasmus** kann auftreten, wenn mehrere Bereiche gleichzeitig stimuliert werden, z. B. Brustwarzen und Klitoris.
- **Multiple Orgasmen** nennt man mehrere Orgasmen nacheinander in kurzer Zeit. Am häufigsten erleben sie Menschen mit einer Vulva, da es bei ihnen keine Refraktärzeit gibt (s. S. 101), aber im Prinzip kann jeder sie erleben. Bei manchen sind die Genitalien nach dem Orgasmus zu empfindlich für Berührung. Bei anderen kann eine fortgesetzte Stimulierung eine Welle von Orgasmen auslösen, die leichter auftreten können als der erste, da sich der Körper bereits in einem erregten Zustand befindet.
- **Simultane Orgasmen** werden von Partnern bzw. Partnerinnen gleichzeitig erlebt. Sie sind nicht intensiver, können aber stark verbinden. Sie sind jedoch kein Kriterium für guten Sex.
- **Nächtliche Orgasmen** treten im Schlaf auf, wenn wir entspannt sind und die Durchblutung im Körper erhöht ist.
- **»Atem-Orgasmen«** erregen Lust allein mit dem Atem, ohne sonstige Berührung. Hierfür bedarf es einiger Übung.

IN SOCKEN ZUM ORGASMUS

Eine Studie von 2015 ergab, dass 80 Prozent der Probanden, die beim Sex Socken trugen, einen Orgasmus erlebten, ohne Socken waren es nur 50 Prozent. Erklärungsversuche waren, dass kalte Füße ablenken und dass Socken die Durchblutung und damit die Erregung steigern. Viele törnten die Socken jedoch ab, sie sind also eine individuelle Vorliebe.

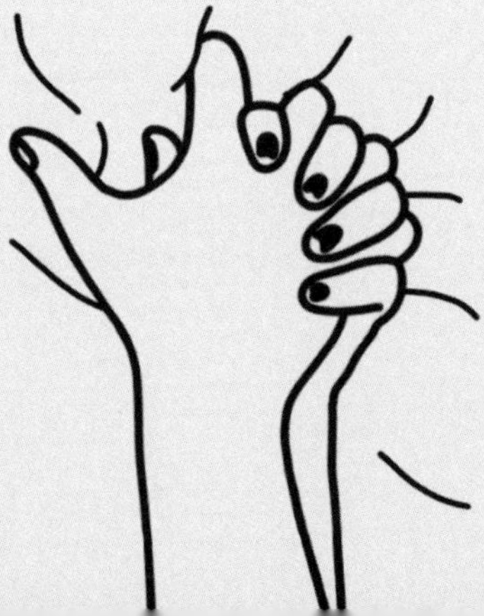

Warum brauche ich so lang zum Orgasmus?

Die Frage der Dauer hängt mit unseren Erwartungen an Sex zusammen und kann uns stark ablenken. Es kann helfen, den Fokus vom Orgasmus weg auf das Empfinden zu lenken.

Die Sorge, dass es zu lange dauert, bis wir zum Orgasmus kommen, hängt oft mit unserer Situation zusammen. Manchen fällt es z. B. leichter, allein zum Höhepunkt zu kommen als mit Partner oder Partnerin. Das kann daran liegen, dass wir körperlich nicht so stimuliert werden, wie wir es für einen Orgasmus brauchen, oder das nicht kommunizieren können. Oft spielt auch eine Rolle, dass wir uns nicht entspannen können.

Dem Orgasmus wird große Wichtigkeit beigemessen. Das kann uns suggerieren, dass wir ein Problem haben, wenn wir keinen Orgasmus erleben (was nicht der Fall ist). Oder wir halten Sex für unbefriedigend, wenn wir keinen Höhepunkt hatten, auch wenn der Sex sehr schön war. Je mehr wir auf den Orgasmus hinarbeiten, desto geringer ist tatsächlich die Wahrscheinlichkeit, dass wir ihn erreichen. Die Konzentration auf das Ziel lenkt uns davon ab, uns der Leidenschaft hinzugeben, die uns zum Höhepunkt bringt. Wir können auch in einen negativen Kreislauf geraten, in dem die Sorge um einen Orgasmus Versagensängste hervorruft, die uns in einen Zustand der Angst statt der Erregung versetzen und von der Lust ablenken, die zum Orgasmus führt.

Wenn du Probleme hast, zum Orgasmus zu kommen, kann es helfen, deinem Partner oder deiner Partnerin klar zu kommunizieren, was dich erregt. Vermeide auch den Gedanken, dass der Orgasmus ein Maß für guten Sex ist oder innerhalb einer bestimmten Zeit erreicht werden sollte. Richte deine Aufmerksamkeit stattdessen auf das, was sich für dich lustvoll anfühlt.

Wir sind so sozialisiert, dass wir Sex ohne Orgasmus für gescheitert halten.

Was passiert bei der Ejakulation?

Die Ejakulation erfolgt auf dem Höhepunkt der sexuellen Erregung. Sie ist ein Reflex – an diesem Punkt gibt es kein Zurück mehr.

Die Ejakulation ist der Ausstoß von Flüssigkeit beim Sex. Sie ist ein unwillkürlicher Reflex, der vom autonomen Nervensystem gesteuert wird. Ejakulation und Orgasmus gelten oft als ein Ereignis, sind aber eigentlich zwei Vorgänge. Ein Orgasmus findet gelegentlich ohne Ejakulation statt, dann spricht man von einem trockenen Orgasmus.

Bei der Ejakulation gibt es zwei Phasen, Emission und Expulsion. Auf dem Höhepunkt der Erregung wird in der Emissionsphase der Samen vorbereitet und der Blasenhals verschlossen, damit kein Samen in die Blase gelangt. In der Expulsionsphase wird das Sperma durch rhythmische Kontraktionen der Beckenbodenmuskulatur durch die Harnröhre getrieben und über den Harnröhrenausgang ausgestoßen. Selten gelangt Sperma in die Blase. Diese sogenannte retrograde Ejakulation ist nicht schädlich, kann aber Beschwerden verursachen und bei Kinderwunsch ein Problem sein.

DER WEG DES SPERMAS

Bei der Ejakulation wird das Sperma aus den Nebenhoden in die Samenleiter geleitet. Es vermischt sich mit der Samenflüssigkeit, wandert über die Prostata in die Harnröhre und wird durch den Harnröhrenausgang ejakuliert.

1. Nebenhoden
2. Samenleiter
3. Samenblasen
4. Prostata
5. Harnröhre
6. Harnröhrenausgang *(Meatus urethrae)*

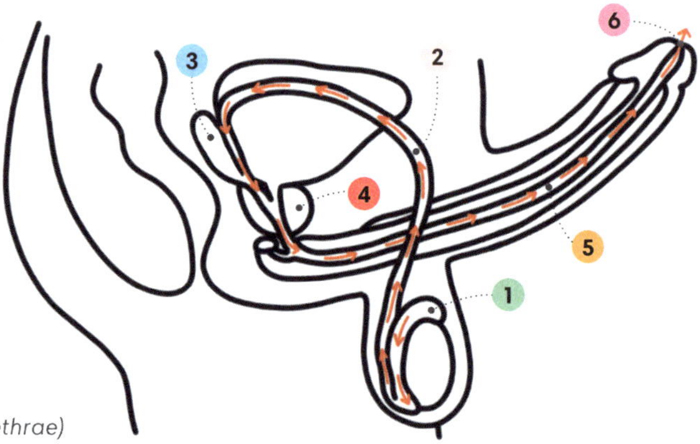

Wann ist der nächste Orgasmus möglich?

Die Vorstellung multipler Orgasmen klingt verlockend, ist aber wegen einer Erholungsphase nach dem Höhepunkt oft nicht real.

Die Zeit zwischen einem Orgasmus und dem Zeitpunkt, an dem wir wieder sexuell erregt werden können, wird Refraktärzeit genannt.

Bei Menschen, die bei der Geburt als männlich eingestuft wurden (AMAB), kann der Penis nach der Ejakulation für eine gewisse Zeit nicht erigiert werden. Es gibt viele Faktoren, darunter Gesundheit und Alter, die die Länge dieser Phase beeinflussen, auch variiert sie von Person zu Person und von Mal zu Mal. In der Regel nimmt die Refraktärzeit bei Männern mit dem Alter zu – von wenigen Minuten in jüngeren Jahren bis zu 24 Stunden oder mehr in höherem Alter.

Menschen, die bei der Geburt als weiblich eingestuft wurden (AFAB), haben keine Refraktärzeit und können daher theoretisch mehrere Orgasmen haben. Jedoch sind die Genitalien nach dem Orgasmus oft zu empfindlich und/oder man ist physisch und psychisch erschöpft, was das Interesse am Sex eine Zeit lang dämpft. Jeder Mensch erlebt eine Rückbildungsphase, in der der Körper in den Zustand vor dem Orgasmus zurückkehrt (s. S. 92).

Wo wird Ejakulat gebildet?

Das Ejakulat besteht aus Samenzellen und Samenflüssigkeit. Der Großteil des Ejakulats – etwa 70 Prozent – stammt aus den Samenblasen. Den Rest machen Samenzellen aus den Hoden sowie Flüssigkeit aus der Prostata und den Bulbourethral- oder Cowperschen Drüsen aus. Daher verändert sich bei jemandem, der sich einer Vasektomie unterzogen hat, bei dem also die Samenleiter durchtrennt und abgebunden oder verschlossen wurden, die Ejakulatmenge kaum.

Was ist mit dem *Squirting*?

Das Thema weibliche Ejakulation, *Squirting* genannt, fasziniert, ist aber noch wenig erforscht. Manche Menschen mit Vulva berichten, dass sie beim Höhepunkt Flüssigkeit ausstoßen. Vermutlich handelt es sich dabei um eine Kombination aus Urin und einer milchig-weißen Flüssigkeit aus den Skene-Drüsen (s. S. 75). Bei manchen Frauen tritt dies regelmäßig auf, bei anderen nie. Konzentrierst du dich jedoch zu sehr darauf, lenkt dich das vermutlich vom Lusterleben ab.

Macht die Position einen Unterschied?

Sexstellungen sind abhängig von Stimmung, Energieniveau, Wünschen und Beweglichkeit. Lieblingsstellungen zu erkunden oder neue auszuprobieren kann unsere Lust auf Sex steigern.

Missionarsstellung

Der untere Partner liegt auf dem Rücken, der obere zwischen dessen Beinen.

Gut für Blickkontakt und Intimität. Sexspielzeuge können integriert werden.

Varianten: Ein Kissen unter den Hüften der Partnerin kann den klitoralen Kontakt intensivieren. Viele Paare können sich dabei auf die Stimulation der Klitoris konzentrieren, koitale Ausrichtungstechnik genannt. Der obere Partner liegt höher, mit der Brust in Schulterhöhe der Partnerin, und die Körper sind eng beieinander. Die Bewegung wechselt zwischen Stoßen, Reiben und Kreisen, um mehr lustvollen Druck auf die Klitoris auszuüben. Haben beide Partner einen Penis, zieht der untere Partner die Beine höher für die anale Penetration.

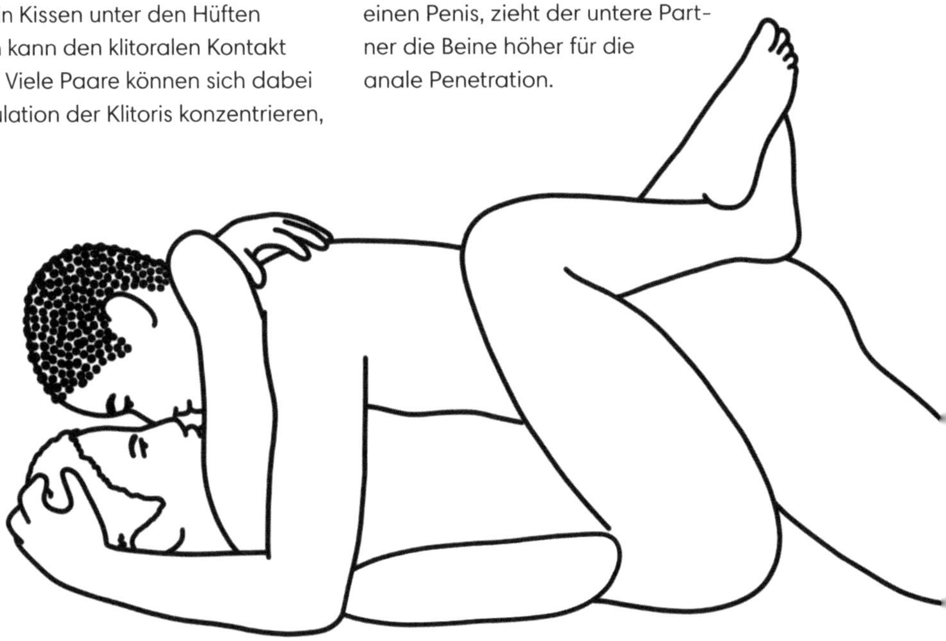

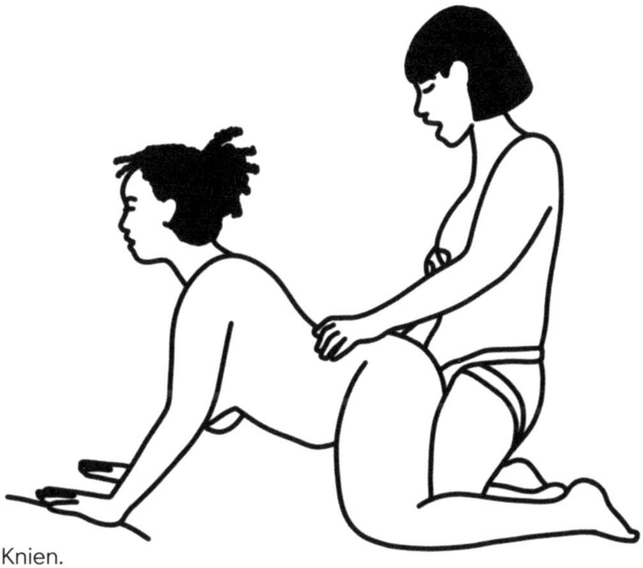

Hündchenstellung

Eine Person ist auf allen vieren, die andere penetriert sie von hinten im Knien.

Gut für tiefe Penetration und Stimulation des G-Punkts und wenn ihr nicht in der Stimmung für intensiven Blickkontakt seid.

Varianten: Ein Umschnallpenis kann verwendet werden, und der Winkel lässt sich für die anale Penetration verändern. Die vordere Person kann die Unterarme und damit den Oberkörper senken, sodass die Hüften höher sind; alternativ kann sich der empfangende Partner über eine Bettkante legen, was das Empfinden verändern kann.

Beim Ausprobieren lässt sich Neues entdecken und die Lust steigern.

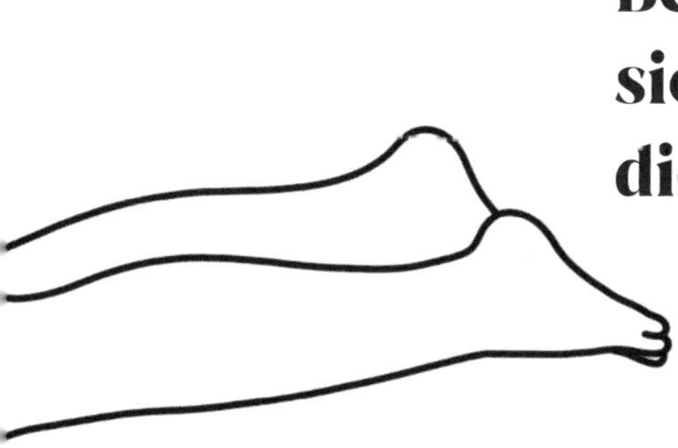

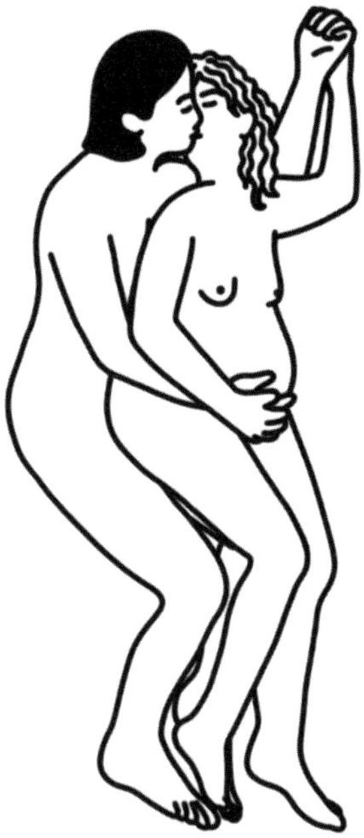

Löffelchenstellung

Beide liegen auf derselben Seite und schauen in dieselbe Richtung, die hintere Person presst sich an die vordere. Die vordere ist der »kleine Löffel«, die hintere der »große Löffel«.

Gut für langsamen und sanften, weniger wilden Sex, mit oder ohne Penetration, sehr gut für wechselseitige Masturbation, Erkunden des ganzen Körpers einschließlich der Genitalien, Küssen und den Einsatz von Sexspielzeug. Die Penetration in einem bestimmten Winkel kann den G-Punkt stimulieren. Auch gut in der Schwangerschaft, da auf den Bauch kein Druck ausgeübt wird.

Varianten: Durch Veränderung der Beinposition lässt sich der Winkel verändern, um ein tieferes Eindringen und stärkeres Stoßen zu ermöglichen.

Wechselseitiges Masturbieren

Die Partner berühren und spielen mit den Genitalien des jeweils anderen oder berühren sich selbst in Gegenwart des anderen.

Gut für alle, die keinen Geschlechtsverkehr haben können oder wollen. Das Schauen spielt eine wichtige Rolle, weil die Partner ihre Erregung betrachten können. Durch den Verzicht auf die Penetration kann das Berühren der Klitoris in den Vordergrund rücken.

Varianten: Diese Position passt sich Möglichkeiten, Bequemlichkeit, Ort und Energielevel des Paars problemlos an. Die Verwendung von Sexspielzeugen und Gleitmittel vermittelt neue Empfindungen.

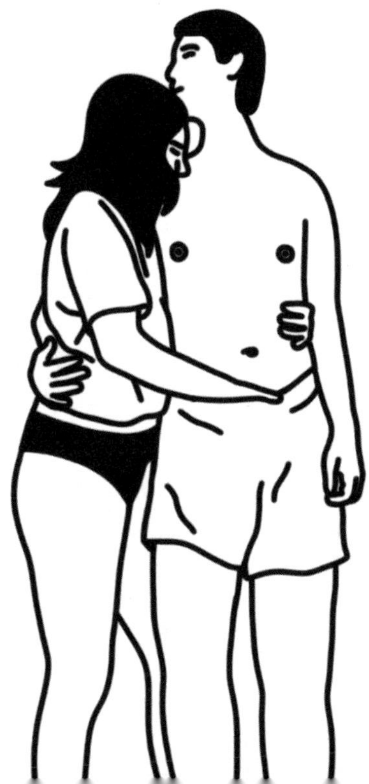

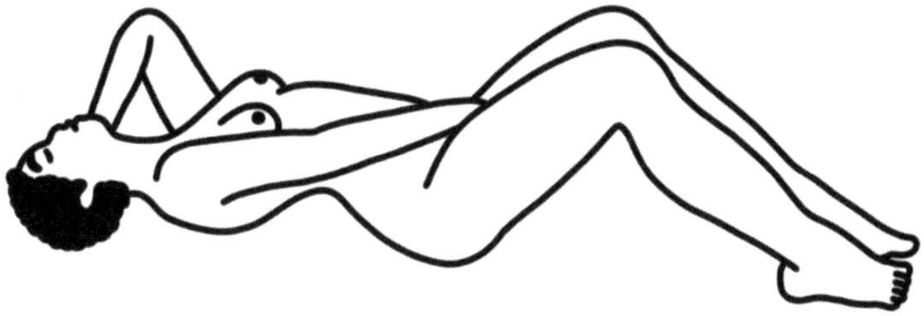

Solosex

Hier geht es um Selbstbefriedigung und sexuelles Erleben ohne Partner oder Partnerin. Der menschliche Körper ist für die Lust geschaffen, und wir alle haben unterschiedliche Vorlieben und Wünsche, sodass du die Selbstbefriedigung so gestalten kannst, wie es sich in diesem Moment für dich gut anfühlt.

Gut für Selbsterkundung, Kennenlernen des eigenen Körpers, allein erlebte Lust.
Varianten: Verwendung von Sexspielzeugen und Gleitmittel oder Stimulation durch Erotika oder Pornografie. Probiere verschiedene Orte aus, z. B. die Dusche, oder variiere die Körperhaltung.

Outercourse

Darunter versteht man sexuelle Aktivität ohne Penetration. Der Begriff ist eine Abkehr vom Wort »Vorspiel« und drückt aus, dass nicht-penetrierende Berührungen keine Vorstufe zum Geschlechtsverkehr sein müssen, sondern an sich lustvolles Erleben sind.

Gut für alle Körper; um aus der Routine auszubrechen und sich auf das zu konzentrieren, was Spaß macht und sich gut anfühlt – nicht auf etwas, das man tun zu müssen glaubt.

Varianten: nach Belieben, z. B. mit Trockensex, Reiben, Streicheln, Sexspielzeug, Massagen, wechselseitigem Masturbieren (s. S. 104) und Oralsex.

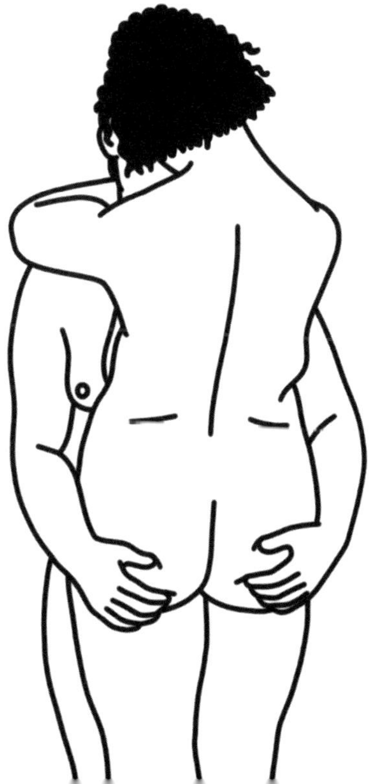

Beeinflusst der Menstruationszyklus die Libido?

Der monatliche Hormonzyklus kann Schwankungen der Libido verursachen. Wir reagieren jedoch individuell verschieden, und auch weitere Faktoren können eine Rolle spielen.

Hormone – die Botenstoffe des Körpers – werden von endokrinen Drüsen in den Blutkreislauf abgegeben. Sie arbeiten in einem fein ausbalancierten Rückkopplungssystem, das die Körpersysteme stabil und funktionsfähig hält, und spielen auch für unser emotionales Gleichgewicht eine Rolle.

Unsere Lust auf Sex ist stark von den Umständen abhängig und wird auch von zahlreichen äußeren Faktoren beeinflusst (s. S. 158). Darüber hinaus können jedoch Anstieg und Abfall der beiden wichtigsten Sexualhormone des Menstruationszyklus – Östrogen und Progesteron – für die Libido eine Rolle spielen, in geringerem Maße auch Testosteron (s. S. 108).

Östrogen und Libido

Von der Pubertät bis zur Menopause spielt Östrogen eine zentrale Rolle für die reproduktive und vaginale Gesundheit. Es wird hauptsächlich von den Eierstöcken produziert, in geringen Mengen auch von Fettzellen und Nebennieren. Eine Östrogentherapie ist auch Bestandteil der hormonellen Umstellung von Transfrauen. Im Zyklus steigen der Östrogen- und der Testosteronspiegel um den Eisprung herum an. Einen bis mehrere Tage danach kommt es in der Regel zu verstärkter vaginaler Feuchtigkeit und damit zu erhöhter Sensibilität der Genitalien. Nehmen wir die verstärkte Feuchtigkeit wahr, kann das unsere Gedanken auf Sex lenken und

Hormonänderungen beeinflussen, wie wir uns fühlen, und können zeitweise unser Verlangen verändern.

uns erregen. Das ist allerdings nicht wissenschaftlich erwiesen. Forscher vermuten, dass die physischen Veränderungen evolutionär sinnvoll sind, da der Eisprung die Zeit der größten Fruchtbarkeit und die Chance auf eine Empfängnis dann am höchsten ist.

Progesteron und Begehren

Progesteron erhält die Gebärmutterschleimhaut in der Schwangerschaft. Es steigt nach dem Eisprung an, um die Gebärmutter auf eine befruchtete Eizelle vorzubereiten. Frauen berichten von einem Rückgang der Libido, wenn der Progesteronspiegel am höchsten ist – nach dem Eisprung, in der Lutealphase des Menstruationszyklus. In dieser Phase, zwischen Eisprung und Periode, erleben viele das prämenstruelle Syndrom (PMS), eine Kombination emotionaler und körperlicher Symptome wie Stimmungsschwankungen, Konzentrationsschwäche, Ängste und Spannen in der Brust. Das PMS kann kurz vor der Periode am stärksten sein, wenn sowohl der Östrogen- als auch der Progesteronspiegel sinken. Die Symptome und ihre Intensität fallen sehr unterschiedlich aus, ihre psychischen und physischen Folgen können die Lust auf Sex verringern.

MENSTRUATIONSZYKLUS UND LIBIDO

Wissen wir, wie sich der Anstieg und der Abfall der Hormone in unserem Zyklus auf unser Begehren auswirken, können wir besser verstehen, warum wir manchmal nicht »in Stimmung« sind.

1 Östradiol
Kurz nach dem Anstieg von Östradiol – einem wichtigen Östrogen – nehmen Scheidenfeuchtigkeit und Sensibilität zu, die Libido in der Zeit vor dem Eisprung um den 14. Tag verstärkt sich.

2 Progesteron
Ist der Progesteronspiegel hoch, sinkt in der Regel die Libido. Symptome wie Blähungen können zusammen mit dem PMS das Begehren reduzieren.

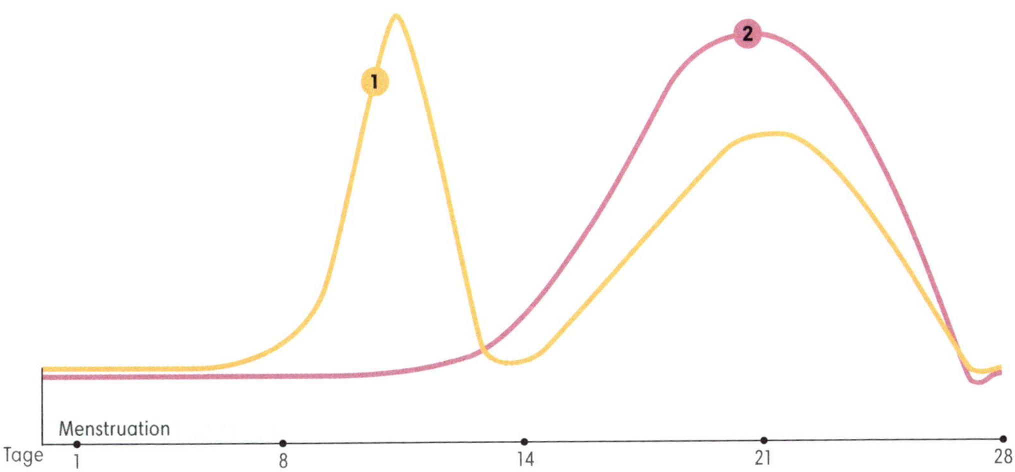

Beeinflusst Testosteron den Sex?

Testosteron ist ein wichtiges Sexualhormon, das für das sexuelle Verlangen und die Sexualfunktionen des Mannes zentral ist. In geringerem Maße beeinflusst es auch die Libido der Frau.

Testosteron wird bei Menschen, die bei der Geburt als männlich eingestuft wurden (AMAB), vor allem in den Hoden produziert, wo es für die Spermienproduktion wichtig ist. Bei Menschen, die bei der Geburt als weiblich eingestuft wurden (AFAB), wird Testosteron in den Eierstöcken produziert, bei allen Geschlechtern auch in den Nebennieren. Eine Testosterontherapie ist Teil der Umwandlung für Transmänner, sofern gewünscht, und ruft die Ausbildung sekundärer Geschlechtsmerkmale hervor (s. S. 83).

Testosteron und Begehren

Testosteron wird eine wichtige Rolle für den Sexualtrieb zugeschrieben, auch wenn seine Wirkungsweise noch nicht vollständig geklärt ist. Ein niedriger Testosteronspiegel wird mit geringerer Lust auf Sex in Verbindung gebracht. In einer US-Studie von 2006, die 1500 Männer zu ihrem sexuellen Begehren befragte, wiesen jene, die über eine geringe Libido berichteten, auch niedrigere Testosteronwerte auf. Für Frauen und AFAB-Personen ist ein ausgewogenes Verhältnis von Östrogen und wenig Testosteron wichtig. Man geht davon aus, dass geringe Mengen Testosteron ihre Stimmung und ihre Libido erhalten. Im Durchschnitt haben sie nur etwa ein bis zwei Zehntel der Testosteronmenge von AMAB-Personen.

Sexualfunktion und Testosteron

Außer für die Lust ist Testosteron auch für die Sexualfunktion von Männern und AMAB-Personen zentral. Im Gehirn steuert es die Synthese der Neurotransmitter, die an der Erektion beteiligt sind (s. S. 94), nämlich Stickstoffmonoxid, Oxytocin und Dopamin.

Ein niedriger Testosteronspiegel kann Erektionsprobleme bewirken (s. S. 122). Folgefaktoren können zur sexuellen Dysfunktion beitragen. So ist z. B. der Zusammenhang zwischen niedrigem Testosteronspiegel und Fettleibigkeit, die beide mit Erektionsstörungen in Verbindung stehen, gut belegt. Symptome eines niedrigen Testosteronspiegels wie Müdigkeit, schlechte Laune, nachlassendes Interesse an Sex und Erektionsstörungen hängen auch mit sozialen Faktoren wie

Beziehungsqualität, Vertrauen in den Körper, Selbstwertgefühl und Versagensangst zusammen. Es können also stets mehrere Faktoren eine Rolle spielen. Erkrankungen, die den Testosteronspiegel erhöhen, wie das polyzystische Ovarialsyndrom (PCOS) bei AFAB-Personen, können sowohl die Libido als auch die Fruchtbarkeit herabsetzen.

Eine Studie wies nach, dass der Testosteronspiegel bei jungen Vätern um 34 % fiel.

Mehr Testosteron durch Sport?

Testosteron steigt nach dem Sport kurzzeitig an, vor allem nach intensivem Krafttraining. Muskelaufbau hängt mit höherem Testosteron zusammen. Doch übermäßiges Training ohne ausreichende Ruhepausen senkt bei allen Geschlechtern die Testosteronwerte.

TESTOSTERONSPIEGEL
Der normale Testosteronwert bei Männern liegt bei 10–35 nmol/l (300–1000 ng/dl); bei Frauen sind es durchschnittlich 0,5–2,4 nmol/l (15–70 ng/dl).

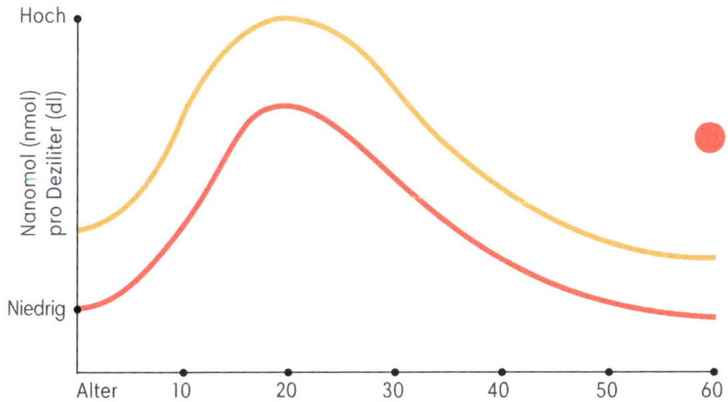

AMAB-Personen
Das Testosteron ist mit etwa 19 Jahren auf dem Höchststand; ab 30–40 Jahren sinken die Werte rapider, um etwa 2 Prozent im Jahr.

AFAB-Personen
Die Werte erreichen mit etwa 19 Jahren ihren Höchststand und sinken dann allmählich.

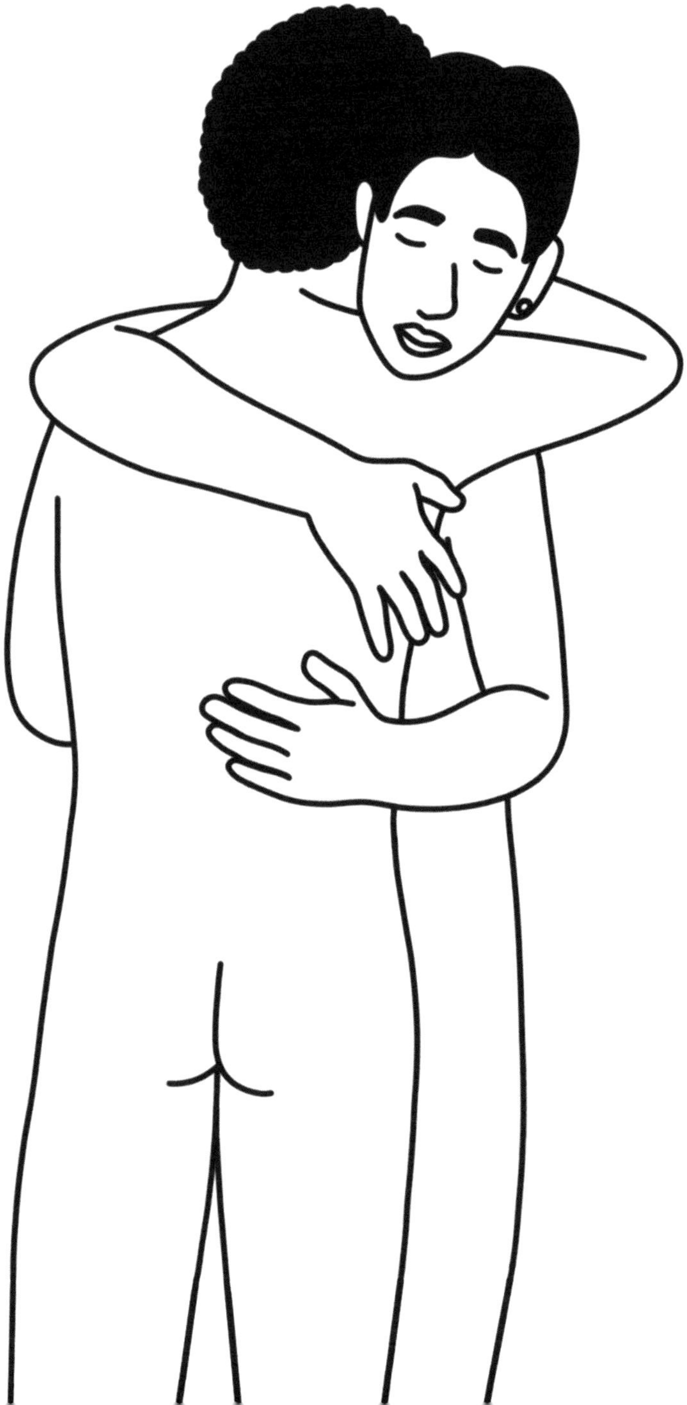

Gibt es »Liebes-Hormone«?

Neben den Sexualhormonen produziert unser Gehirn Hormone, die auch Neurotransmitter sind. Einige davon können unsere Emotionen beim Sex beeinflussen.

Die oft als Glückshormone bezeichneten Neurotransmitter Dopamin und Oxytocin werden im Hypothalamus produziert. Sie beeinflussen erheblich, wie wir Sex und Lust erleben. Die beiden Hormone können sich gegenseitig in ihrer Wirkung verstärken. Die Dopaminproduktion wird durch die Freisetzung von Oxytocin stimuliert und erhöht, das seinerseits ausgeschüttet wird, wenn wir Berührung genießen. Die Ausschüttung von Dopamin – dem Hormon, das für einen Belohnungseffekt sorgt (s. S. 56) – bringt uns dazu, lustvolle Aktivitäten wie Sex fortzusetzen. Beim Sex und beim Orgasmus werden wir dann mit einer Flut weiterer Neurotransmitter belohnt, darunter Oxytocin.

- Oxytocin wird bei sexuellen oder intimen Interaktionen wie Küssen, Berührungen und Umarmungen ausgeschüttet und oft als Kuschelhormon bezeichnet, da es eine Rolle bei sozialer Bindung, Berührung und Nähe spielt. Es ist das Hormon, das das »warme, kuschelige Gefühl« beim Sex hervorruft. Beim Orgasmus erhalten wir einen zusätzlichen Schub an Oxytocin, was biologisch erklären könnte, warum Menschen sich nach dem Sex einander oft näher fühlen.
- Dopamin wird als Reaktion auf sexuelle Stimulation produziert und mit Vergnügen und Vorfreude verbunden. Beim Höhepunkt wird unser Körper auch mit Dopamin geflutet, was uns dazu motiviert, diese belohnende Erfahrung zu wiederholen.

Verbessern Beckenbodenübungen den Sex?

Die hängemattenartigen Muskeln, die den Beckenboden bilden, erstrecken sich vom Schambein bis zum Steißbein. Sie stützen nicht nur Blase und Darm, sondern spielen auch beim Sex eine Rolle.

Beckenbodentraining ist vor allem in der Schwangerschaft und in der Zeit nach der Geburt ein Thema. Diese wichtige Muskelgruppe in Form zu halten, kann jedoch für das Sexualleben aller Geschlechter und Altersgruppen unerwartete Vorteile haben.

Wie unterstützt der Beckenboden den Sex?

Die Beckenbodenmuskulatur unterstützt die Erektion, die Ejakulation und die Penetration. Ein straffer Beckenboden fördert auch die gesunde Durchblutung des Beckenbereichs und der Genitalien, was deren Sensibilität insgesamt erhöht.

Bei Menschen mit einem Penis unterstützt ein trainierter Beckenboden den Blutfluss zum Penis, was für die Erektion wichtig ist. Vermag man in der Erektion zu erkennen, wie und wann man die an der Ejakulation beteiligten Muskeln kontrollieren kann, eröffnet dies die Möglichkeit, die Lust bis kurz vor der Ejakulation, die ein Reflex ist, bewusst zu steuern.

Bei Menschen mit einer Vulva unterstützt der Beckenboden eine angenehme Penetration, da der Vaginalkanal durch den Beckenboden verläuft. In ihrem Ruhezustand ähnelt die Vagina einer abgeflachten Röhre, ein kräftiger Beckenboden unterstützt ihre Ausdehnung bei der Penetration. Ist der Beckenboden jedoch zu fest (hyperton), können Verspannungen auftreten, die zu Widerstand bei der Penetration und Problemen beim Geschlechtsverkehr führen können. Den Beckenboden entspannen zu können ist daher ebenso wichtig, wie ihn anzuspannen – und zwischen Anspannung und Entspannung ein Gleichgewicht zu finden.

Und beim Orgasmus?

Ein Teil des Orgasmus sind die rhythmischen Muskelkontraktionen des Beckenbodens sowie der Muskeln in Vagina, Anus und Gebärmutter. Je stärker diese Muskeln sind, desto lustvoller ist unser Empfinden.

Eine Studie fand einen Zusammenhang zwischen einem straffen Beckenboden und besserer Sexualfunktion.

DEN BECKENBODEN FINDEN

Menschen aller Geschlechter lokalisieren ihre Beckenbodenmuskulatur am besten, indem sie sich vorstellen, Urin und Blähungen gleichzeitig zurückhalten. Es fühlt sich an, als würde man etwas nach oben und innen ziehen, jedoch ohne den Atem anzuhalten oder Bauch, Gesäß oder Oberschenkel anzuspannen. Idealerweise wiederholst du dies dreimal am Tag jeweils zehn Mal. Übe, die Muskeln schnell anzuspannen und wieder loszulassen. Wenn du dies beherrschst, hältst du die Muskeln mehrere Sekunden lang angespannt – ohne zu übertreiben.

- Beginne mit den Übungen in Rücken- oder Seitenlage mit einem Kissen zwischen den Beinen, wenn das für dich bequemer ist.
- Gehe dann zu Übungen im Sitzen oder Stehen über, bei denen die Schwerkraft die Muskeln stärker beansprucht. Spürst du die Beckenbodenmuskeln im Liegen kaum, sind Übungen im Stehen vielleicht einfacher.

Mag mein Partner meinen Körper?

Unsere Liebe zu unserem Körper und seinen Fähigkeiten – das Körperbewusstsein – leidet oft unter negativen gesellschaftlichen Urteilen.

Oft leidet unser Selbstvertrauen unter Selbstzweifeln. Sie wirken sich auf unser Sexualleben aus und haben zur Folge, dass wir unserem Körper gehemmt und kritisch gegenüberstehen. Eine häufige Sorge ist, ob der Partner oder die Partnerin unseren Körper mag – wie er aussieht, sich anfühlt, riecht und schmeckt. Strenge Selbstkritik soll uns vor Zurückweisung schützen, denn – so die Theorie – Kritik durch andere schmerzt weniger, wenn wir uns selbst kritisieren. Doch wenn wir negativ über uns denken, schadet das unserem Wohlbefinden.

Selbstzweifel aktivieren unser Kampf-oder-Flucht-System und veranlassen das Gehirn, Cortisol auszuschütten. In unserem Sexualleben kann dies zu Vermeidungsverhalten führen. Vielleicht schalten wir das Licht aus, um nicht gesehen zu werden, vermeiden bestimmte Praktiken oder Stellungen, z. B. Oralsex, wollen nicht oben sein, wenn wir die Position als wenig schmeichelhaft empfinden, oder vermeiden Sex ganz.

Um dies zu ändern, müssen wir erkennen, dass unsere innere Stimme zählt. Dank der Neuroplastizität des Gehirns – seiner Fähigkeit, sich zu verändern – können wir lernen, mit negativen Gefühlen umzugehen und Selbstzweifel zu überwinden. Wenn wir positiv über unseren Körper denken (s. S. 116), aktivieren wir zwei emotionale Systeme: Unser »Trieb-System«, das die Ausschüttung des Belohnungsstoffs Dopamin vorwegnimmt, macht, dass wir negative Botschaften hinterfragen. Und unser »Säugetier-Fürsorgesystem« setzt Oxytocin frei, das uns hilft, uns selbst gegenüber mitfühlend zu sein. Selbstliebe stärkt also die neuronalen Bahnen, die unsere Selbstzweifel bekämpfen.

VERZERRTE SICHT

Manche Menschen machen sich extrem viele Sorgen um ihren Körper und fixieren sich auf selbst empfundene Mängel eines Körperbereichs, z. B. des Gesichts, der Haut oder der Genitalien. Diese sogenannte Körperdysmorphie kann sich erheblich auf den Sex auswirken. Negative Gedanken lenken ab und beeinträchtigen die Fähigkeit, im Moment zu sein und den Sex voll und ganz zu genießen.

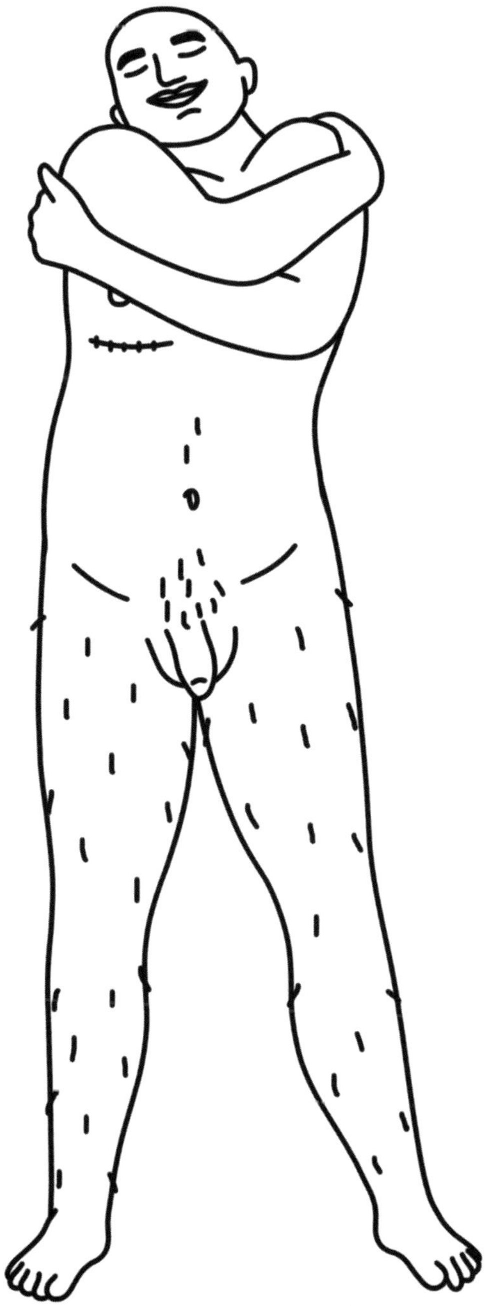

Können wir lernen, unseren Körper zu lieben?

Darstellungen des Körpers in der Kultur und den sozialen Medien geben nicht die ganze Vielfalt wieder, und Trends bei Körperformen drängen uns Ideale auf. Daher glauben viele, ihr Körper sei »nicht okay«.

Im Allgemeinen hilft uns die Vertrautheit mit etwas, unser Vertrauen zu stärken. Die Vertrautheit mit unserem Körper, ganz besonders mit allem, was Sexualität betrifft, wird uns oft genommen. Bereits in jungen Jahren verinnerlichen wir, wie andere über unseren Körper sprechen und ihn kommentieren.

Es gibt Methoden, die uns helfen, unseren Körper anzunehmen. Einige von ihnen mögen zunächst seltsam erscheinen, aber durch Wiederholen einer Handlung verwandelt unser Gehirn sie in eine Gewohnheit. Wenn du einige oder alle der folgenden Praktiken in deinen Alltag integrierst, entwickelst du Gewohnheiten, die dein Wohlbefinden steigern.

- **Sprich täglich Affirmationen** gegen selbstbegrenzende und negative Gedanken. Studien zeigen, dass Affirmationen die Belohnungszentren im Gehirn aktivieren (s. S. 56). Das Gehirn erzeugt ein geistiges Bild, und Wiederholungen festigen diese kognitiven Denkmuster – du hörst, was du sagst, und dein Gehirn reagiert. Wiederhole

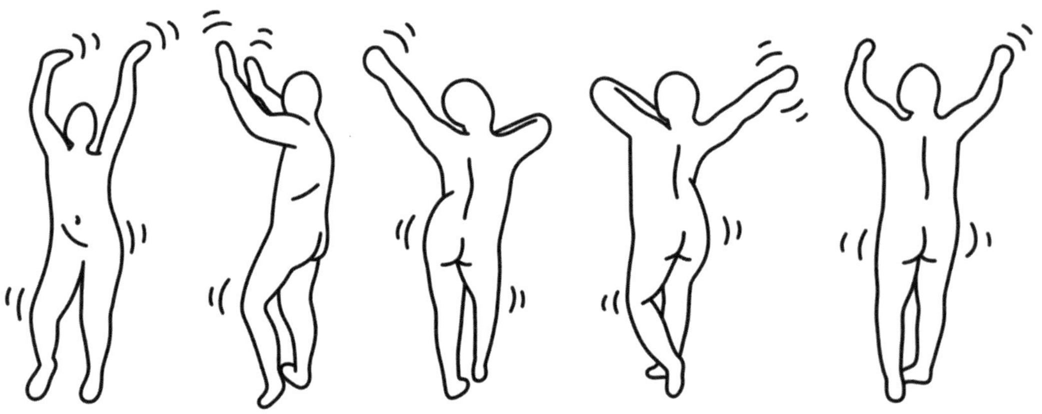

täglich Aussagen, mit denen du deinen Körper wertschätzt und das, was er vollbringt. Erdende Sätze zum gegenwärtigen Moment können dir helfen zu akzeptieren, dass deine positive Einstellung zu deinem Körper von Tag zu Tag schwanken kann.

- **Bewege dich,** um deinen Körper unterschiedlich zu erleben. Bewegung setzt Endorphine frei, die positive Gefühle auslösen. Nimm die Dehnung der Muskeln oder die Luft auf der Haut wahr. Bei Gymnastik, beim Tanzen oder Spazierengehen erfahren wir uns körperlich.

Ich fühle mich heute in mir wohl.

Mein Körper schenkt mir Lust.

Ich akzeptiere meinen Körper so, wie er ist.

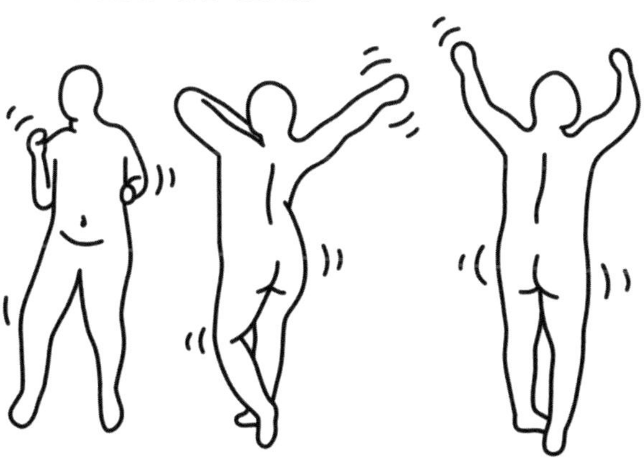

- **Pflege dich achtsam.** Nimm dir Zeit, deine Lieblingscreme in deine Haut einzumassieren. Konzentriere dich voll und ganz auf die Empfindungen, um dich intensiv mit deinem Körper zu verbinden. Das hilft dir, deinen Körper mit Vergnügen zu assoziieren und ihn sinnlich zu erfahren.
- **Bewerte und beurteile die Körper anderer nicht,** egal, ob du sie persönlich oder auf Bildern siehst. Instinktiv vergleichen wir uns mit anderen und schneiden dabei oft schlecht ab. Wenn wir andere neutral anschauen, ohne sie zu bewerten, können wir diese Tendenz vermeiden.
- **Fühle dich in deinem Körper wohl.** Gibt es Bereiche, die du weniger akzeptierst, z. B. die Vulva, lege einfach deine Hand eine Weile dorthin, ohne zu masturbieren.

Das Konzept der Körperneutralität

Anne Poirier, Expertin für Essstörungen und Autorin von *The Body Joyful*, entwickelte das Konzept der Körperneutralität. Es entstand, um die Lücke zwischen Körpernegativität und -positivität zu füllen, und bietet jenen, die Mühe haben, Körperpositivität umzusetzen, einen Mittelweg. Manche Menschen setzt die Aufforderung, ihren Körper zu lieben, unter Druck, sie brauchen aber Hilfe, um von einem negativen Körperbild wegzukommen. Der Ansatz der Körperneutralität beruht auf Respekt und Akzeptanz. Er rückt in den Fokus, was der Körper kann und wie er sich anfühlt und nicht, wie er aussieht. Dies kann helfen, sich weniger mit dem »Wert« des Körpers zu beschäftigen. Vor allem für alle, denen Körperliebe fremd ist, weil sie nicht ihrer Körpererfahrung entspricht, kann das hilfreich sein.

Sind Probleme mit dem Sex normal?

Wie in jedem Bereich unseres Lebens treten auch beim Sex Probleme auf. Doch wenn beim Sex etwas nicht rund läuft, vermeiden wir es oft, mit anderen zu sprechen und Hilfe zu suchen.

Zu sexuellen Problemen bzw. Dysfunktionen gehören Schmerzen beim Sex (s. S. 120), Probleme mit Erektion und Erregung (s. S. 122) und mit dem Orgasmus (s. S. 99). Das *British Medical Journal* definiert sexuelle Funktionsstörungen als Probleme beim Sex, die mindestens sechs Monate andauern. Probleme können jedoch auch vorübergehend sein, und bei vielen beeinträchtigt ein Aspekt ihres Sexuallebens ihr Leben und ihr Wohlbefinden, ohne diesen Kriterien zu entsprechen.

Zahlreiche Faktoren können unsere Sexualfunktionen beeinträchtigen: psychische und körperliche Aspekte, Lebensstil, Lebensphase, Medikamente, Verletzungen, die Qualität der Beziehung, frühere Traumata und Ablenkungen. Bei Geschlechtsdysphorie (s. S. 19) oder im Übergang (s. S. 82) kann die sexuelle Erregung schwierig sein, wenn die Genitalien nicht mit dem sozialen Geschlecht übereinstimmen. Dysfunktionen können auch situativ sein. Eine situative erektile Dysfunktion z. B. kann nach einer Phase normaler sexueller Funktion beginnen und nur auftreten, wenn eine zweite Person anwesend ist. Andere Probleme beeinflussen den Sex allgemein. So kann ein niedriger Testosteronspiegel das Interesse an Sex verringern. Ebenso mindert ein niedriger Östrogenspiegel während Stillzeit, Perimenopause und Menopause die Lust und kann vaginale Trockenheit verursachen, die den Sex schmerzhaft macht. Solche Probleme verringern oft den Wunsch nach Sex, was die Probleme noch verstärkt.

Unsere sexuelle Leistungsfähigkeit kann von Tag zu Tag schwanken. Wie bei jeder anderen Tätigkeit auch fühlen wir uns an manchen Tagen stark, energiegeladen und

Wie wir Probleme lösen, kann das Ergebnis deutlich beeinflussen.

positiv, an anderen unmotiviert oder abgelenkt. Da wir dem Sex jedoch so viel Bedeutung beimessen, nehmen wir jede Störung persönlich. Viele glauben, als Einzige betroffen zu sein, und empfinden Scham (s. S. 32). Das wiederum kann unser Sexualleben mit Ängsten belasten und unsere Erregung stören. So kann ein vorübergehendes Problem schnell zu einem dauerhaften werden.

Hilfe suchen

Hilfe bei sexuellen Problemen zu suchen kann viel Überwindung kosten. Manche vermeiden es aus Scham und Verlegenheit sogar, sich ärztlichen Rat zu suchen. Wir können hoffen, dass ein Problem von allein verschwindet, und versuchen, weiterzumachen wie zuvor. Doch in der Regel müssen wir etwas ändern – in unserem Umfeld, in unserem Denken oder in der körperlichen Erfahrung. Tatsächlich gibt es viele Mittel. Medikamente zusammen mit psychologischer Unterstützung können z. B. bei Erektionsproblemen helfen; Hilfsmittel wie Gleitmittel können körperliche Probleme wie Scheidentrockenheit beheben; und psychologische Hürden wie Scham oder fehlendes Selbstvertrauen können überwunden werden.

SEXUELLE DYSFUNKTION

Die britische Natsal-3-Studie, 2010–2012 mit über 15 000 Männern und Frauen von 16–74 Jahren durchgeführt, ergab, dass über die Hälfte der Frauen und fast die Hälfte der Männer im Jahr zuvor ein sexuelles Problem hatten.

- 42 Prozent der Männer, die im Jahr zuvor Sex hatten, hatten Probleme.
- 10 Prozent der Männer waren in Sorge oder beunruhigt wegen ihres Sexuallebens.
- 51 Prozent der Frauen, die im Jahr zuvor Sex hatten, hatten Probleme.
- 11 Prozent der Frauen waren in Sorge oder beunruhigt wegen ihres Sexuallebens.

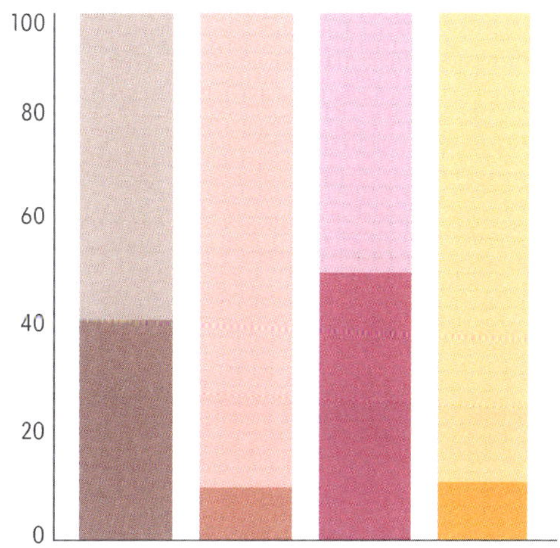

Sind Schmerzen beim Sex normal?

Nein. Sex kann für Menschen aller Körpertypen aus vielerlei Gründen schmerzhaft sein. Mit Schmerzen teilt der Körper uns mit, dass etwas nicht stimmt. Man sollte sie nicht hinnehmen.

Vaginale Schmerzen

Vaginismus ist das unwillkürliche Verkrampfen der Vaginalmuskeln beim Versuch der Penetration. Etwa eine von 500 Personen mit Vulva ist davon betroffen, die Dunkelziffer ist vermutlich viel höher. Vaginismus kann beim Geschlechtsverkehr auftreten, aber auch bei der Verwendung von Tampons, bei medizinischen Untersuchungen und bei sexuellen Aktivitäten allein oder mit anderen, z. B. beim Einführen von Fingern oder Sexspielzeug. Die Penetration kann sehr schmerzhaft bis unmöglich sein; die Schmerzen werden oft als Brennen oder Stechen beschrieben.

Vaginismus kann viele Ursachen haben, u. a. die Assoziation von Sex mit Schmerzen durch Harnwegsinfektionen oder sexuell übertragbare Krankheiten (s. S. 204), medizinische Eingriffe, sexuelle Traumata oder Übergriffe. Er gilt oft als psychosomatisch, hängt aber dennoch mit körperlichen Faktoren zusammen. In allen Fällen ist die biologische Reaktion real. Die Muskelverkrampfung erfolgt auf die Wahrnehmung einer Bedrohung, wobei die Amygdala, der Bedrohungsdetektor im Gehirn, wohl eine Rolle spielt.

Eine Sexualtherapie kann helfen. Oft ist eine Behandlung mit Dilatatoren erfolgreich – röhrenförmigen Vorrichtungen verschiedener Größe, mit deren Hilfe Betroffene sich körperlich und gefühlsmäßig damit anfreunden können, etwas in der Vagina zu haben. Die Anwendung sollte unter professioneller Anleitung und mit einem guten Gleitmittel auf Wasserbasis erfolgen. Viele kombinieren den Einsatz von Dilatatoren mit der Stimulation der Klitoris, um eine Assoziation zwischen den Genitalien und Lust herzustellen, während die Erregung die Penetration zudem angenehmer macht.

Vaginale Schmerzen können auch auf Geschlechts- oder Pilzerkrankungen hinweisen. Weitere mögliche Ursachen sind eine Allergie gegen Latexkondome, Scheidenatrophie in den Wechseljahren aufgrund von Östrogenmangel (s. S. 234) und Blasenentzündungen. Auch Schmerzen tief im Becken aufgrund von Erkrankungen wie Endometriose – bei der Gewebe, das der Gebärmutterschleimhaut ähnelt, außerhalb der Gebärmutter wächst – und Myome können ursächlich sein. Sie erfordern ärztliche Hilfe.

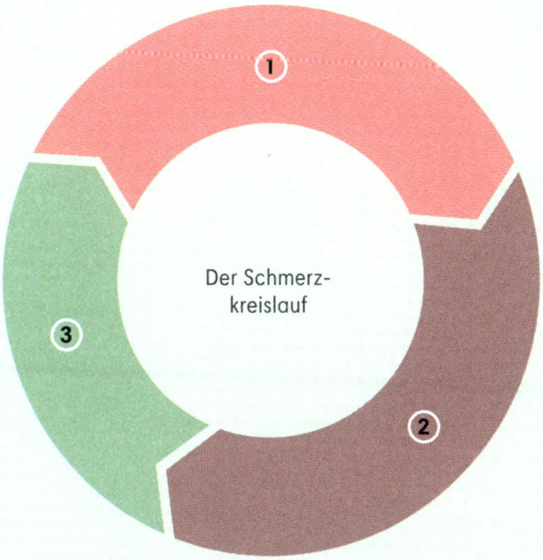

1 Sind beim Sex oder bei einem Vorgang, der einen intimen Bereich des Körpers betraf, Schmerzen aufgetreten, kann das Gehirn bei der nächsten sexuellen Begegnung Schmerzen erwarten.

2 Die Schmerzerwartung aktiviert eine Stress- statt einer Erregungsreaktion. Das kann körperliche Probleme wie Muskelverkrampfung verursachen, die wiederholt zu schmerzhaftem Sex führen.

3 Wenn wir nichts ändern bzw. keine Hilfe suchen, können sich die schmerzhafte Erfahrungen wiederholen. Sex und Intimität werden dann vermieden, die Lust kann nachlassen.

DEN SCHMERZKREISLAUF DURCHBRECHEN

Schmerzen beim Sex können aus einer Kombination von psychischen Reaktionen und körperlichen Symptomen resultieren, wodurch ein Kreislauf entsteht. Doch er lässt sich durchbrechen.

- Ein sich wiederholendes Muster aus Schmerzen und Vermeidung kann dazu führen, dass wir das Problem erkennen und Hilfe suchen.
- Diese kann Beratung, physische Hilfe durch Dilatatoren, Gleitmittel, manchmal auch Medikamente oder eine Operation umfassen. Bei Erkrankungen wie Endometriose können Maßnahmen zur Linderung der Schmerzen beim Sex besprochen werden.

Bei Transfrauen, Transfemmen oder nichtbinären Menschen kann der Vaginalkanal nach einer operativen Umwandlung trocken sein. Hier kann ein hochwertiges Gleitmittel auf Wasserbasis die Penetration erleichtern.

Vulvodynie

Es handelt sich um anhaltende und unerklärliche Schmerzen in der Vulva, während die Vulva normal zu sein scheint. Bei manchen wird der Schmerz durch Berührung provoziert, bei anderen ist er konstant da. Vulvodynie kann das Sexualleben und den Alltag beeinträchtigen, da selbst Tätigkeiten wie Sitzen schmerzhaft sein können.

Penis- und Hodenschmerzen

Pilzinfektionen und Geschlechtskrankheiten, z. B. Chlamydien und andere Infektionen, bei denen die Hoden geschwollen und wund sind, können bei Menschen mit Penis zu Schmerzen führen. Eine enge Vorhaut kann beim Sex schmerzen, da der erhöhte Blutfluss zum Penis zur Folge hat, dass er anschwillt. Penisschmerzen können auch in Prostatitis (Entzündung der Prostata) und der Peyronie-Krankheit (fibrösem Narbengewebe am Penis, das harte Plaques unter der Haut bildet) ihre Ursache haben. Alle diese Erkrankungen müssen ärztlich behandelt werden.

Was hilft gegen Erektionsprobleme?

Erektionsstörungen können körperliche und psychische Ursachen haben. Mit der richtigen Unterstützung und/oder Behandlung lassen sich die Probleme oft in den Griff bekommen oder vollständig lösen.

Körperliche Ursachen für Erektionsstörungen, also für Schwierigkeiten, eine Erektion zu bekommen oder aufrechtzuerhalten, können ein niedriger Testosteronspiegel, Bluthochdruck und Herz-Kreislauf-Probleme sowie Diabetes sein. Auch Rückenmarksverletzungen können für erektile Dysfunktion ursächlich sein, da je nach Schwere und Ort der Verletzung die Verbindung zwischen den Genitalien und dem Gehirn unterbrochen sein kann. Dennoch sind in manchen Fällen reflexogene Erektionen möglich, d. h. Erektionen, die durch direkte Stimulation ausgelöst werden (s. S. 94) – manchmal mithilfe speziell entwickelter Geräte. Voraussetzung ist, dass die Nervenbahnen der Spinalnervensegmente S2–S4 im Sakralbereich, die diese Reflexreaktion steuern, unbeschädigt sind. Erektionsstörungen können auch durch ein venöses Leck verursacht werden, das dazu führt, dass sich im Penis zu wenig Blut ansammelt, um eine Erektion aufrechtzuerhalten.

Erektionsstörungen aufgrund psychischer Probleme machen einen Großteil der Fälle von erektiler Dysfunktion aus, insbesondere bei jüngeren Männern. Ängste, Depressionen, Stress und Beziehungsprobleme können die Aufgaben des Gehirns während des Prozesses der Erregung stören.

SEXUALFUNKTION

Laut einer US-Studie von 2020 litten drei von fünf Männern irgendwann an erektiler Dysfunktion (ED). Ein Risikofaktor war das Alter, doch die Diskrepanz zwischen älteren und jüngeren Männern war gering.

56 Prozent der 18–34-Jährigen

63 Prozent der über 55-Jährigen

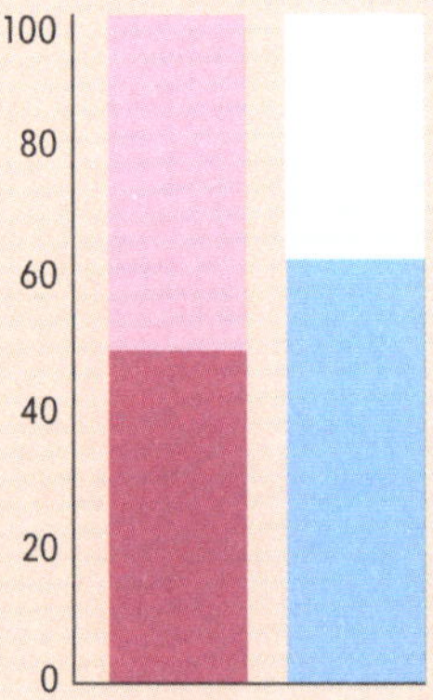

Mit den richtigen Maßnahmen lässt sich erektile Dysfunktion in den meisten Fällen beheben.

Medizinische Möglichkeiten

Medikamente müssen von Arzt oder Ärztin verschrieben werden. Ihr solltet sie nur unter ärztlicher Betreuung einnehmen.

- **Orale Medikamente,** PDE5-Hemmer, wie Viagra oder Cialis, können die Erektion verbessern, indem sie die Wirkung des Stickstoffmonoxids verstärken – der natürlichen Substanz, die die Penismuskeln entspannt (s. S. 94). Sie können die Erektion in Reaktion auf sexuelle Stimulierung unterstützen.
- **Ein gefäßerweiterndes Medikament,** in der Regel Alprostadil, kann den Blutfluss steigern. Es wird nach ärztlicher Anleitung kurz vor dem Geschlechtsverkehr selbst in die Peniswurzel oder -seite injiziert oder als Stäbchen in die Harnröhre eingeführt.

Nicht medizinische Möglichkeiten

- **Ein Penisring** ist ein einfaches Hilfsmittel. Er wird mäßig fest um die Peniswurzel getragen und schließt das Blut im Penisschaft kurze Zeit ein, um die Erektion zu erhalten. Besonders hilfreich ist er bei einem venösen Leck oder wenn Medikamente nicht infrage kommen. Übe das Anlegen am besten vor dem Sex zu zweit. Es gibt Ringe mit Zugband oder in Ringform, am besten sind solche aus dehnbarem Material. Die richtige Größe ist wichtig, denn wenn sich der Penis vergrößert, muss sich der Ring einfach abnehmen lassen. Spätestens nach 20 Minuten sollte er entfernt werden, bei Taubheitsgefühlen, Unbehagen oder Schmerzen sofort. Manche Ringe sind mit einem Vibrator ausgestattet, der den Träger und Partner oder die Partnerin stimuliert.
- **Eine Penispumpe** ist ein hohler Zylinder mit hand- oder batteriebetriebener Pumpe. Er wird über den Penis gestülpt, die Pumpe saugt die Luft aus dem Rohr und erzeugt ein Vakuum, das Blut in den Penis zieht. Oft wird zusätzlich ein Penisring benutzt.
- **Eine Sexualtherapie oder -beratung,** ggf. in Kombination mit Medikamenten oder anderen Methoden, kann helfen, die Emotionen zu bewältigen, die die Erektion stören. Durch Abbau psychischer Hürden und Einüben von Techniken, die helfen, den eigenen Körper zu akzeptieren, kann man zu sexueller Zufriedenheit zurückkehren.

Wie verbessert der Lebensstil den Sex?

Unser Lebensstil – was wir tun und zu uns nehmen – beeinflusst direkt und indirekt, wie wir uns wahrnehmen und fühlen, und hat somit auch Auswirkungen auf unser Sexualleben.

Lifestyle-Faktoren wie Schlaf, Ernährung, Bewegung, Stress, Alkoholkonsum und Rauchen beeinflussen sich wechselseitig. Sind wir z. B. gestresst, schlafen wir oft schlecht und nutzen Essen oder Alkohol als Bewältigungsstrategien. Das wirkt sich auf unser Gewicht, unser Selbstbild und das Körpergefühl aus, was wiederum unser Sexualleben beeinflusst.

Verbessert Fitness den Sex?

Bewegung verbessert unser körperliches und psychisches Wohlbefinden und den Schlaf. Das kann sich positiv auf den Sex auswirken. Regelmäßiger moderater Sport hält gelenkig, fördert die Durchblutung der Genitalien und steigert die Erregbarkeit. AMAB oder Menschen, die Testosteron einnehmen, können durch Bewegung Bauchfett abbauen, welches in größeren Mengen den Testosteronspiegel senken kann, was wiederum die Libido beeinträchtigt.

Sex ist selbst ein Mini-Workout. Er erhöht die Herzfrequenz und aktiviert die Muskeln; die Erschöpfung nach dem Sex sowie die freigesetzten Wohlfühl-Botenstoffe entspannen uns, fördern einen gesunden Schlaf und bessern ganz allgemein unser Wohlbefinden.

Was ist mit Alkohol und Rauchen?

Alkohol kann uns entspannen und enthemmen, was für einvernehmlichen Sex von Vorteil sein kann. Aber er desensibilisiert auch, sodass manche Menschen beim Sex weniger empfinden und mit dem Orgasmus Probleme haben. Ist jemand aufgrund von Alkoholkonsum unzurechnungsfähig, kann er rechtlich gesehen nicht zum Sex einwilligen.

Tabak kann die Durchblutung verschlechtern, was sich wiederum negativ auf die Sexualfunktion auswirkt, wenn der Blutfluss zu den Genitalien beeinträchtigt ist.

Unser allgemeines Wohlbefinden kann sich auf unseren Sex auswirken und umgekehrt.

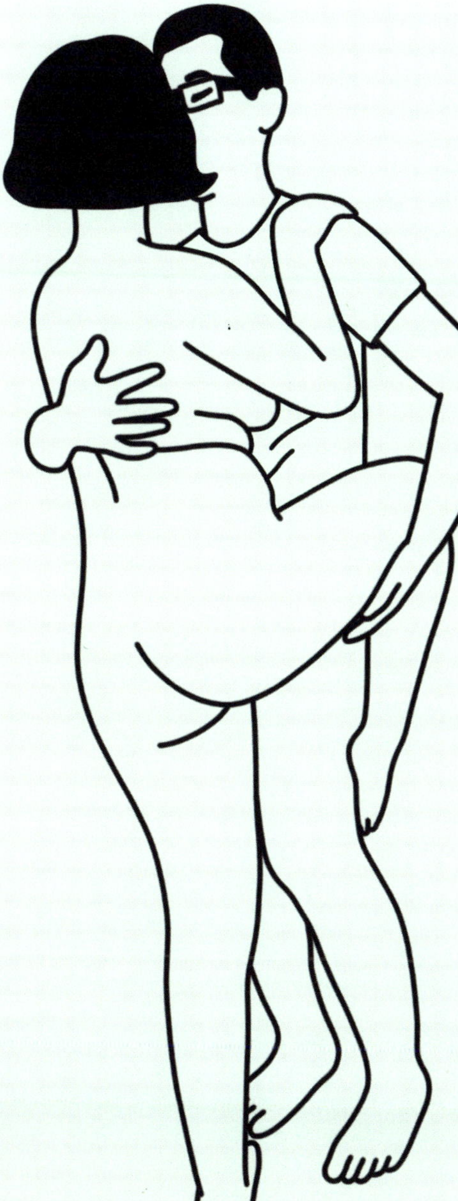

Anziehung & Begehren

Warum und wie wir Anziehung und sexuelles Verlangen erleben, ist ein wichtiger Aspekt in unserem Verständnis von Sex. Eine der häufigsten Fragen dazu lautet, was passiert, wenn wir jemanden begehren – und wie das unmittelbare und oft überwältigende Verlangen der ersten Begegnungen im Lauf der Zeit nachlassen kann, auch wenn die ursprüngliche Anziehung erhalten bleibt. Die wissenschaftlichen Hintergründe des Begehrens, also welche Faktoren es anfachen und wieder abklingen lassen und wie wir sie beeinflussen können, lassen uns verstehen, was uns Lust auf Sex macht, und geben uns Möglichkeiten an die Hand, unser Sexualleben zu steuern.

Warum ist Lust so intensiv?

Die Mischung aus Nervosität, Vorfreude und Aufregung, die uns in der Nähe eines Menschen überkommt, der uns anzieht, ist ein Gefühl, das viele kennen. Was passiert da eigentlich?

In der Anfangsphase der sexuellen Anziehung fühlen wir uns oft so, als würden wir die Kontrolle verlieren. Vielleicht haben wir Schwierigkeiten, uns zu artikulieren, machen völlig dicht und werden unerklärlich unbeholfen oder erröten – und das ist uns peinlich! Studien der weltweit bekannten Anthropologin Dr. Helen Fisher zeigen, was in unserem Körper vor sich geht, wenn wir Lust und Anziehung empfinden, und wie diese beiden Zustände Bindung oder Liebe vorbereiten. Lust, Anziehung und Bindung lassen sich zwar nicht klar voneinander abgrenzen, doch jeder Zustand weist jeweils eigene, aber mit den anderen zusammenhängende neurochemische Merkmale auf, die zu deutlichen Verhaltensänderungen führen. Diese verschiedenen Zustände werden als Emotions-Motivations-Systeme bezeichnet.

Von Lust überwältigt

Lust ist ein rein sexueller Zustand, der sich einstellt, wenn wir eine überwältigende körperliche Anziehung zu jemandem verspüren und den Wunsch nach sexueller Befriedigung haben. Sie wird von unseren Sexualhormonen gesteuert, wobei Testosteron bei Menschen jeden Geschlechts die Lust auf Sex weckt. Viele Frauen berichten aber auch, dass sie um die Zeit des Eisprungs, wenn der Östrogenspiegel am höchsten ist, am meisten Lust auf Sex haben.

DIE KEHRSEITE DER ANZIEHUNG

Wenn wir uns – körperlich, emotional und sozial – zu jemandem hingezogen fühlen, können komplexe Prozesse in Körper und Psyche dazu führen, dass wir uns nicht mehr wie wir selbst verhalten. Wir zeigen vielleicht leistungsorientiertes Verhalten – und spielen die Rolle einer Person, von der wir glauben, dass sie gemocht wird. Aber wir sind nicht wirklich authentisch. Dadurch kann sich unsere Angst vor Ablehnung verstärken.

Im Rausch der Anziehung

Bei der Anziehung, die eng mit der Lust verwandt ist, geht es um die Partnerwahl. Wenn jemand uns stark anzieht, kommen die Neurotransmitter Dopamin und Noradrenalin ins Spiel und erzeugen starke Erregung und Vorfreude, die den Appetit und den Schlaf beeinträchtigen können. Dopamin aktiviert die Belohnungsbahnen im Gehirn (s. S. 56), die uns dazu bringen, angenehme Dinge zu tun und in alles zu investieren, was uns ein gutes Gefühl verschafft. Parallel dazu veranlasst Noradrenalin die Ausschüttung von Adrenalin, das die bekannte Nervosität hervorruft. Dieser chemische Cocktail wird durch die Substanz Phenylethylamin (PEA) vervollständigt, die zentral für die leidenschaftliche Liebe ist. Man nimmt an, dass PEA wie ein natürliches Amphetamin wirkt, weshalb frisch Verliebte sich manchmal geradezu »high« fühlen. Seine Wirkung lässt wohl mit der Zeit nach, die Verliebtheit klingt in der Regel nach etwa 12 Monaten ab. Auch wenn wir den Verlust dieser intensiven Emotionen betrauern, bekommt der Körper so eine dringend benötigte Pause – denn diesen Zustand höchster Erregung kann er nicht lange aufrechterhalten.

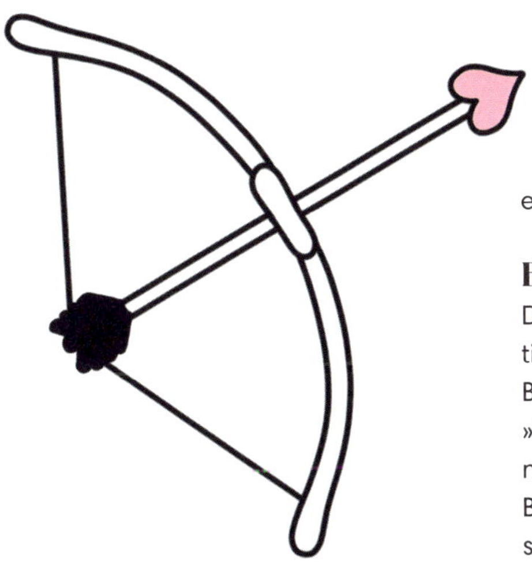

Bindung aufbauen

Der Aufbau einer Bindung ist für langfristige Beziehungen unverzichtbar. Sex und Berührungen setzen Oxytocin, gemeinhin als »Liebes- (oder Kuschel-)Hormon« bezeichnet, sowie Vasopressin frei. Beide fördern die Bindung und spielen auch für nicht-romantische und asexuelle Beziehungen eine Rolle.

Was geschieht, wenn wir Verlangen spüren?

Verlangen hängt mit Erregung zusammen, ist aber ein eigenständiger Prozess. Es ist die Lust auf Sex. Erregung beschreibt die physiologischen und psychischen Prozesse, die uns auf Sex vorbereiten.

Im Jahr 2001 entwickelte die Sexualwissenschaftlerin Dr. Rosemary Basson ein kreisförmiges Modell des sexuellen Reaktionszyklus. Damit löste sie sich vom linearen Modell von Masters und Johnson (s. S. 92) und bezog Verlangen, emotionale Intimität und sexuelle Reize als Vermittler der Erregung mit ein. Ihr Modell konzentrierte sich auf die weibliche Reaktion, ist aber für alle Geschlechter von Bedeutung. Ihr zufolge kann Verlangen entweder spontan oder responsiv entstehen.

Spontanes sexuelles Verlangen

Spontanes Verlangen kommt scheinbar aus dem Nichts und kann körperliche Anzeichen von Erregung hervorrufen (s. S. 93). Es kann schon durch geringe sexuelle Stimulation oder Ermutigung entstehen. In der Regel hat etwas die Reaktion ausgelöst, auch wenn wir uns dessen nicht bewusst sind, z. B. etwas Sinnliches auf unserer Haut oder der Anblick eines attraktiven Fremden. Diese Art von Verlangen tritt oft zu Beginn einer Beziehung auf, hält aber meist nicht an. Spontanes Verlangen ist in den Medien überrepräsentiert und prägt für viele den Blick auf das Thema.

Responsives Verlangen

Responsives Verlangen entsteht als Reaktion auf Stimulation, ist also zu Beginn einer sexuellen Erfahrung nicht immer vorhanden. Das erklärt das Phänomen, dass man keine Lust auf Sex hat, ihn aber sehr genießt, wenn er erst einmal im Gange ist. Das Verlangen kommt erst an zweiter Stelle, nach der Erregung, und weckt den Wunsch, fortzufahren.

Verstehen wir die Idee des responsiven Verlangens, kann dies unser Sexualleben stark beeinflussen. Wir wissen, dass aus unserer Bereitschaft, uns auf Sex einzulassen, ein erfüllendes Erlebnis erwachsen kann, auch wenn wir anfänglich nicht motiviert sind. Das kann hilfreich sein, wenn ein Paar nicht synchron ist (s. S. 136) oder ein Partner wegen einer schwachen Libido besorgt ist. Oft tritt in einer Beziehung das responsive Verlangen in den Vordergrund, wenn die Spontaneität mit der Vertrautheit abnimmt. Für manche ist responsives Verlangen zu Beginn einer Beziehung die Norm. Nicht, weil etwas fehlt, sondern eher, weil das Verlangen in erster Linie aus einer Reaktion auf Reize und nicht aus einer Erwartung erwächst.

DER PROZESS DES RESPONSIVEN VERLANGENS

Dieses kreisförmige Diagramm fasst Bassons Modell des sexuellen Reaktionszyklus zusammen. Es zeigt, wie Verlangen nach der sexuellen Erregung und als Reaktion darauf auftreten kann – die Lust auf Sex kann sich also auch erst nach dem Beginn der sexuellen Aktivität einstellen.

Beginn der sexuellen oder sinnlichen Stimulation, z. B. durch wechselseitiges Berühren oder Küssen.

Wenn die Rahmenbedingungen günstig sind, gehen Körper und Psyche auf die sexuellen Reize ein.

Anzeichen körperlicher Erregung können auftreten, wie der Beginn einer Erektion oder vaginale Feuchtigkeit.

Nehmen wir die Erregung wahr, kann das unser Verlangen verstärken. Es folgt auf die Erregung und kann die Lust auf Sex steigern.

Bei sexueller Übereinstimmung (s. S. 160) verstärkt sich die Erregung mit steigendem Verlangen.

Befriedigende körperliche und/oder emotionale Erfahrungen können die Bereitschaft für ähnliche zukünftige Ereignisse und die Lust darauf steigern.

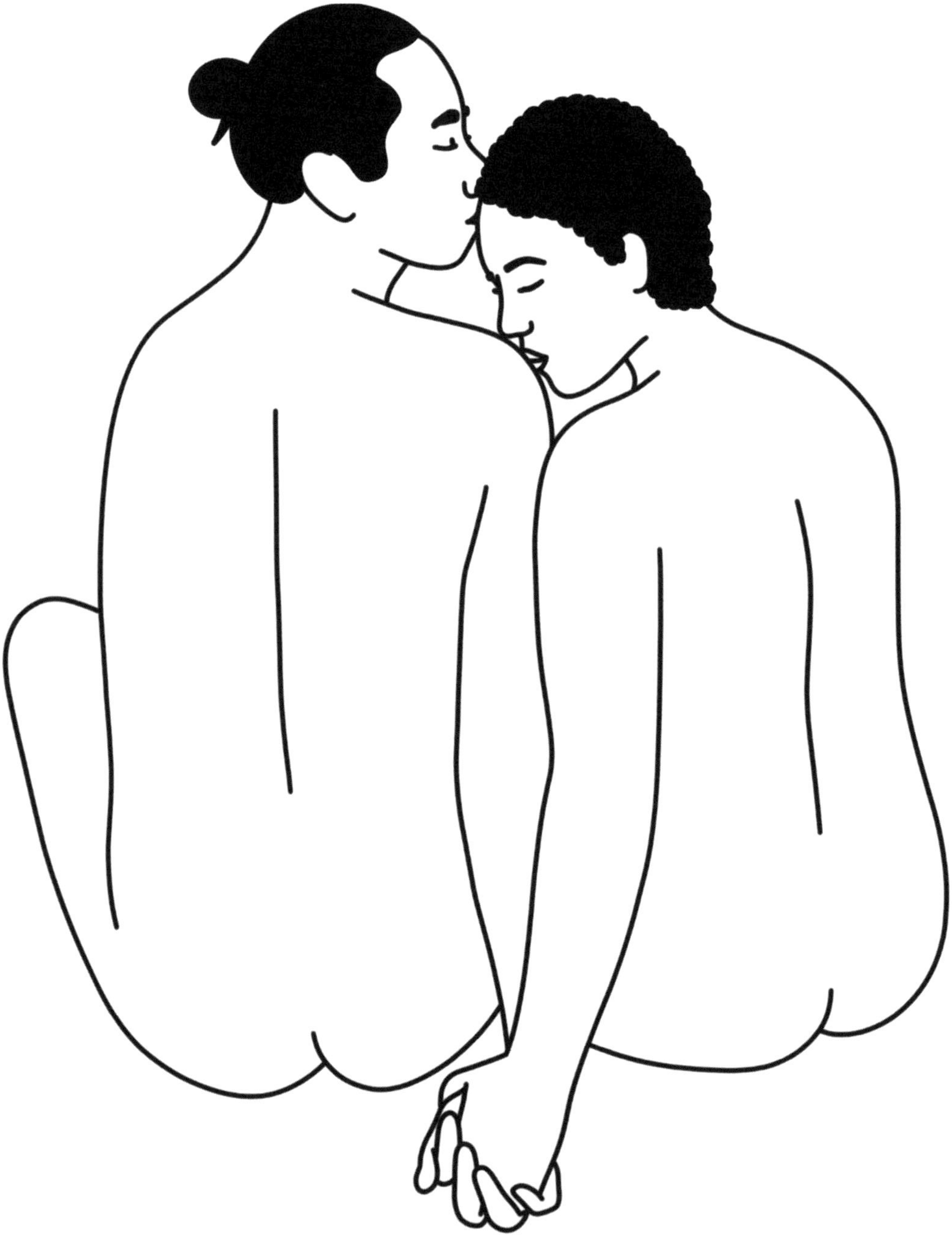

Was sind Pheromone?

Pheromone sind Stoffe, die von unserem Körper produziert werden. Im Gegensatz zu Hormonen sind es Moleküle, die außerhalb des Körpers wirken. Spielen sie beim Verlangen eine Rolle?

Unsere Sinne sind unser Tor zur Welt und für unser Überleben entscheidend. Unsere Nase besitzt Nervenzellen; sobald sie einen Geruch wahrnehmen, senden sie Signale an die Riechkolben im limbischen System – dem primitiven Teil unseres Gehirns, der für instinktives Verhalten zuständig ist. Aus diesem Grund können Gerüche Assoziationen wecken und mit bestimmten Zeiten oder Menschen in Verbindung gebracht werden.

Im Tierreich erzeugen Pheromone Duftstoffe, die für die Fortpflanzung und das Überleben eine Rolle spielen. So lösen bei Motten artspezifische Pheromone vermutlich Erregungsreaktionen aus, die die Partnersuche unterstützen. Die Rolle von Pheromonen bei Tieren hat die Forschung dazu veranlasst, nach Parallelen beim Menschen zu fahnden und den Zusammenhang von Pheromonen und Anziehung zu untersuchen. Es gibt jedoch keine stichhaltigen Beweise, dass Pheromone bei uns ebenso wirken wie im Tierreich. In Studien wurde die Wirkung eines Bestandteils des männlichen Schweißes auf Frauen untersucht. Auf die Oberlippe der Teilnehmerinnen getupft, erzeugte er eine positive Stimmung, allerdings waren die Ergebnisse nicht eindeutig.

Biologische Vorgänge beim Menschen sind ein komplexes Zusammenspiel von Psyche, Körper und Kultur. Die Veränderung eines einzelnen biologischen Elements kann sich zwar bemerkbar machen, beeinflusst aber nicht alle anderen Variablen, die bewirken, dass sich eine Person stärker zu jemandem hingezogen fühlt.

DER McCLINTOCK-EFFEKT

1971 sorgte eine Studie der Biologin Martha McClintock für Aufregung, die ergeben hatte, dass sich die Menstruationszyklen von Studentinnen, die zusammenleben, mit der Zeit synchronisierten. Dies galt als Beweis für die Wirkung von Pheromonen beim Menschen. Allerdings hat seither keine Studie diese Ergebnisse bestätigt.

Funktionieren Aphrodisiaka?

Wer in einem Restaurant Austern bestellt, bekommt garantiert eine sexuelle Anspielung zu hören. Aber ist die aphrodisierende Wirkung bestimmter Nahrungsmittel überhaupt wissenschaftlich belegt?

Seit jeher werden Nahrungsmitteln aphrodisierende Eigenschaften nachgesagt – die Fähigkeit, die sexuelle Erregung und das Verlangen zu steigern. Doch gibt es leider keine stichhaltigen wissenschaftlichen Beweise für diese Behauptungen. Gäbe es sie, wären die fraglichen Nahrungsmittel wahrscheinlich sehr begehrt und überteuert. Manche Nahrungsmittel haben jedoch Eigenschaften oder sind mit Assoziationen verknüpft, die unser Sexualleben und unsere Lust positiv beeinflussen können.

SEXY APERITIF

Viele Menschen haben nach einer großen Mahlzeit keine Lust mehr auf Sex, weil sie sich schwer und schläfrig fühlen – der Körper konzentriert sich auf die Verdauung. Wenn es dir auch so geht, scheue dich nicht, die Reihenfolge umzukehren: erst der Sex und dann das Essen.

»Sexy« Nährstoffe

Manche Lebensmittel haben antioxidative und entzündungshemmende Eigenschaften. Antioxidanzien verbessern die Durchblutung und entspannen die Blutgefäße. Das steigert die Erregbarkeit, weil die Genitalien mit Blut versorgt werden und der Körper sich dadurch auf Sex vorbereitet.
Obst und Gemüse in leuchtenden Farben, Hülsenfrüchte, Meeresfrüchte und auch dunkle Schokolade sind reich an Antioxidanzien.

Lebensmittel können unser Wohlbefinden steigern, was an ihrer Zusammensetzung oder an ihren Eigenschaften liegen kann. Ein perfektes Beispiel dafür ist Schokolade, die sinnliche Eigenschaften hat, da sie bei einer Temperatur schmilzt, die leicht unter der Körpertemperatur liegt. Sie regt auch

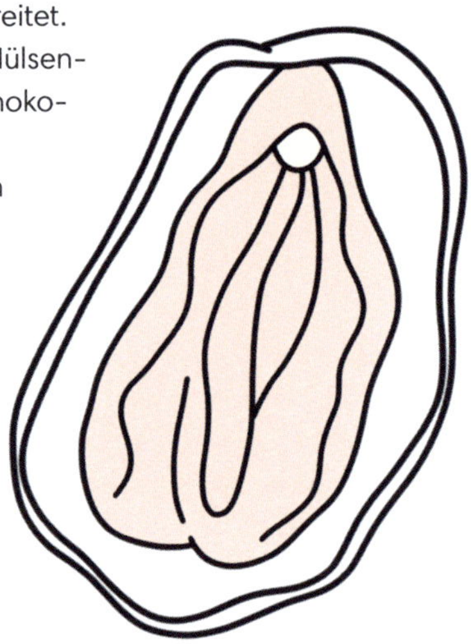

die Produktion des Neurotransmitters Serotonin an, da sie geringe Mengen der Aminosäure Tryptophan enthält, einer Vorstufe von Serotonin, die Glücksgefühle erzeugt.

Die Sinne ansprechen

Essen ist eine multisensorische Erfahrung, die sinnlich, gefühlvoll und erotisch sein kann und oft mit Intimität assoziiert wird. Ein schönes Abendessen kann der Anfang einer Beziehung sein, Essen spielt in Flirts und Sexspielen eine Rolle. Mit jemandem zu essen, den wir mögen, kann die Anziehung verstärken und Erwartungen schüren – was beweist, dass Begehren nicht in einem Vakuum, sondern immer in einem Kontext stattfindet (s. S. 158).

Alles nur Einbildung?

Unser Denken und Fühlen kann eine Verbindung zwischen Sex und Essen herstellen. Auch wenn man noch nicht genau weiß, wie es funktioniert, haben Suggestionen offenbar die Macht, unser Erleben zu beeinflussen. In einer Studie stellten Forscher anhand von Gehirnscans fest, dass Opiatrezeptoren auch durch Placebos aktiviert werden können. Im Hinblick auf Sex heißt das: Wenn wir glauben, dass etwas hilft, weckt schon die Aufmerksamkeit, die wir darauf lenken, unser Verlangen – die bloße gedankliche Verknüpfung mit Sex reicht aus, uns zu erregen.

Essen regt alle Sinne an und kann Erinnerungen und Assoziationen wecken.

Sind wir nicht synchron?

Wir sind nicht in jedem Bereich unseres Lebens perfekt auf unseren Partner abgestimmt. Trifft dies auch in der Sexualität zu, fürchten wir, dass etwas nicht stimmt.

Dass nicht beide Partner gleich viel Lust auf Sex haben, kommt viel häufiger vor als perfekte sexuelle Übereinstimmung. Doch wir glauben schnell, dass einer der Partner einen zu schwachen oder zu starken Sexualtrieb hat. Statt uns gegenseitig Schuld zuzuweisen, können wir lernen, mit dieser Situation umzugehen.

Einflüsse auf unser Begehren

Für unser Begehren sind die Begleitumstände wichtig (s. S. 158). Sie beeinflussen, wie wir uns fühlen und was in unserem Körper geschieht (s. S. 137). Oft glauben wir, Begehren müsse konstant sein, alles andere sei symptomatisch für ein größeres Problem. Tatsächlich wird es stark von unserem Umfeld beeinflusst und schwankt ständig. Responsives Verlangen (s. S. 130) lässt sich bei den meisten auslösen. Verspürst du oft weniger Lust als dein Partner, probiere Folgendes:

- **Sei offen** und lass die Dinge laufen, statt dich auf ein Ziel zu konzentrieren oder dir Gedanken zu machen, ob du zu lange zum Orgasmus brauchst oder zu müde bist.
- **Schaffe dir deinen Rahmen.** Eine intime Atmosphäre und sinnliche Umgebung können dir helfen, dich zu fokussieren.
- **Wecke dein Verlangen.** Gib dich sexuellen Fantasien und deiner erotischen Vorstellungskraft hin, um dich für lustvolles Erleben mit deinem Partner oder deiner Partnerin bereitzumachen.
- **Macht diesen Unterschied nicht zu einem Stressfaktor** in eurer Beziehung. Lust mit körperlicher Stimulation zu wecken und nicht schon im Voraus zu empfinden ist völlig normal. Macht ihr dies jedoch zu einem Problem, können Schamgefühle entstehen, die das Verlangen beeinträchtigen (s. S. 32).

EIN HÄUFIGES PROBLEM

Bis zu 40 Prozent der Frauen im Alter von 16–44 Jahren berichteten, dass mangelnde Lust auf Sex ihr Sexualleben beeinträchtigte.

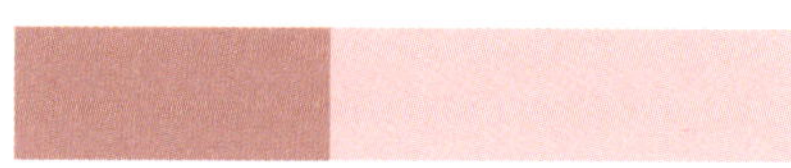

GEFÜHLE UND BEGEHREN

Was in unserem Leben passiert, wirkt sich auf unseren Körper aus und erklärt, warum das Begehren schwanken kann.

Wie wir uns fühlen, kann sich auf unsere physiologischen Prozesse auswirken, was Unterschiede im Verlangen erklärt.

Wenn wir gestresst sind, zirkuliert eine größere Menge des Stresshormons Cortisol in unserem Blut, das auch das Sexualhormon Testosteron reduzieren kann.

Wir sind müder und leiden mehr unter Ängsten, was wiederum unser Begehren und unsere Lust auf Sex verringern kann.

Wenn wir entspannt sind, sinkt der Spiegel des Stresshormons Cortisol.

Wir sind dann oft wacher, aktiver und entspannter und können emotional offener und eher bereit sein, dem Begehren nachzugeben.

Unterschiedliche Erfahrungen können Menschen befürchten lassen, dass sie sexuell inkompatibel sind. Doch die Gefühle des anderen anzuerkennen, kann das gegenseitige Verständnis fördern und das Paar motivieren, vermeintliche Probleme zu lösen.

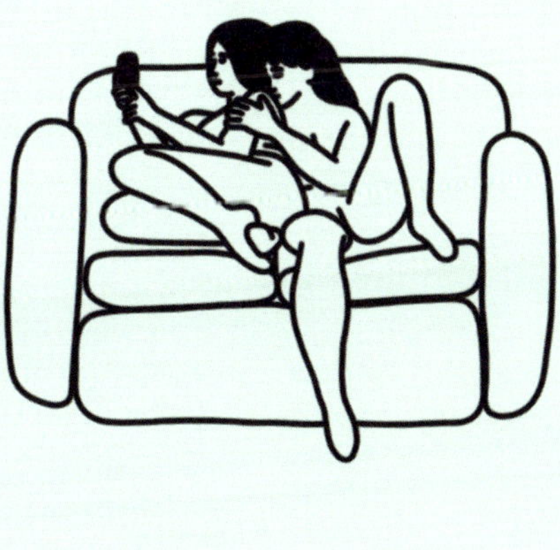

Verbessert Flirten den Sex?

Viele Tiere flirten – mit auffälligem Verhalten signalisieren sie einem potenziellen Partner, wie attraktiv sie sind. Auch für uns kann der Spaß am Flirten unser Sexualleben deutlich verbessern.

Wenn wir mit jemandem flirten – sei es durch längeren Blickkontakt, Körpersprache oder verspieltes, anzügliches Verhalten – zeigen wir, wie attraktiv wir sind. Unser Ziel ist es, Aufmerksamkeit zu erregen.

Was Flirten bewirkt

Ein Flirt, auf den auch das Gegenüber Lust hat, kann unser Wohlbefinden steigern und sich positiv auf unser Sexualleben auswirken. Flirtbotschaften, die wir tagsüber mit jemandem austauschen, wecken z. B. unsere Vorfreude und richten unsere Gedanken darauf, was wir gern mit ihm oder ihr machen würden. Vorfreude ist eines unserer natürlichen Aphrodisiaka. Der Belohnungs-Neurotransmitter Dopamin (s. S. 56) wird ausgeschüttet, wenn wir schöne Dinge erwarten, und ein Adrenalinstoß sorgt für Begeisterung und Erregung. Flirten bereitet uns also auf Erregung vor, indem es die Vorfreude steigert und Verlangen erzeugt.

Flirten gibt uns auch das Gefühl, begehrt zu werden. Wenn wir gezeigt bekommen, dass uns jemand begehrt, wird unser Selbstvertrauen gestärkt, und wir reagieren ebenfalls mit Begehren. In Langzeitbeziehungen kann Flirten für Abwechslung sorgen, indem es uns von den Alltgsroutinen ablenkt und uns ins Gedächtnis ruft, was wir am Anfang so attraktiv aneinander fanden.

Blickkontakt und Begehren

Sich in die Augen zu sehen, eine Schlüsselkomponente des Flirtens, kann stark erregen. Dabei wird das Bindungshormon Oxytocin ausgeschüttet. Häufig wird in der Paartherapie der Blickkontakt geübt, da er uns

SEXUAL CURRENCY

Der Begriff *sexual currency* bezeichnet Formen erotischer Interaktion mit Partner oder Partnerin – wie intensive Umarmungen, längerer Blickkontakt, Komplimente, spielerisches Streicheln, Flirten –, die die sexuelle Verbindung stärken (s. S. 220). Sie schaffen außerhalb explizit sexueller Berührungen und des Geschlechtsverkehrs eine Nähe, die die erotische Verbindung intensiviert und Verlangen weckt.

das Gefühl vermittelt, dass wir die ungeteilte Aufmerksamkeit des oder der anderen haben. Psychologisch gesehen können diese Aufmerksamkeit und das Gefühl, gesehen zu werden, erotisch wirken. Und sie geben Menschen das Gefühl, begehrt zu sein, was selbst schon erregend ist.

Wann ein Flirt unangebracht ist

Flirten kann zwar das Verlangen steigern oder die Dynamik einer platonischen Beziehung verändern, sollte aber auf Gegenseitigkeit beruhen, denn ein Flirt, auf den dein Gegenüber keine Lust hat, kann abtörnen und Unbehagen hervorrufen. Manchen ist die direkte Natur des Flirtens auch zu konfrontativ, vor allem, wenn andere Kommunikationsformen schwierig sind. In solchen Fällen kann es angenehmer sein, durch ein Gespräch über gemeinsame Interessen und Vorlieben eine Basis zu finden.

EINANDER IN DIE AUGEN SEHEN

Eine Studie aus dem Jahr 2019 untersuchte den Zusammenhang zwischen Blickkontakt und Erregung durch Messen von Veränderungen der Haut. Bei Blickkontakt nahmen die Anzeichen von Erregung bei den Paaren zu, sanken aber, wenn sie eine Sonnenbrille trugen. Dies deutete darauf hin, dass der Blickkontakt ein wichtiger Bestandteil für die Erregung war.

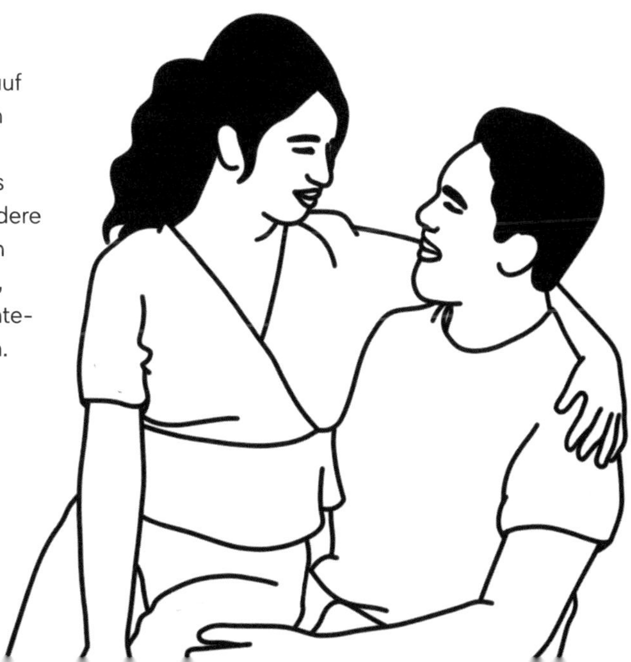

Kann Neues Begehren entfachen?

Wir Menschen erliegen der Gewöhnung – anfänglich starke Reaktionen auf Reize werden schwächer, je vertrauter sie uns werden.

Zu Beginn einer Liaison oder Beziehung ist alles aufregend, spannend und neu. Wir erforschen uns gegenseitig emotional und körperlich, das Verlangen ist groß, und wir haben höchstwahrscheinlich oft Sex. In dieser Zeit bekunden wir unser Interesse mit Worten und *sexual currency* (s. S. 220), erotischen Zeichen der Zuneigung, die uns Lust auf Sex machen.

Je mehr Zeit wir jedoch mit unserem Partner oder unserer Partnerin verbringen, desto geringer wird die Lust auf Sex (s. S. 63). Dieses Verhalten spiegelt wider, was im Tierreich bei Säugetieren beobachtet wurde: Insbesondere Männchen wurden mit der Zeit immer seltener intim mit einer bestimmten Partnerin.

Neue Horizonte

Das Begehren flaut also tendenziell ab. Dagegen können wir vor allem eines tun: uns bewusst machen, dass eine Beziehung eine aktive Vereinbarung ist – ein fortlaufender Prozess, in den wir investieren und den wir pflegen müssen. Die Forschung hat gezeigt, dass es eine Rolle spielt, wie wir die Zeit außerhalb des Schlafzimmers miteinander verbringen. Wenn wir neuartige, interessante und verbindende nicht-sexuelle Erfahrungen miteinander teilen, erhöht dies die Wahrscheinlichkeit für sexuelles Verlangen, was wiederum zu mehr Sex führen kann. Neues versorgt uns mit einem Dopamin-Schub (s. S. 56), der wiederum belohnende Verhaltensweisen wie Sex fördert. Viele Menschen berichten auch, dass sie wieder Anziehung zu ihrem Partner spüren, wenn sie ihn mit den Augen anderer sehen – z. B. wenn er auf einer Hochzeit eine Rede hält. Unsere Partnerin von dem Bild, das wir im Alltag von ihr haben, zu lösen, kann das Begehren erheblich steigern.

Wenn wir uns Zeit für neue Interessen und Aktivitäten nehmen, kann das nicht nur unsere sexuelle Beziehung verbessern, wir lernen auch etwas über uns selbst: Wir erweitern unseren Horizont und verlassen unsere Komfortzone. Die Befriedigung, die wir empfinden, wenn wir etwas Neues lernen, stärkt unser Selbstvertrauen und unser Selbstwertgefühl, und das kommt wiederum unserem Sexualleben zugute.

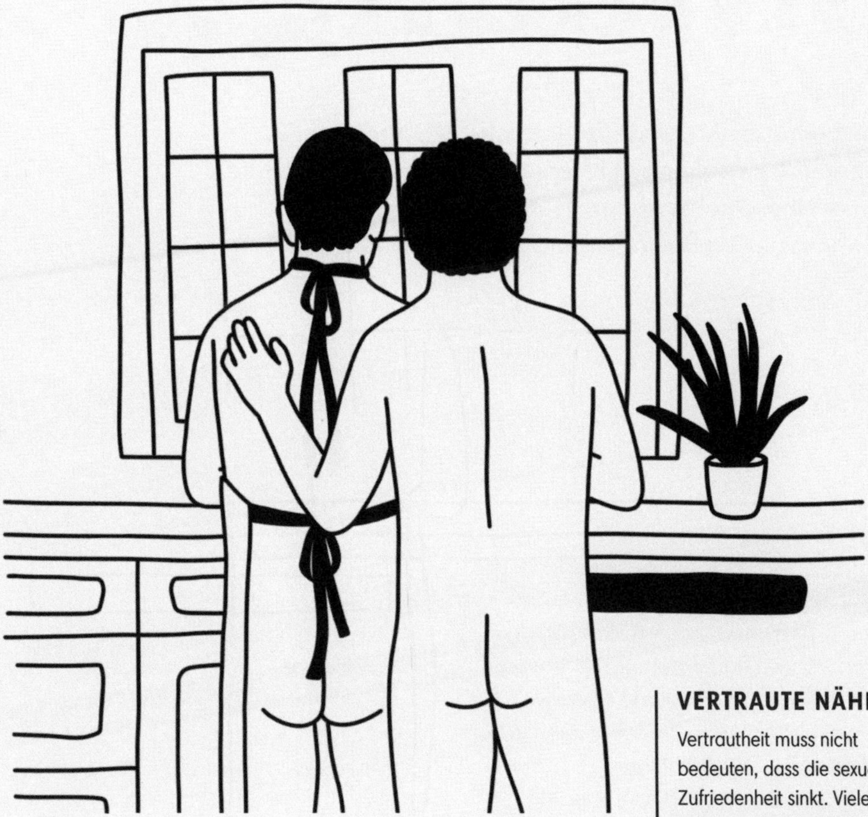

VERTRAUTE NÄHE

Vertrautheit muss nicht bedeuten, dass die sexuelle Zufriedenheit sinkt. Viele Menschen berichten, dass sie ihre besten sexuellen Erfahrungen in einer Langzeitbeziehung machen, weil der Partner ihren Körper gut kennt, sie sich geliebt fühlen und sie mit jemandem zusammen sind, in dessen Gegenwart sie sich entspannt und sicher fühlen.

Wie entsteht Bindung?

Es gibt keine exakte wissenschaftliche Erklärung dafür, wie Bindung zwischen zwei Menschen entsteht. Die Chemie eines Paares hängt vielmehr von zahlreichen, sich wechselseitig beeinflussenden Faktoren ab.

Es gibt zwar biologische Triebkräfte, die uns Lust auf Sex machen und eine Schlüsselrolle für Anziehung spielen (s. S. 128), aber die körperlichen und emotionalen Aspekte einer Partnerschaft können je nach Lebensumständen schwanken. Wie sehr wir uns auf jemanden einlassen, bestimmt ein Zusammenspiel aus Genen, Lebenserfahrung, Emotionen, Reaktionen des Gehirns, Kontext und individueller Psyche. All dies spielt mit hinein, wenn sich potenzielle Partner treffen.

Was uns motiviert

Wir wissen, dass manchen Menschen Sex wichtiger ist als anderen. Für sie ist die körperliche Verbindung der wichtigste Antrieb. Die Art, in der sie ihr Verlangen ausleben,

Emotionale Nähe
Eine starke emotionale Bindung kann eine sexuelle Verbindung intensivieren. Wenn wir uns über unsere Gefühle und Wünsche austauschen können, stärkt dies unser (Selbst-)Vertrauen und erleichtert es uns, einander zu erkunden und uns sexuell auszudrücken.

Große emotionale Nähe kann zu großartigem Sex führen und großartiger Sex kann emotionale Nähe fördern.

Körperliche Nähe
Manchen genügt körperliche Nähe. Sie kann aber auch die emotionale Nähe vertiefen. Ist man sich z. B. körperlich sehr nah, kann das zu Verletzlichkeit und Offenheit führen, die die emotionale Verbindung stärken.

WECHSELWIRKUNG

Studien unterstützen die Annahme, dass sexuelle und emotionale Intimität miteinander verknüpft sind. 2016 ergaben zwei Studien, dass Menschen mit hoher sexueller Zufriedenheit mehr und abwechslungsreicheren Sex hatten. Die emotionale Verbindung führte dazu, dass sie fähig waren, über Sex zu kommunizieren.

kann eine emotionale Verbindung fördern oder schwächen. Für viele ist Sex eine erste Möglichkeit, jemanden kennenzulernen, andere wiederum wünschen sich eine sexuelle, aber keine emotionale Verbindung.

Für wieder andere beginnt Anziehung mit emotionaler Nähe, die ihnen Sicherheit bietet und sie für sexuelle Erfahrungen zugänglich macht. Demisexuelle (s. S. 37) brauchen Nähe, um sexuelle Anziehung zu empfinden. Für Asexuelle (s. S. 36) ist Sex nicht Teil einer Beziehung, aber sie genießen emotionale Nähe und enge Beziehungen.

Aus evolutionärer Sicht fördert Sicherheit den Wunsch nach Sex, denn im Überlebens- und Stressmodus ist er nicht notwendig, z. B. bei Bedrohung durch ein Raubtier. Im Laufe unserer Entwicklung hat sich das Gefühl der Sicherheit auch emotional verankert. Daher treten sexuelle Probleme oft auf, wenn es zu emotionalen Störungen kommt.

Eine Frage des Vertrauens

Je länger eine Partnerschaft dauert, desto wichtiger ist das Vertrauen. Es schafft emotionale Nähe, basiert auf Mitgefühl, Ehrlichkeit und Beständigkeit und fördert die Neugier und Unabhängigkeit. Es tritt das sogenannte Abhängigkeitsparadox ein: Statt abhängiger zu werden, trauen wir uns, Neues zu entdecken. Zu emotionaler Nähe gehören Verletzlichkeit, Kommunikation und Ehrlichkeit. Wenn wir unsere Bedürfnisse mitteilen können, kann das auch unsere sexuelle Beziehung vertiefen.

Was ist ein Fetisch?

Ein Fetisch muss nicht sexuellen Zwecken dienen, aber er kann einem Menschen ein Höchstmaß an sexuellem Verlangen, Erregung und Befriedigung bieten.

Ein Fetisch ist ein nicht-genitaler Körperteil, ein Kleidungsstück, ein Objekt oder eine Praktik, die unser Verlangen und unsere Erregung stimuliert. Wenn man ein bestimmtes Objekt benötigt, um befriedigenden Sex zu erleben, ist dies vermutlich ein Fetisch. Theoretisch kann alles ein Fetisch sein – häufig genannt werden Füße, Hände, aufreizende Kleidung oder Praktiken wie einvernehmlicher Voyeurismus oder Rollenspiele.

Wie etwas zu einem Fetisch wird, ist nicht einfach zu erklären, vermutlich durch Assoziation und positive Verstärkung. Eine wiederholte oder intensive Assoziation zwischen einem Objekt und Lust verstärkt die Assoziation und ebenso die Wirkung des Fetischs. Es gibt jedoch nicht nur eine Erklärung. Höchstwahrscheinlich handelt es sich um eine Kombination von genetischen, biologischen und sozialen Faktoren mit Erfahrungen.

Paare nutzen Fetische auch gemeinsam – real oder in der Fantasie –, und viele sagen, dass das ihren Sex bereichert. Wer mag, findet auf zahlreichen Plattformen Gleichgesinnte, mit denen man einen Fetisch sexuell erkunden kann. Eine Alternative ist die auf Fetische ausgerichtete Pornografie, die man allein ansehen kann.

Wie ein Fetisch wirkt, ist unterschiedlich. Manche erregt es maximal, wenn ihr Fetisch präsent ist, sie können aber auch ohne ihn Sex haben. Andere benötigen ihn zur Erregung und für befriedigenden Sex.

Kink, Fetisch oder Vanillasex?

Kinks und Fetische können dasselbe sein, Unter Kinks werden eher allgemeine erotische oder sexuelle Vorlieben als der Wunsch nach einem bestimmten Gegenstand verstanden. Für manche ist der Kink nicht unbedingt für genussvollen Sex erforderlich. Für andere ist ein Kink für die Erregung ausschlaggebend, z.B. wenn jemand nur bei BDSM erregt ist (s. S. 146).

Wie Fetische gelten auch Kinks als außerhalb des Mainstreams liegend. Doch das ist subjektiv, da die spezielle Vorliebe einer Person die Norm einer anderen sein kann. Vanillasex gilt als das Gegenteil von Kink – und auch das ist subjektiv, denn manche Menschen erleben auch ihn als befriedigend und variabel und bekommen genau das, was sie sich wünschen.

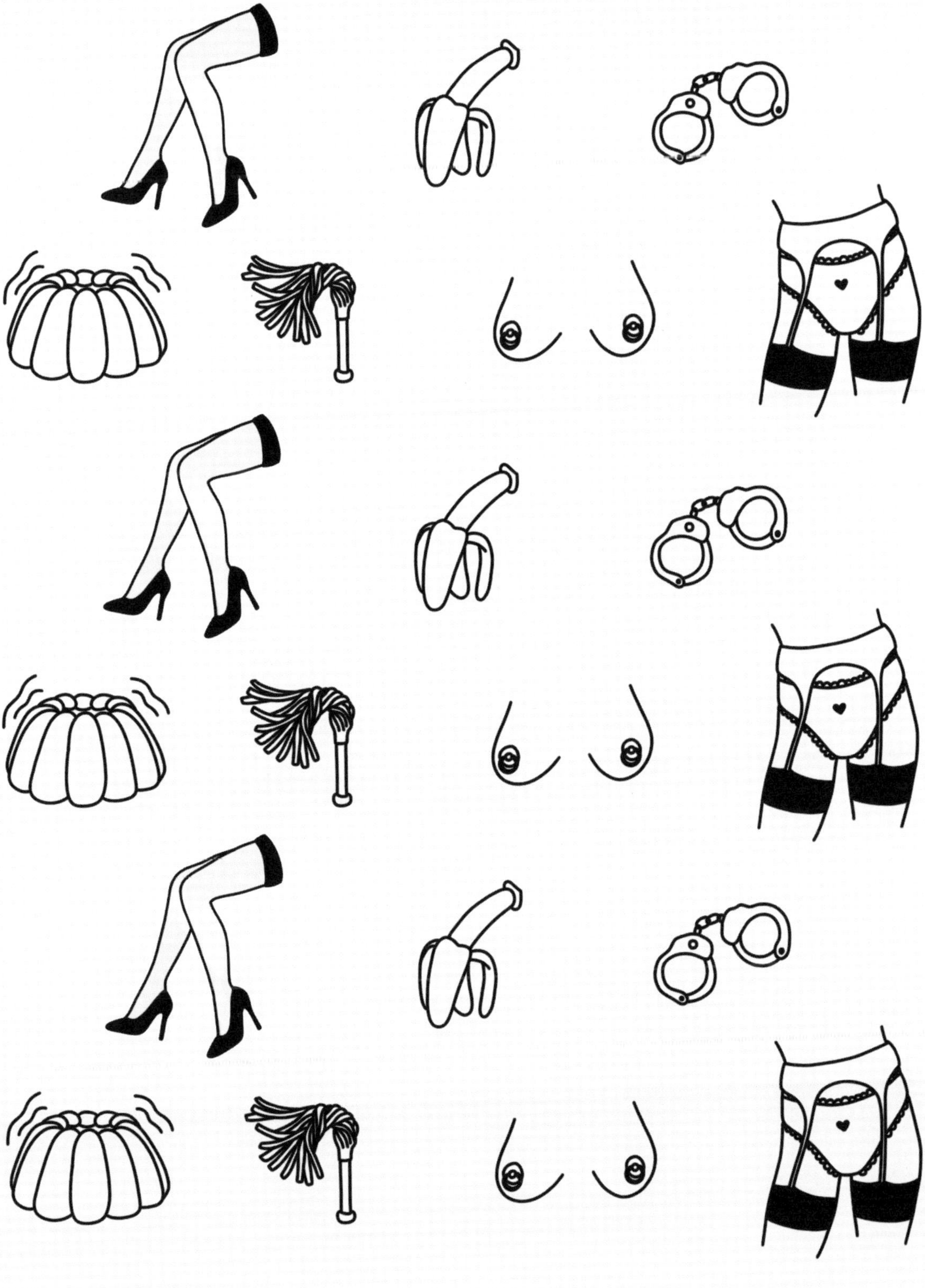

Worum geht es bei BDSM?

BDSM bezeichnet einvernehmliche Macht- und Rollenspiele, die oft mit intensiver sensorischer Stimulation einhergehen.

BDSM steht für die englischen Begriffe *bondage* (Fesselung), *discipline* (Disziplin) bzw. *dominance* (Dominanz), *sadism* (Sadismus) bzw. *submission* (Unterwerfung) und *masochism* (Masochismus). Wie generell in unserem Sexualleben gibt es auch bei BDSM eine ganze Bandbreite von Praktiken. Ein zentrales Thema sind Machtspiele, bei denen ein Partner oder eine Partnerin eine dominante (Dom/Top) oder eine unterwürfige (Sub/Bottom) Rolle einnimmt. Die Dynamik der Macht wird nicht immer im Sex, sondern manchmal auch in Alltagssituationen ausgelebt.

Bondage und *Discipline*

Unter *Bondage* versteht man die Praxis, Partner oder Partnerin körperlich zu fesseln. Dabei geht es darum, Kontrolle abzugeben. Das erzeugt physische und psychische Spannung und Erwartung, die für alle Beteiligten höchst lustvoll sein kann. Bänder, Handschellen, Fesseln oder Seile können eingesetzt werden. Augenmasken oder -binden intensivieren die sinnliche Erfahrung und das Gefühl des Kontrollverlusts.

Bei *Discipline* korrigiert eine dominante Person Verhaltensweisen, die sie als Regelverstöße gegen ihre Wünsche ansieht, und diszipliniert eine unterwürfige Person mit physischen oder psychologischen Hinweisen.

Sadismus und Masochismus

Bei diesen Praktiken entsteht sexuelles Vergnügen durch das Erleben (Masochismus) oder Zufügen (Sadismus) von körperlichem oder psychischem Schmerz. Der Schmerz kann z. B. durch Hitze und Kälte, Peitschen, Reitgerte oder Klammern, etwa Brustwarzenklemmen, erzeugt werden.

Sichere Praxis

Klar kommuniziertes Einverständnis, Grenzen und Sicherheitsmaßnahmen sind für BDSM unerlässlich. Grenzen und Erwartungen werden vor dem Rollenspiel vereinbart. Das ist wichtig, denn BDSM kann sehr intensiv sein. Zu wissen, dass es jederzeit beendet werden kann, ermöglicht es den Beteiligten, loszulassen und es zu genießen.

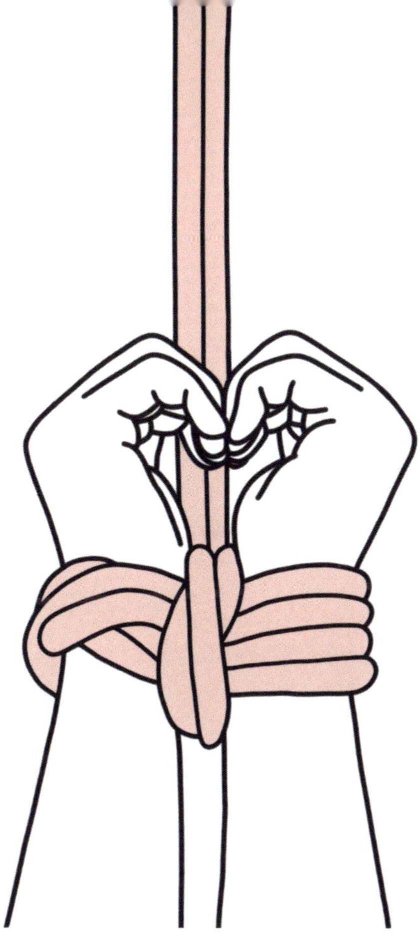

- **Eindeutige Begriffe** für das Beenden sollten klar von anderen Wörtern unterscheidbar sein. Ein Nein beispielsweise ist beim BDSM missverständlich und sollte daher vermieden werden. Viele nutzen ein Ampelsystem: Grün bedeutet, dass jemand gern weitermachen möchte; Gelb bedeutet, dass die Intensität sich allmählich einer Grenze nähert; Rot bedeutet, dass die Grenze erreicht ist. Am besten vereinbart man schon vorher, ob bei Rot die Intensität reduziert oder ganz aufgehört werden soll.
- **Grenzen zu vereinbaren** ist wichtig. Damit kann sich die unterwürfige Person sicher fühlen, und die dominante Person weiß eindeutig, wie weit sie gehen kann. Harte Grenzen betreffen Praktiken, denen man nicht zustimmt. Weiche Grenzen betreffen Dinge, denen die unterwürfige Person zustimmt, weil sie sie einmal ausprobieren möchte, aber unsicher ist und sehen will, wie sie sich dabei fühlt. Grenzen können sich ändern, daher sollte man nicht davon ausgehen, dass frühere Vereinbarungen immer gelten.

Warum ist der Sex im Urlaub so gut?

Der Ausbruch aus der Normalität und ein Szenenwechsel regen neurochemische Prozesse in unserem Körper an, aber das ist noch nicht alles.

Eine Pause vom Alltag, eine schöne Umgebung und neue Aktivitäten führen dazu, dass das Belohnungszentrum im Gehirn (s. S. 56) Dopamin ausschüttet. Aber nicht nur das: Im Urlaub ist vieles anders. Die ungewohnte Situation gibt unserem Sexualleben einen Schub und erzeugt berauschende Gefühle von Lust und Anziehung oder entfacht sie neu (s. S. 128).

Frei von zeitlichen Zwängen

Im Urlaub haben wir keine Termine, keine To-do-Listen oder Meetings, wir müssen keine der üblichen Aufgaben erledigen. Jetzt lassen wir uns ganz auf die Gegenwart ein, wir müssen nirgendwo sein, nichts tun, wir können – unabhängig von bestimmten Tageszeiten oder Orten – Sex haben und uns spontanem und responsivem Begehren öffnen (s. S. 130).

Im Alltag kommt gemeinsame Zeit mit unserem Lieblingsmenschen oft zu kurz, doch wenn wir miteinander in den Urlaub fahren, verbringen wir mehr Zeit miteinander. Das kann unsere

Im Urlaubsmodus fällt es uns leichter, abzuschalten und uns antörnen zu lassen.

Verbundenheit verstärken, was unser Verlangen füreinander steigert. Auch Eltern, die mit ihren Kindern in den Urlaub fahren, erleben fern vom Alltag Entspannung und Abenteuer, können sich Partner oder Partnerin wieder annähern und aus den Routinen des Familienalltags ausbrechen.

Die Chance, Kraft zu schöpfen

Auch wenn wir im Urlaub Schlaf nachholen, kann das die Lust steigern. Ausreichend Schlaf ist nicht nur für unsere Emotionen und unsere Psyche, sondern auch biologisch wichtig: Bei Schlafmangel setzt der Körper vermehrt das Stresshormon Cortisol frei, das die Sexualhormone unterdrückt. Eine Studie mit Frauen zeigte, dass schon eine zusätzliche Stunde Schlaf das sexuelle Verlangen am nächsten Tag steigerte. Die Teilnehmerinnen berichteten von 14 Prozent mehr Sex in der Partnerschaft.

Ein Gefühl von Freiheit

Losgelöst vom Rest unseres Lebens, fern von Zwängen und den Menschen, die uns kennen, können wir uns frei fühlen für neugieriges Entdecken und Experimentieren. Die neue Umgebung berauscht uns, führt vielleicht zu einem Urlaubsflirt, der dadurch noch intensiver wird, dass die Zeit mit dem neuen Menschen begrenzt ist – wir fühlen uns frei, im Hier und Jetzt zu leben, statt uns zu fragen, in welche Richtung sich die Liaison entwickeln könnte.

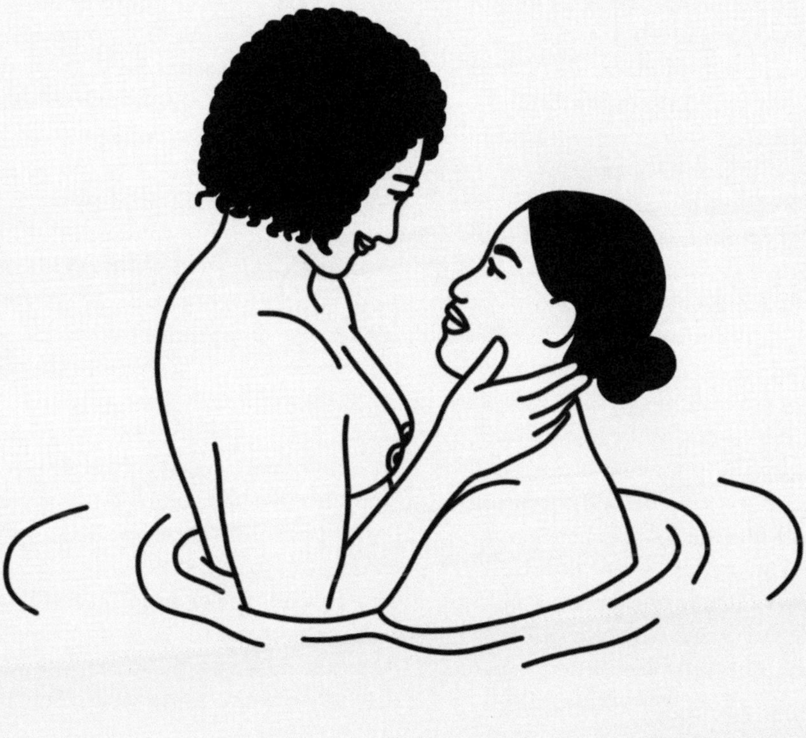

Wann ist die beste Zeit für Sex?

Hierfür spielen zwar auch physiologische Prozesse eine Rolle, doch vor allem unsere Lebensweise und unsere Gewohnheiten entscheiden darüber, wie wir unser Sexualleben gestalten.

Wenn man bedenkt, dass sich der Großteil unseres Sexuallebens im Schlafzimmer abspielt und die meisten von uns sich dort zur Schlafenszeit wiederfinden, überrascht es nicht, dass die meisten von uns abends Sex haben, vor dem Einschlafen.

Doch Testosteron, eines der wichtigsten Sexualhormone (s. S. 108), vor allem bei Männern, steigt am Morgen an. Das lässt vermuten, dass wir ohne die Zwänge des Lebens und das Eingreifen unseres Bewusstseins – ein wichtiger Faktor beim Verlangen – am Morgen, gleich nach dem Aufwachen, am ehesten bereit wären, der Erregung nachzugeben. Auch unsere biologische Uhr, der zirkadiane Rhythmus, der vorgibt, ob wir Nachteulen oder Frühaufsteher sind, steht in Wechselwirkung mit den Hormonen und beeinflusst, wann wir am ehesten zum Sex bereit sind.

Doch wir Menschen können unser Bewusstsein nicht ausschalten, weshalb unser Verstand unsere biologische Triebe zügeln kann. Ebenso spielen unsere Lebensumstände eine große Rolle dabei, wann wir am meisten Lust verspüren. Wenn du es also eilig hast, dich – und eventuell auch kleine Kinder – für den Tag fertig zu machen, machen derart ausgefüllte Morgenstunden mit ihren unvorhersehbaren Momenten Sex schwierig. Auch für Menschen mit Behinderungen, die den Sex vorbereiten und planen müssen, ist spontaner morgendlicher Geschlechtsverkehr kaum realisierbar.

Was für dich funktioniert

Manche haben morgens die Möglichkeit zu ungestörtem Sex, bevor ihr eigentlicher Tag beginnt, und können sich gleich über den durch Neurotransmitter ausgelösten Schwung freuen. Andere sind vor dem Einschlafen am entspanntesten, wenn höchstens noch der Schlaf mit dem Sex konkurriert. Die beim Sex und Orgasmus freigesetzten Botenstoffe – Oxytocin, Vasopressin, Prolaktin und Serotonin – geleiten sie dann sanft in den Schlaf.

Manche Menschen törnt die Idee ab, nach dem Essen Sex zu haben, weil sie den physischen Druck auf den vollen Bauch nicht mögen, sie möchten sich dann am liebsten entspannen. Für andere können praktische Gründe wie Schichtarbeit bedeuten, dass Sex nur zu bestimmten Zeiten möglich ist.

Fazit: Die beste Zeit für Sex ist dann, wenn es in dein Leben passt. Achte auf deine Vorlieben, deinen Lebensstil und dein psychisches Wohlbefinden, dann wirst du herausfinden, zu welchen Zeiten du auf Sex Lust hast oder dich bereit fühlst, dich darauf einzulassen.

Die beste Zeit für Sex ist, wenn die Vorlieben mit den Anforderungen des Lebens übereinstimmen.

TESTOSTERONSPIEGEL IM LAUFE DES TAGES

Testosteron steigert die Libido. Sein Spiegel erreicht zwischen 7 und 9 Uhr morgens seinen Höhepunkt und fällt dann im Laufe des Tages allmählich ab. Nachts steigt er wieder an.

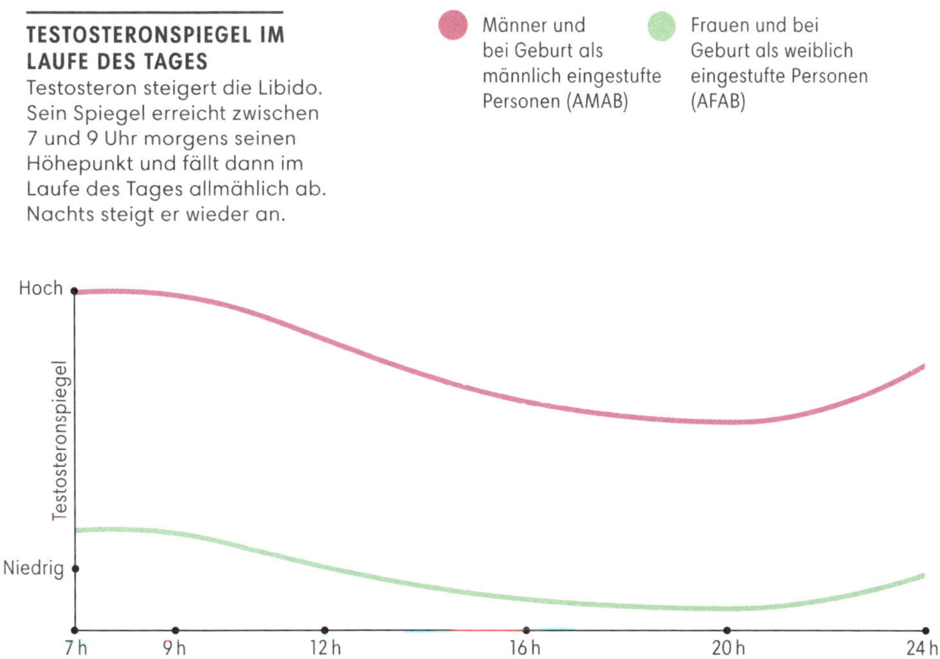

Sind unsere Smartphones uns im Weg?

In vielerlei Hinsicht ist unsere engste Beziehung die zu unseren Smartphones: Wir schreiben öfter Textnachrichten, als einander zu berühren, und blicken mehr aufs Handy als uns in die Augen.

Smartphones fesseln unsere Aufmerksamkeit – genau dafür wurden sie entwickelt. Der Zugang zu Informationen über das Smartphone hat unserem Sexualleben ebenso geholfen wie geschadet. Uns ist eine große Menge an sexuellen Inhalten zugänglich, die einerseits zu einem wenig vertrauenswürdigen Ersatz für Sexualerziehung wurden, es aber andererseits in Ermangelung von Gesprächen möglich machen, Sexualität zu erkunden.

Eindeutige Ablenkung

Unsere Telefone erleichtern zwar die Kommunikation, errichten jedoch, wenn wir mit anderen zusammen sind, eine unsichtbare Barriere. Dies gilt insbesondere für die nonverbale Kommunikation, die für unser Sexualleben eine wichtige Rolle spielt. In einer Studie einer britischen Firma für Beauty-Produkte, *This Works*, aus dem Jahr 2020 gaben über 25 Prozent der Befragten zu, dass Smartphone, Laptop und Fernsehen sie von Intimität ablenkten. Die meisten der unter 45-Jährigen nutzten im Bett vor dem Schlafengehen das Telefon, statt zu lesen, fernzusehen, zu kuscheln, sich zu unterhalten oder Sex zu haben. Gleichzeitig sagten 66 Prozent, dass sie meistens im Schlafzimmer Sex hatten.

Aufmerksam sein

Wenn unsere Smartphones uns so mit Beschlag belegen, übersehen wir es wahrscheinlich, wenn unser Gegenüber unsere Aufmerksamkeit zu wecken versucht, etwa durch Blickkontakt, Worte oder Berührungen. Fallen diese Gesten auf fruchtbaren Boden, können sie Begehren wecken. Beachten wir sie jedoch nicht, limitieren wir unser sexuelles Potenzial.

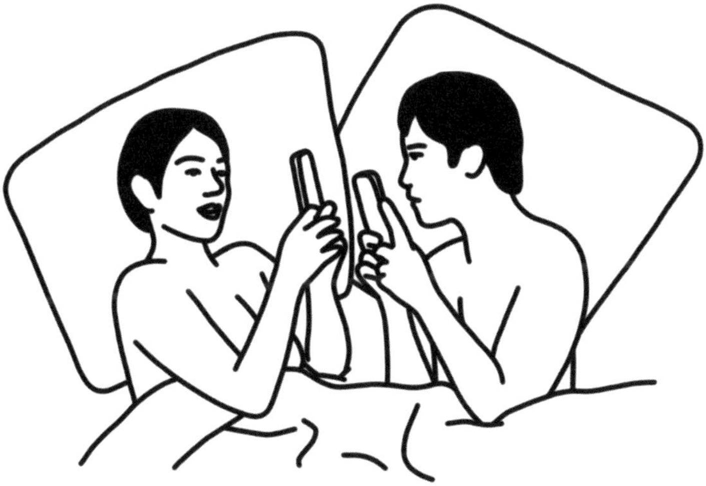

- Macht euch bewusst, wie oft ihr nach dem Smartphone greift, und versucht, es hinauszuzögern.
- Schaltet alle Geräte vor dem Zubettgehen ab. Legt die Telefone 30 Minuten vorher weg und widmet euch eurer unmittelbaren Umgebung.
- Vereinbart regelmäßige smartphonefreie Zeiten, z. B. beim Essen oder wenn ihr gemeinsam auf dem Sofa sitzt und redet. Wenn ihr die Ansprache von außen ausschaltet, könnt ihr im Hier und Jetzt sein, eure Verbundenheit spüren und Lust aufeinander bekommen.

Unbeabsichtigt wurden unsere Telefone zu Dauergästen in unserem Bett.

Kann eine Sexpause Begehren neu entfachen?

Eine Sexpause mag auf den ersten Blick keine gute Lösung sein, um abgeflautes Begehren neu zu entfachen. Doch manchmal ist es hilfreich, etwas zu verändern.

Ob nachlassendes Verlangen mit Angst vor bestimmten Aspekten sexuellen Erlebens zusammenhängt oder ob die Partner einfach unterschiedlich starkes Verlangen spüren (s. S. 136) – es kann schon genügen, auf einige Elemente des Sex zu verzichten, damit das Problem nicht eskaliert.

Ein anderer Ansatz

Die Sexualwissenschaftler Masters und Johnson entwickelten in den 1970er-Jahren für Menschen, deren Angst vor Penetration die Lust beeinträchtigte, eine Technik, die sie *sensate focus* nannten. Sie basierte auf der Idee, eine gewisse Zeit auf penetrativen Sex zu verzichten und sich ihm mit einer Reihe von Berührungen, einer Art Expositionsübungen in vivo, wieder anzunähern. Diese Methode wurde in der Sexualtherapie mit einigem Erfolg angewandt, zum Teil, weil sie Schritt für Schritt wieder zu lustvollen Berührungen und responsivem Verlangen hinführte. Kritisiert wurde jedoch, dass sie sich nicht für alle Menschen eignet, z. B. für Traumatisierte, die Berührungen als retraumatisierend empfinden könnten. Wichtig ist, dass es keine Einheitslösung gibt und jede Methode individuell verschieden wirkt.

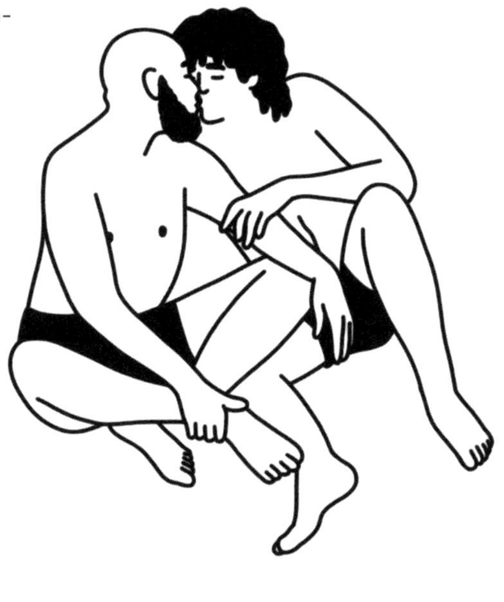

Neue Wege erkunden

Wenn du das Gefühl hast, dass dein Sexualleben einen Neustart braucht, kann der Grundgedanke von Masters und Johnson hilfreiche Anregungen liefern.

Wenn ihr beschließt, Sex einmal anders anzugehen als sonst, fühlt ihr euch vielleicht ermutigt, einander anders zu erkunden. Das gilt nicht nur, wenn der Geschlechtsverkehr eure vorherrschende Form von Sex ist, sondern für jede Technik, die euch zur Gewohnheit geworden ist. Oft sind unsere Vorstellungen von Sex gesellschaftlich geprägt. Überlegen wir uns Alternativen dazu, können wir neue Wege der Lust entdecken. Das zeigt uns auch, ob wir etwas nur aus Gewohnheit oder bewusst tun. Konzentrieren wir uns wieder ganz bewusst auf unser sinnliches Erleben statt darauf, wohin es führen könnte, steigert das unser Empfinden. Das fördert die Freisetzung von Dopamin im mesolimbischen System im Gehirn (s. S. 56), das Lernen belohnt. Viele Menschen regt es schon an, wenn sie auf gewohnte Sextechniken verzichten und sich vorübergehend an bestimmte Regeln halten sollen. Langsames Steigern von Verlangen und Begierde, lustvolles Necken und spielerische Berührungen können die Sinnlichkeit steigern und erregen, was Lust auf mehr Sex macht.

Dies gilt nicht nur für Sex in der Partnerschaft, sondern eröffnet auch dem Solosex neue Wege der Lust.

EINE EINFACHE ÜBUNG

Wenn ihr beide bereit seid, könnt ihr mit einer einfachen Übung neue Wege der Lust erkunden. Stellt einen Timer auf 20 Minuten. In dieser Zeit dürft ihr euch küssen, streicheln und necken, aber nur an Körperteilen, die normalerweise nicht mit Sex in Verbindung gebracht werden. Wenn der Timer abgelaufen ist, hört ihr auf – oder ihr macht weiter und konzentriert euch allein auf das, was sich gut anfühlt.

Ist Versöhnungssex besser?

Bei manchen Paaren kann ein Streit das Begehren anheizen und zu leidenschaftlichem Sex führen. Ob das bei euch funktioniert, hängt von euch und eurer Beziehung ab.

Konflikte und Meinungsverschiedenheiten in Beziehungen sind normal, denn die Partner sind Individuen, die sich gleichzeitig Abhängigkeit und Unabhängigkeit wünschen. Ob Versöhnungssex befriedigend ist oder gar eine Beziehung reparieren kann, hängt davon ab, ob er für beide Beteiligten den Konflikt lösen kann.

Für Paare, die es glücklich macht, eine Auseinandersetzung beizulegen und einen Riss zu kitten, kann Sex Teil der Versöhnung sein. Da sich beide wahrscheinlich in einem emotional aufgeladenen Zustand befinden, kann dieser die sexuelle Erfahrung verstärken und zu leidenschaftlicherem und intensiverem Sex führen (s. S. 157).

Versöhnungssex kann die Intimität auch vertiefen. Denn Konflikte – die eine Beziehung gefährden können – und deren Lösung können uns verletzlicher machen; infolgedessen können wir uns einander näher fühlen, weil wir unsere Probleme gemeinsam lösen.

Wenn es dir oder deinem Gegenüber jedoch schwerfällt, einen Konflikt beizulegen oder zu lösen, dann ist Versöhnungssex eher keine gute Idee. In dieser Situation neigen wir dazu, uns zurückzuziehen, anstatt aufeinander zuzugehen, und haben dann vermutlich keine Lust auf Sex. Versuchen wir, dennoch Verlangen aufzubringen, obwohl wir es eigentlich nicht wollen, erzeugt das eher Widerwillen, der dem Sexualleben und dem seelischen Wohlbefinden schaden kann.

Wichtig ist, dass Versöhnungssex immer einvernehmlich ist. Wird er jedoch zu einem Verhaltensmuster, ist er wohl eher ein Zeichen für eine wenig produktive Beziehungsdynamik. Dann solltet ihr vielleicht andere Möglichkeiten finden, um mehr Leidenschaft in euer Sexualleben zu bringen.

Bei Konflikten wird die Amygdala aktiviert, das Gefühlszentrum im Gehirn. Es löst den Kampf-oder-Flucht-Modus aus.

In diesem Zustand hoher Alarmbereitschaft werden die Stresshormone Adrenalin und Cortisol ausgeschüttet. Die Emotionen können sich verstärken oder außer Kontrolle geraten.

Leidenschaft und Emotionen sind ebenso bei der Liebe wie beim Streit im Spiel.

Stresshormone beeinflussen auch unseren Körper: Sie erhöhen die Herzfrequenz, die Temperatur und die Durchblutung, um uns für Aktivität bereit zu machen.

Dieser gesteigerte Zustand erzeugt Anspannung und Leidenschaft.

Es kann zum Erregungstransfer kommen, das heißt, man wechselt von einem Erregungszustand zu einem anderen. Das kann zu intensivem und leidenschaftlichem Versöhnungssex führen.

Alternativ kann erhöhte Anspannung auch als Lustbremse wirken (s. S. 158). Bei solchen Paaren muss jeder Konflikt gelöst sein, bevor sie an Sex denken können.

Was törnt uns an oder ab?

Die Lust jedes Einzelnen auf Sex wird von unzähligen Faktoren beeinflusst, die das Verlangen und damit die Erregung hemmen oder anregen können. Das zeigt, dass es beim Sex keine Norm gibt.

In den 1990er-Jahren entwickelten die Sexualwissenschaftler Erick Janssen und John Bancroft vom *Kinsey Institute*, einem Forschungszentrum für menschliche Sexualität, das »duale Kontrollmodell der sexuellen Reaktion«. Es erklärte, wie Verlangen durch äußere Faktoren geweckt oder gehemmt wird, und erweiterte so unser Verständnis der Erregung über das rein Biologische hinaus.

Diesem System der sexuellen Hemmung und Erregung zufolge werden sexuelle Reaktionen im Wesentlichen durch eine »Bremse« und ein »Gaspedal« gesteuert, deren Sensibilität bei jedem Menschen verschieden ist. Es gibt eine große Spannbreite, da Gedanken, Aufmerksamkeit, Erinnerungen, äußere Umstände und Stimulierung Hemmung und Erregung beeinflussen. Das System wird vom Gehirn gesteuert, das ständig den Input aus der Umgebung bewertet. Es beeinflusst unser Denken und Fühlen und stellt fest, ob der Zeitpunkt für Erregung gut ist.

Begehren im Kontext

Das duale Modell von Janssen und Bancroft besagt, dass wir bei Erregung das eine Pedal betätigen und das andere inaktiv lassen, wie Bremse und Gaspedal beim Auto. Das erklärt, warum jemand Lust auf Sex verspüren kann, aber sofort abschaltet, wenn der Partner einen bestimmten Körperteil berührt, der seine Bremse aktiviert. Oder warum man in einem bestimmten Kontext leichter erregbar ist: Wenn z. B. Mitbewohner oder Kinder nicht zu Hause sind, drückt dies aufs Gaspedal. Wir verstehen leichter, warum wir Mühe haben können, in Gang zu kommen, oder zu Beginn neutral oder ambivalent sind: Unser Verstand verarbeitet das Geschehen.

Dieses preisgekrönte wissenschaftliche Modell wird weltweit in der Sexualforschung eingesetzt. Es zeigt, dass es zwar universelle Aspekte der Sexualität, ihrer Funktionen und des Verhaltens gibt, wir aber immer auch die individuelle Person berücksichtigen müssen.

Bremse und Gaspedal erkennen

Das duale Kontrollmodell zeigt uns, wie sehr die Kenntnis unserer sexuellen Vorlieben uns helfen kann, unser Sexualleben zu verstehen, vor allem, wenn wir Schwierigkeiten haben, erregt zu werden, und daran schier verzweifeln. So erkennst du, was dich bremst und was dich antörnt:

- Gibt es einen Körperteil, dessen Berührung dich sofort für Sex offener macht?
- Fühlst du dich in bestimmten Situationen entspannter, z. B. wenn das Licht an- oder ausgeschaltet ist oder wenn Musik läuft?
- Lässt du dich beim Sex sehr leicht von Geräuschen oder der Umgebung ablenken?
- Lässt du dich leichter von jemandem erregen, der dir nahesteht, oder von einer Person, die du nicht so gut kennst?
- Beeinträchtigen Stress oder Sorgen dein Interesse am Sex, ob allein oder zu zweit?

Diese Fragen mögen offensichtlich erscheinen, aber alle diese Faktoren lenken uns vom Hier und Jetzt ab. Indem wir aufmerksam sind und unseren Vorlieben mehr Raum geben, können wir unsere Bremsen lockern.

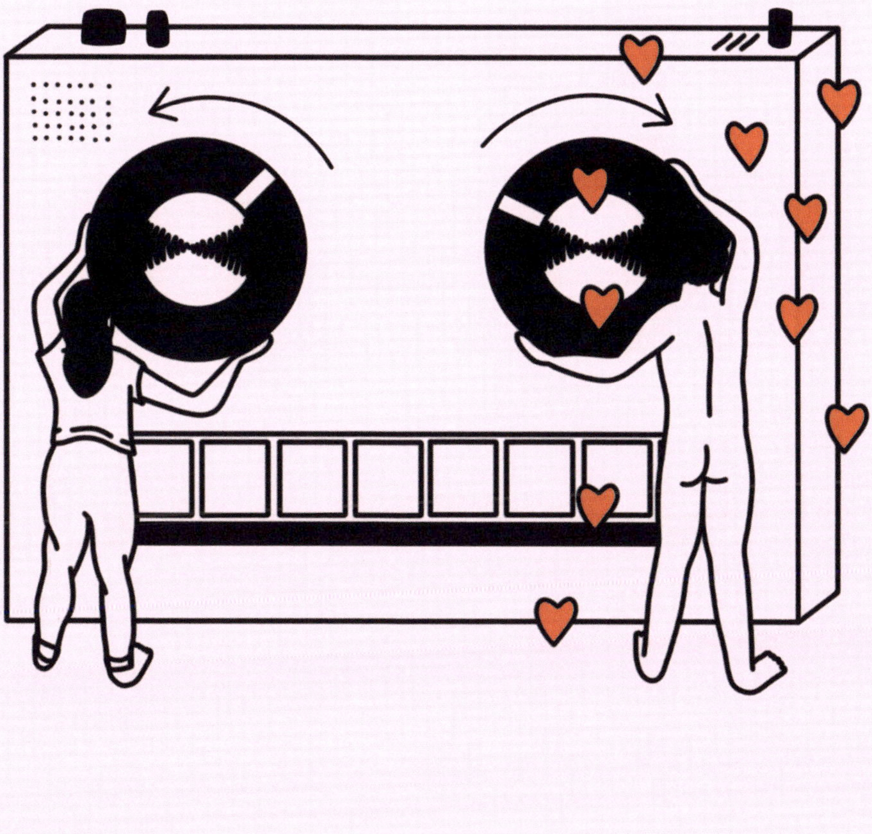

Warum bin ich erregt, ohne zu begehren?

Wenn subjektives Verlangen – unsere Emotionen oder unsere Psyche – und körperliche und physiologische Erregung nicht übereinstimmen, kann das sehr verwirrend sein.

Das Gefühl, dass Körper und Psyche gerade nicht dasselbe wollen, ist sehr verbreitet. Emily Nagoski prägte dafür in ihrem Buch Come as You Are (dt. *Komm, wie du willst,* 2015) den Begriff »nicht übereinstimmende Erregung«. Sie kann auftreten, wenn unser Körper Anzeichen von Erregung zeigt, wir aber emotional nicht auf Lust eingestellt sind; oder wenn wir umgekehrt zwar Begehren verspüren, unser Körper aber nicht erregt ist.

Nicht übereinstimmende Erregung kann in Situationen wie medizinischen Untersuchungen auftreten, körperliche Reaktionen wie erhöhte Lubrikation oder eine Erektion sind möglich, ohne dass man an Sex denkt. Das Gehirn hat das Geschehen, z. B. eine Berührung, zwar als sexuell relevant kodiert, aber man fühlt sich von der Person, die einen berührt hat, nicht psychisch erregt oder angezogen. Es ist eine unwillkürliche, automatische körperliche Reaktion auf Berührung. Wenn man es mit dem dualen Kontrollmodell (s. S. 158) formulieren will: Das Gehirn hat die Bremse gedrückt. Das erklärt, warum Opfer sexueller Übergriffe manchmal sagen, dass sie physiologische Erregungsreaktionen hatten, obwohl sie sich in einer traumatischen, nicht einvernehmlichen Situation befanden und kein subjektives sexuelles Verlangen verspürten. Ihr Körper reagierte physiologisch auf eine Weise, die außerhalb ihrer Kontrolle lag. Frühere Traumata können auch dazu führen, dass das Gehirn Sex als gefährlich, schmerzhaft oder bedrohlich einstuft. Das kann die Erregung erschweren, selbst in einem Kontext, der als positiv empfunden wird.

Dies unterstreicht, wie wichtig es ist, über Sex zu sprechen – Anzeichen von Erregung, wie z. B. vaginale Feuchtigkeit, bedeuten keine Zustimmung, wenn diese nicht klar kommuniziert wurde. Im Allgemeinen empfängt unser Gehirn viele sexuell relevante Signale aus unserer Umgebung, und diese sind oft zahlreicher als das, was eine Person subjektiv als erregend empfindet.

Erregungsübereinstimmung bei Frauen

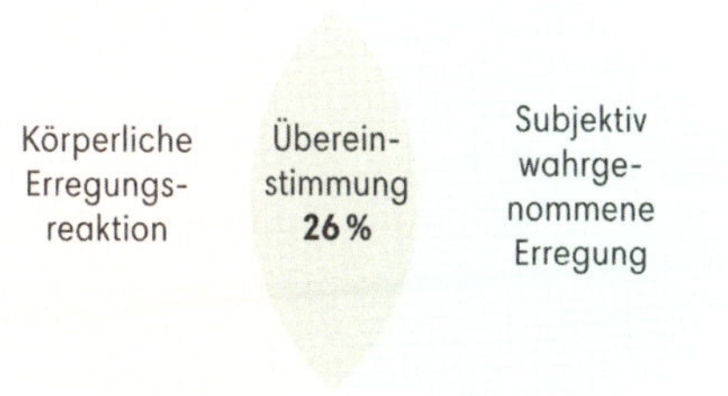

Erregungsübereinstimmung bei Männern

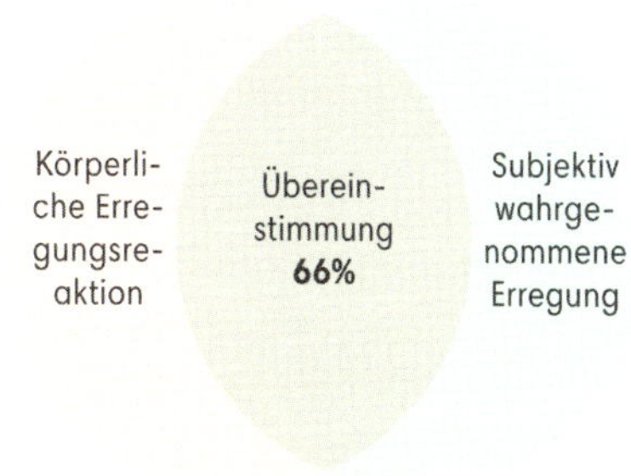

Ungleiche Reaktion

Nicht übereinstimmende Erregung kann zu Verwirrung und Verstimmung führen, wenn wir uns in einer sexuellen Situation befinden, in der wir zwar Begehren verspüren, aber unser Gehirn die körperliche Erregung verhindert. Faktoren wie Stress und Ablenkung können unsere Erregungsübereinstimmung stören, sodass wir körperlich nicht auf Sex vorbereitet sind. In Lebensphasen wie der Menopause, in der ein niedriger Östrogenspiegel vaginale Trockenheit verursachen kann, driften die sexuellen Reaktionen von Körper und Psyche bisweilen auseinander. Wissen wir das nicht, kommt es schnell zu Selbstkritik oder Selbstvorwürfen.

Wenn wir jedoch unseren Körper kennen, können wir Maßnahmen treffen, z. B. Gleitmittel verwenden oder unsere Aufmerksamkeit durch achtsamkeitsbasierte Techniken auf unser Empfinden lenken (s. S. 180), um subjektive und körperliche Erregung besser in Einklang zu bringen.

SEXUELLE ÜBEREINSTIMMUNG VON PSYCHE UND KÖRPER

In einer bahnbrechenden Studie aus dem Jahr 2010, die von der Psychologin Meredith Chivers geleitet wurde, wiesen Männer eine höhere Übereinstimmung zwischen genitaler Reaktion und psychischem Verlangen nach Sex auf als Frauen: 66 Prozent bei Männern im Vergleich zu 26 Prozent bei Frauen. Ein möglicher Grund dafür ist, dass die körperliche Erregung bei Männern deutlicher ist, was in ihnen schneller ein entsprechendes Verlangen wecken könnte.

Kann ich meine Erregung bewusster spüren?

Erregung bewusst wahrzunehmen ist wichtig für das sexuelle Erleben, denn unsere Wahrnehmung verleiht dem Begehren Bedeutung und steigert unser Verlangen nach Sex.

Wenn du dir Zeit nimmst, herauszufinden, was du magst, kann dir das helfen, dich auf dein Empfinden zu konzentrieren und Selbstkritik an den Reaktionen deines Körpers zu vermeiden, die dem Sex oft im Weg steht.

Orte der Erregung erspüren

Die folgende Übung verbessert deine Selbstwahrnehmung. Mach sie gern regelmäßig. In deinem Lustempfinden kannst du so weit gehen, wie du möchtest. Du hast kein Ziel, nur die Absicht, deinen Körper zu erkunden und dir bewusst zu werden, wie du Erregung erlebst und wie sie dein Verlangen steigert.

- **Du trägst, was dir gefällt** – Kleidung, Unterwäsche oder gar nichts – und sitzt oder liegst an einem bequemen Ort, wo du dich entspannen kannst. Überlege, was du für guten Sex brauchst (s. S. 163), und lass dich von Musik, Licht oder Temperatur sinnlich anregen. Erlaubt ist alles, was deine Lustbremse löst (s. S. 158).
- **Nun atmest du tief und kontrolliert** ein und aus, um deinen ganzen Körper zu spüren. Das regt den Parasympathikus an und fördert so die Entspannung. Dazu zählst du beim Einatmen bis vier, hältst dann die Luft auf vier an, atmest auf vier aus und zählst noch einmal bis vier. Auf diese Weise nimmst du drei bis vier tiefe Atemzüge. Konzentriere dich auf den Weg deines Atems, wie er durch Nase und Mund einströmt, durch den Körper fließt und dann wieder ausströmt. Mach dir bewusst, welche Teile des Körpers sich beim Atmen bewegen, nimm wahr, wo deine Hände liegen, wie du sitzt oder liegst und welche Empfindungen du hast.
- **Wenn du bereit bist,** legst du deine Hände auf den Kopf und hältst sie dort. Wenn du es möchtest, streichst du dir über den Kopf und die Haare, dann über Gesicht, Ohren und Hals, mit dem Druck und in der Weise, die dir gefällt. Erkunde dich und lass dich von deiner Lust, deinen Gefühlen und Gedanken leiten, denn diese sind es, die uns den Sex erlauben oder ihn einschränken.
- **Während dich deine Berührungen** den Körper hinabführen, variiere sie – streiche mit den Fingerspitzen oder der flachen

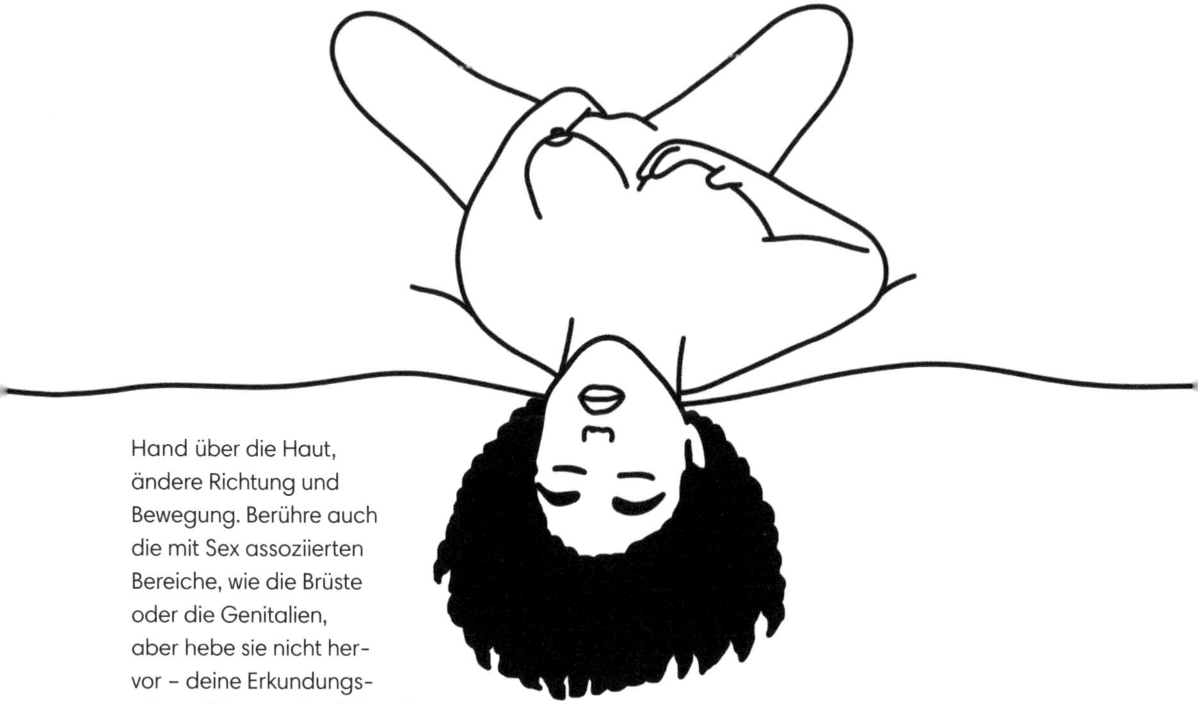

Hand über die Haut, ändere Richtung und Bewegung. Berühre auch die mit Sex assoziierten Bereiche, wie die Brüste oder die Genitalien, aber hebe sie nicht hervor – deine Erkundungsreise erfolgt von Kopf bis Fuß.
- **Fühlst du dich abgelenkt,** überlege, warum dies in einer Situation ohne Druck oder Erwartungen der Fall ist. War eine bestimmte Stelle oder Berührung die Ursache? Welche Bereiche fühlen sich gut an, welche törnen dich ab? Was geht in deinem Kopf und mit deinen Gefühlen vor? Vermeidest du Stellen aus Gewohnheit? Das Kartieren unserer Empfindungen kann uns erkennen lassen, was wir unbewusst tun, oft, weil wir unserem Körper gegenüber zu kritisch sind. Unser Selbstbild oder Scham können verhindern, dass wir ganz im Augenblick sind. Das zu erkennen und uns auf unser Empfinden zu konzentrieren, hilft uns, negative Gedanken loszulassen und Lust voll und ganz zu genießen.

WAS WIR FÜR GUTEN SEX BRAUCHEN

Bestimmte Bedingungen bringen psychische und körperliche Erregung in Einklang (s. S. 160). In ihrem Buch *Mind the Gap* nennt Dr. Karen Gurney drei Dinge, die guten Sex fördern:

- Psychische Erregung – entspannt und psychisch angetörnt sein
- Genuss durch physische Berührung
- Im Augenblick sein – ohne Ablenkung

In einer perfekten Welt wären all diese Faktoren ideal und würden uns maximale Lust bereiten. Meistens ist dies jedoch nicht der Fall. Doch zu wissen, wie sehr sie die Lust beeinflussen, ermöglicht uns, unser Begehren zu lenken oder beim Partnersex unterschiedlich starkes Verlangen auszugleichen.

Spielt es eine Rolle, wer den Sex initiiert?

Die meisten Paare entwickeln Gewohnheiten dafür, wie sie Sex beginnen – oft mit speziellen Signalen oder sprachlichen Codes. Doch wo sich Muster festsetzen, können Probleme entstehen.

In heterosexuellen Beziehungen sind Normen darüber, wer den Sex initiiert, oft in den Geschlechterrollen fest verankert. Die gängige Annahme lautet, dass Männer initiieren und Frauen reagieren oder dass Männer mehr an Sex denken und ihn daher von Natur aus eher initiieren.

Narrative rund um das Testosteron nähren die Vorstellung, dass spontanes Begehren (s. S. 130) bei Menschen mit Penis stets dominanter ist als bei Menschen mit Vulva. Das entspricht jedoch nicht den Tatsachen und ist nicht auf alle Menschen anwendbar. Diese Behauptung kann Erwartungen wecken und Vorstellungen schüren, wie Sex sein sollte, selbst wenn das auf uns nicht zutrifft. Sätze wie »Wenn ich den Sex nicht initiiere, wird er nie stattfinden.« oder »Du küsst mich nur oder kommst zu mir, wenn du Sex willst.« sind in Gesprächen, in denen Sex zum Streitthema geworden ist, alltäglich.

Rollentausch ausprobieren

Die Untersuchung verschiedener Beziehungsmodelle liefert interessante Statistiken und kann uns dazu ermutigen, aus angenommenen Rollen auszubrechen, die uns einschränken. Bei einer Umfrage in den USA mit 4175 Teilnehmern im Jahr 2018 gaben 28 Prozent der heterosexuellen Frauen an, dass sie oft oder immer den Sex initiieren, gegenüber 50 Prozent der heterosexuellen Männer. Bei homo- und bisexuellen Paaren, die sich mit geringerer Wahrscheinlichkeit an Geschlechternormen orientieren, wird Sex von beiden Partnern fast gleich oft initiiert.

Interessanterweise war die Zahl der heterosexuellen Frauen, die den Sex initiierten, deutlich erhöht, wenn sie ihr Sexualleben durch Fantasien bereicherten, nämlich um 25 Prozent, was darauf hindeutet, dass Fantasien ihnen halfen, sich von Erwartungen an Geschlechterrollen zu befreien.

NEUE ROLLEN

- Probiert neue Signale aus. Das können Andeutungen, sexy Nachrichten oder Berührungen sein. Ändert die Signale, mit denen ihr den Partner zum Sex einladet, um Rollenwechsel auszuprobieren.
- Sprecht darüber. Versucht zu verstehen, was die andere Person denkt und ob sie falsche Vermutungen anstellt. Fragt euch z. B.: »Was können wir/kann ich tun, damit es mir/dir leichter fällt, die Initiative zu ergreifen?«

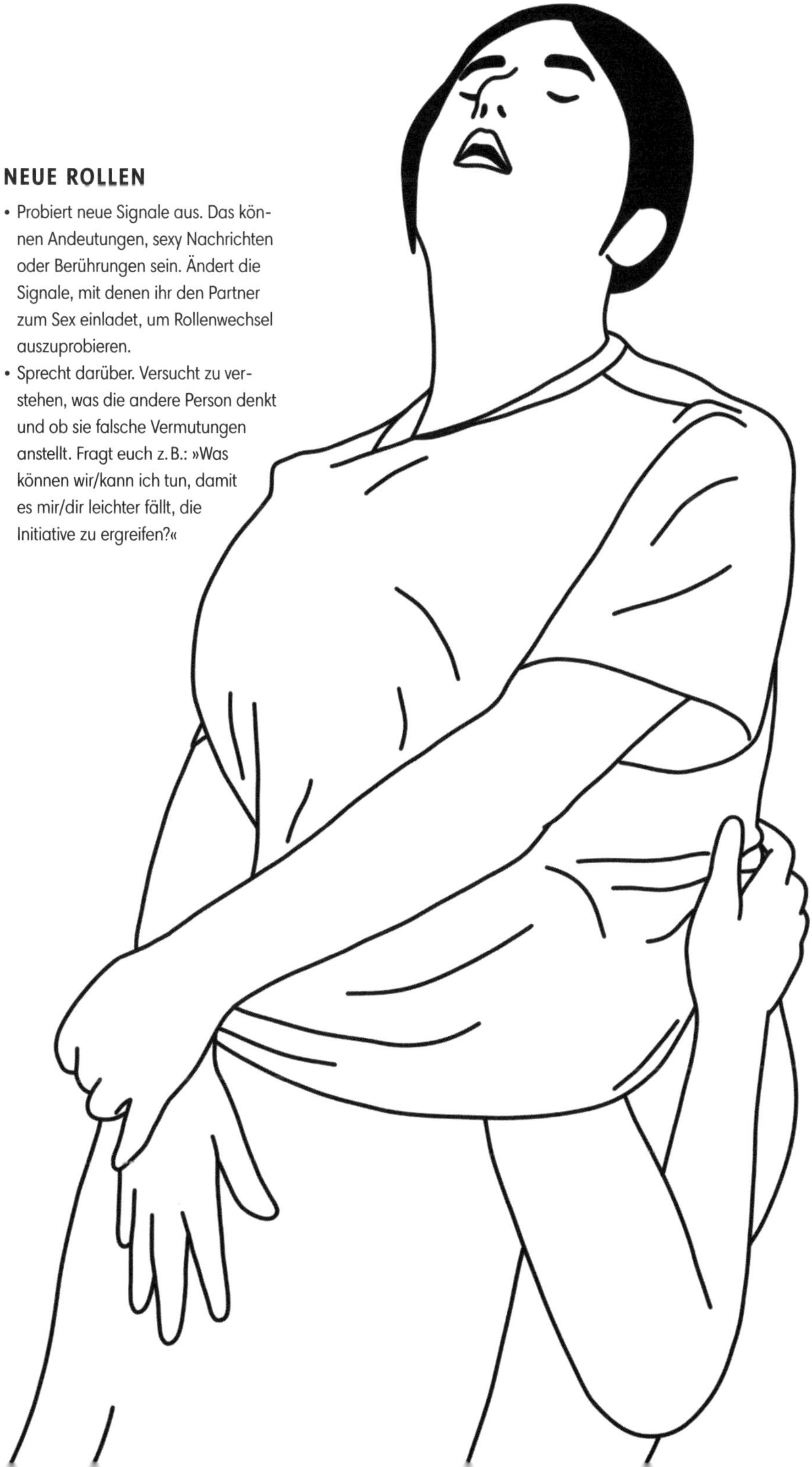

Kann ich Nein sagen, ohne den Partner zu verletzen?

Oft vermeiden wir Intimität und alles, was zu Sex führen könnte, weil wir dem Partner etwas vormachen würden, um seine Erwartungen zu erfüllen.

Haben wir keine Lust auf Sex, spüren wir oft instinktiv, dass wir nicht in Stimmung sind. Egal, warum du in einem bestimmten Augenblick keinen Sex haben willst – du hast immer das Recht, Nein zu sagen. Kommunikation ist in jedem Szenario mit einem Partner oder einer Partnerin wichtig. Bei gegenseitigem Respekt kann es das Vertrauen und das Verständnis füreinander stärken, wenn man einen Weg findet, Nein zu sagen, ohne dass sich das Gegenüber zurückgewiesen fühlt.

Die Forschung hat 237 Gründe gefunden, warum Menschen Sex haben. Wenig überraschend ist das Motiv nicht immer Verlangen (s. S. 42). Beim Sex kann es um Lust auf sexuelles Vergnügen gehen, muss es aber nicht; wir können uns auch Nähe wünschen oder einfach nur besseren Schlaf. Was auch immer die Gründe sein mögen: Manchmal stellen wir fest, dass Offenheit bei uns responsives Verlangen weckt, sodass wir in den Genuss sexuellen Erlebens kommen (s. S. 167 und S. 130).

EIN SANFTES NEIN

- Sei klar. Weiß der Partner nicht, woran er ist, nährt das Spekulationen. Sag deutlich, was du gern möchtest, z. B.: »Ich habe heute Abend keine Lust auf Sex, würde aber gern im Bett kuscheln und einen Film anschauen.«
- Höre dir die Antwort aufmerksam an, damit der Partner sich wahrgenommen fühlt. Sätze wie: »Ich verstehe deine Gefühle, aber ich bin nicht in der richtigen Stimmung.«, zeigen dem Partner, dass du auf ihn eingehst.
- Wenn du bereit bist, etwas auszuprobieren, aber erst mal sehen möchtest, wie es läuft, sage das. Unter Druck etwas zu tun, kann eine Stressreaktion auslösen. Kommunizierst du umgekehrt deine Gefühle, kannst du dich frei fühlen, dich auf den Moment einzulassen und responsives Verlangen zuzulassen.
- Begegne dem Partner mit Verständnis und Liebe und erkläre, dass Nein zum Sex nicht Nein zu ihm bedeutet. Sex ist eine gemeinsame Erfahrung und ein Teil der Beziehung, der ständig neu ausgehandelt werden muss.

KOMMUNIKATION = VERSTÄNDNIS
Wenn wir lernen, einander unsere Bedürfnisse mitzuteilen, können wir Verständnis füreinander entwickeln, Verletzungen vermeiden und uns auch die Freiheit geben, responsivem Verlangen nachzugeben.

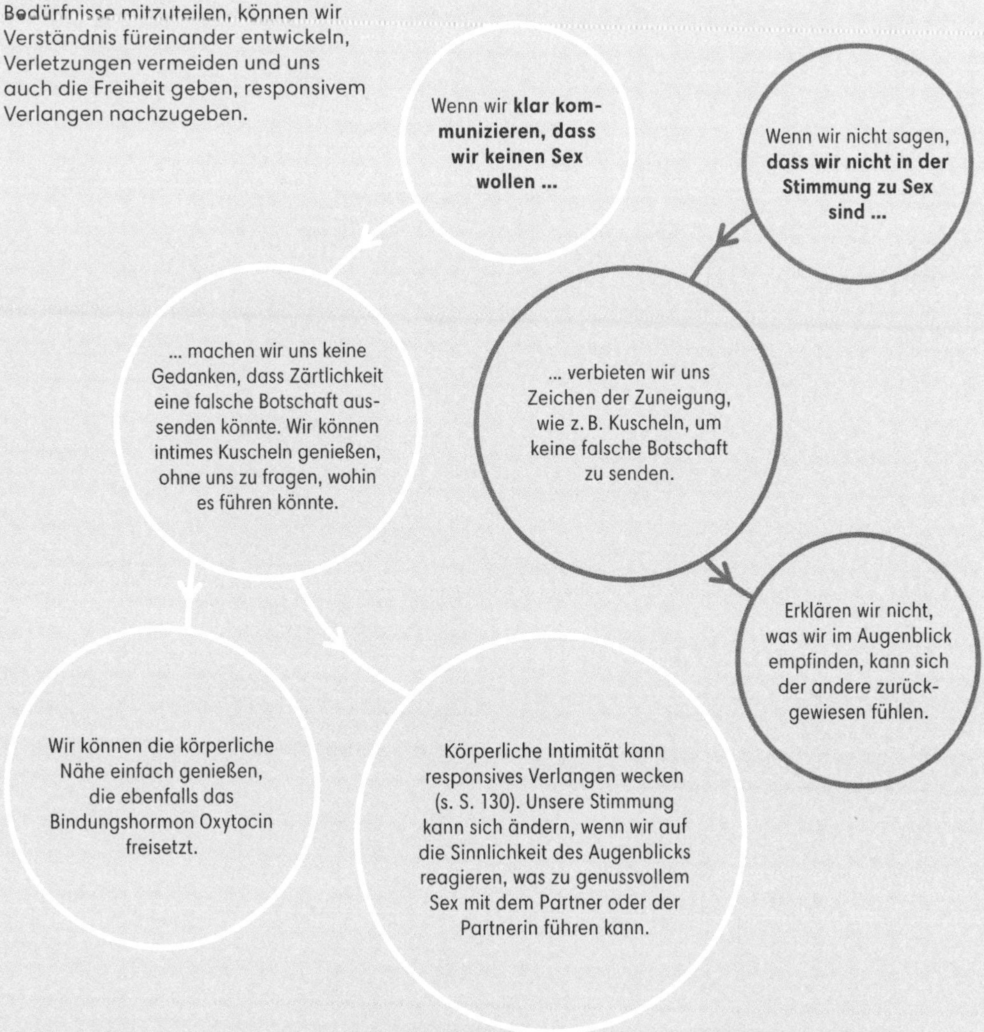

Klare Kommunikation verhindert, dass wir falsch verstanden werden, was dem Vertrauen schaden könnte.

Erwartungen
&
Realität

Beim Sex verspüren wir oft eine Kluft zwischen unseren realen Erfahrungen und Dingen, die wir für ideal halten. Erschwerend kommt hinzu, dass der Sex, den wir in den Medien sehen, mit unseren Erfahrungen meist nicht übereinstimmt. Diese Diskrepanzen überbrücken wir oft mit falschen Annahmen über Sex, was die Dinge zusätzlich verkompliziert. Wir sehen unsere Gedanken und Gefühle über Sex als Tatsachen an, mit der Folge, dass viele von uns in unbefriedigenden sexuellen Mustern gefangen sind. Wenn wir besser informiert sind, kann uns das helfen, unsere Komfortzone zu verlassen und unsere sexuelle Zufriedenheit zu steigern.

Warum kommt mein Partner öfter?

Kommen die Partner unterschiedlich häufig zum Orgasmus, was gemeinhin als »Orgasmuslücke« bezeichnet wird, ist das für beide von Nachteil.

Dass ein Orgasmus ausbleibt, kann jedem passieren. Doch bei heterosexuellen Partnern ist die Kluft zwischen Mann und Frau am größten: Männer haben durchweg öfter einen Orgasmus als Frauen. Dieser *orgasm gap* wurde schon früh in der modernen Sexualforschung festgestellt: 1953 gab der Kinsey-Report *Das sexuelle Verhalten der Frau* an, dass nur 64 Prozent der Frauen vor ihrer Heirat zum Höhepunkt gekommen waren, jedoch 100 Prozent der Männer. Weitere Studien zeigten, dass Frauen beim Sex mit Männern durchweg seltener zum Orgasmus kamen als ihre Partner. Der Forschung zufolge verringert sich dieser Unterschied drastisch oder verschwindet ganz, wenn Frauen masturbieren oder gleichgeschlechtliche Erfahrungen machen.

95 Prozent der heterosexuellen Männer gaben an, bei sexueller Intimität mit einer Partnerin meistens oder immer einen Orgasmus zu erleben.

89 Prozent der schwulen Männer gaben an, bei sexueller Intimität mit einem Partner meistens oder immer einen Orgasmus zu erleben.

DIE ORGASMUSLÜCKE

In einer Studie aus dem Jahr 2017 wurde die Orgasmushäufigkeit von Menschen verschiedener sexueller Orientierung einen Monat lang verglichen. Heterosexuelle Frauen hatten die niedrigste Rate. Frauen kamen am ehesten durch Oralsex, manuelle Stimulation der Klitoris und intensives Küssen zum Orgasmus.

Falsches Narrativ

Die Sexualtherapeutin Dr. Laurie Mintz, Autorin des Buches *Becoming Cliterate* (dt. *Richtig kommen),* vertritt die Ansicht, dass einer der Hauptgründe für die Orgasmuslücke mangelnde Aufklärung darüber ist, wie weibliche Lust entsteht. Der frühere Fokus auf den vaginalen Geschlechtsverkehr hat die sexuelle Lust des Mannes über die der Frau gestellt. Weil ausschließlich Geschlechtsverkehr als Sex verstanden wurde und man die Begriffe austauschbar verwendete, hat man die klitorale Stimulation vernachlässigt. Das Narrativ entstand, dass Menschen mit Vulva schwieriger zum Orgasmus kommen – obwohl eine höhere Orgasmusrate bei lesbischen und bisexuellen Frauen in Studien gezeigt hat, dass die Klitorisstimulation häufiger zur Befriedigung führt. Die Überzeugung, dass Lusterfahrung mit einer Vulva schwierig ist, kann den Sex beeinflussen: Wir konzentrieren uns weniger auf die Lust und gehen davon aus, dass ein Orgasmus meist nicht erreichbar ist – Sex wird als oft unbefriedigend angesehen, der Orgasmus als Bonus.

Lebt ein Partner seine Lust nicht voll aus, kann das für beide frustrierend sein. Wenn wir unseren Körper kennen und über unsere Lust sprechen, können wir diese Lücke schließen und alle befriedigenderen Sex haben.

Wenn wir »Vagina« statt »Vulva« sagen, ignorieren wir die Klitoris, eines der wichtigsten Organe für die weibliche Lust.

88 Prozent der Lesben gaben an, bei sexueller Intimität mit einer Partnerin meistens oder immer einen Orgasmus zu erleben.

66 Prozent der bisexuellen Frauen gaben an, bei sexueller Intimität mit einem Partner oder einer Partnerin meistens oder immer einen Orgasmus zu erleben.

65 Prozent der heterosexuellen Frauen gaben an, bei sexueller Intimität mit einem Partner meistens oder immer einen Orgasmus zu erleben.

Ist es schlimm, einen Orgasmus vorzutäuschen?

Dem Partner einen Orgasmus vorzutäuschen mag harmlos klingen, kann sich aber auf unser Sexualleben auswirken – die vermeintliche Lösung kann langfristig Probleme bereiten.

Nicht nur heterosexuelle Frauen täuschen dem Partner beim Sex einen Orgasmus vor, auch wenn sie dies statistisch häufiger tun. In einer US-Studie hatten 58 Prozent der Frauen schon mal einen Orgasmus vorgetäuscht, in einer anderen Studie betraf dies auch 28 Prozent der Männer beim penetrativen vaginalen Sex.

Warum faken wir Orgasmen?

Folgende Gründe werden häufig angegeben:

- **Um den Partner nicht zu verletzen.** Frauen fühlen sich oft für die Gefühle ihrer Partner verantwortlich. In einer YouGov-Umfrage von 2022 gaben 56 Prozent der Frauen an, es ihrem Partner recht machen zu wollen, gegenüber 42 Prozent der Männer. Viele faken den Orgasmus regelmäßig, weil sie befürchten, dass ein Geständnis das Vertrauen zerstört. Schuldgefühle bauen sich auf, aktivieren die Amygdala, das emotionale Zentrum im Gehirn, und es bildet sich ein schwer zu durchbrechendes Muster.
- **Wir glauben, dass es an uns liegt,** wenn wir keinen Orgasmus bekommen. Selbstkritik löst Scham aus, die wir verinnerlichen.
- **Wir wollen nicht, dass der Partner denkt,** wir seien »schlecht beim Sex«, oder dass unser »Versagen« seine Gefühle für uns beeinflusst.
- **Um den Sex abzuschließen.** Tief verwurzelte Narrative lassen uns glauben, dass erfolgreicher Sex mit einem Orgasmus endet.

Dieses Verhalten ist jedoch falsch. Wenn wir der Lust unseres Gegenübers den Vorrang geben, erwarten – und bekommen – wir für uns weniger. Das dämpft unsere Lust auf Sex. Auch bestätigen wir so den Mythos, dass Menschen mit Vulva beim penetrativen Sex leicht zum Höhepunkt kommen. Wenn ein Partner glaubt, dass er uns befriedigt hat, wiederholt er sein Verhalten. Er hält es für erfolgreich, obwohl es uns eigentlich kein echtes Vergnügen bereitet.

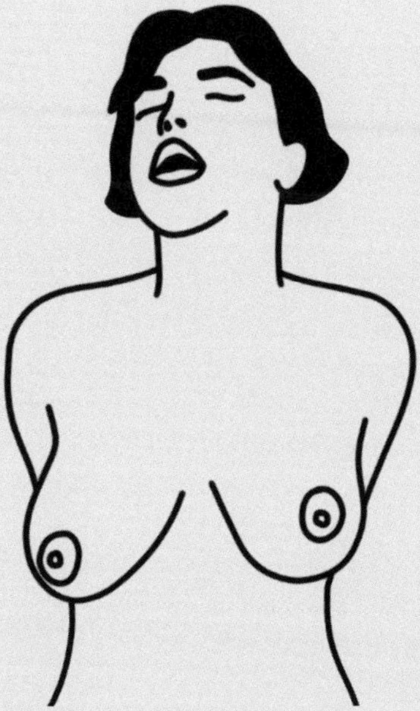

Die Orgasmuslücke schließen

Sex ist in vielerlei Hinsicht gut – der Orgasmus ist nur ein Aspekt. Was dem Höhepunkt oft im Weg steht, ist unsere Fokussierung darauf. Wenn du Probleme hast, zum Orgasmus zu kommen, kannst du Folgendes ausprobieren:

- **Finde heraus, was sich gut anfühlt,** und denke daran, dass das subjektiv ist. Sich mit dem eigenen Körper vertraut zu machen und dem Gegenüber zu zeigen, was man mag, sollte lustvoll sein und nicht ein Zeichen für mangelnde Fähigkeiten.
- **Stelle klar, statt zu mutmaßen.** Sei neugierig, frage die Partnerin, was sie mag, und teile mit, was dich erregt. Das kann selbstbewusst machen und zu höchst vergnüglichem Sex in der Partnerschaft führen.
- **Verfolge den Orgasmus nicht als Ziel.** Sex kann auch ohne Höhepunkt sehr lustvoll sein, aber wenn wir uns auf den Orgasmus fixieren, setzen wir uns selbst unter Druck. In anderen Kontexten, z. B. bei einem Termin im Job, kann etwas Druck uns vielleicht zu Leistung anspornen. Beim Sex jedoch lenkt Druck uns ab und verhindert, dass wir die Erregung wahrnehmen, die zu einem Orgasmus führen kann. Praktiken wie achtsamer oder tantrischer Sex (s. S. 180) konzentrieren sich auf das sexuelle Erleben und nicht auf ein erwünschtes Ergebnis.

Warum wirkt Sex im Film oft so aufregend?

Oft nehmen wir unseren eigenen Sex ganz anders wahr als die Szenen, die wir in den Medien sehen. Allerdings ist die Inszenierung von Sex im Film oft sehr irreführend.

Wenn man keine gute Sexualbildung bekommen hat, bleiben viele Fragen zu Sex offen. Auch wenn heute mehr über Sex geredet wird, treibt uns Neugier oft dazu, aus Quellen wie Filmen oder Pornografie außerschulische Sexualbildung zu erwerben.

Doch Sex in Film und Pornografie hat nicht zum Ziel, Wissen zu vermitteln. Das ist uns eigentlich klar, aber trotzdem beeinflusst er unsere Vorstellung von Sex, wenn anderes Informationsmaterial fehlt. Mit dem Aufkommen der Smartphones im Jahr 2017 wurde insbesondere jungen Menschen der Zugang zu Pornos ungemein erleichtert. Unser Bildungswesen tut sich schwer, über die manipulierte Darstellung von Sex in den Medien aufzuklären. Über Pornografie-Kompetenz zu sprechen – und damit zu akzeptieren, dass viele junge Menschen Pornos ansehen – kann dazu anregen, über das Gesehene kritisch nachzudenken.

Weit von der Realität entfernt

Bei der Darstellung von Sex in den Medien kommt es darauf an, was vor der Kamera gut aussieht. Das entspricht nicht unbedingt dem, was sich in der Realität gut anfühlt. Sex in den Medien spiegelt in der Regel nicht wider, was im echten Leben nicht perfekt läuft: Dinge wie unvorhergesehene Körpergeräusche, eine unbequeme Position oder Ablenkung durch SMS kommen quasi nicht vor.

Stattdessen ist der Sex in Filmen oder Pornos fast immer spontan, beide Partner haben gleichzeitig Lust auf Sex, die Penetration scheint der beste Weg zum Orgasmus zu sein, die Lust ist sofort da, und die Partner kommen gleichzeitig zum Höhepunkt. Außerdem sind die Stellungen häufig unrealistisch und im wirklichen Leben nur schwer realisierbar, die Penetration erfolgt in bizarren Winkeln, um auf dem Bildschirm gut auszusehen.

Viele Leute ahmen den Sex nach, den sie in den Medien sehen, weil sie glauben, dadurch über spezielles Wissen oder Know-how zu verfügen. Doch ironischerweise hat das oft den gegenteiligen Effekt. Der beste Weg für eine erfüllende sexuelle Begegnung besteht darin, selbst herauszufinden, was uns gefällt.

Medienproduktionen profitieren zunehmend vom Einsatz von Intimitätskoordinatoren. Sie sorgen für angenehme Bedingungen für die Darsteller sowie für realistisch aussehenden Sex, sodass der Zuschauer dranbleibt und nicht denkt: »Bei mir ist das ganz anders!«

Positive Aspekte

Die positive Seite der Pornografie ist, dass sie Menschen ein Gefühl von Zugehörigkeit und Sicherheit vermitteln kann. So können Personen, die ihre sexuellen Vorlieben im Mainstream nicht vertreten sehen, online Gleichgesinnte finden und sich ihnen zugehörig fühlen (s. S. 60). Anderen kann die Pornografie helfen, ihre Sexualität und ihre Vorlieben zu akzeptieren und ihre Scham zu überwinden. Menschen, die sich isoliert fühlen, können über das Internet eine Gemeinschaft bilden.

INTIMITÄTSKOORDINATOREN

Das Berufsbild der Intimitätskoordinatoren in der Filmindustrie ist ein großer Fortschritt. Sie verantworten die Choreografie von Sexszenen, sodass sie lebensechter wirken, prüfen das Einverständnis der Darstellenden und vermitteln zwischen ihnen und den Regisseuren, um die Sicherheit der Darstellenden zu gewährleisten.

Warum ist über Sex zu reden oft tabu?

Zwar hat sich die Art, wie wir über Sex sprechen, in den letzten Jahrzehnten stark verändert, doch normale Gespräche über Sex sind in unserer Alltagssprache immer noch nicht möglich.

Auch heute noch werden Menschen, die beruflich mit Sex zu tun haben oder in der *Sexual-Wellness*-Branche tätig sind, schief angesehen und nicht auf eine Stufe mit anderen Gesundheitsexperten gestellt. Gespräche über Sex gelten von Natur aus als sexualisiert oder sexualisierend, was ein weiterer Grund dafür ist, warum wir das Thema Sex in Gesellschaft lieber meiden.

Außerdem halten wir an der Vorstellung fest, dass Gespräche mit Kindern über Sex sie zu früh sexualisieren, obwohl Studien zeigen, dass Jugendliche bei besserer, altersgerechter Sexualerziehung (s. S. 24) ihren ersten Sex später haben und Verhütungsmittel benutzen. Von Schülern in Mexiko, die am Sexualkundeunterricht bei geschulten Lehrern teilgenommen hatten, benutzten 83 Prozent Verhütungsmittel, verglichen mit 58 Prozent nach Aufklärung durch nicht geschulte Lehrkräfte. Experten und Sexualwissenschaftler weisen darauf hin, dass altersgerechte Sexualerziehung die hohe Bedeutung von Einvernehmlichkeit erklärt und Kinder vor sexueller Gewalt schützen kann, da sie unangemessene Berührungen oder Kontakte erkennen lernen. Darüber hinaus schleichen sich Fehlinformationen ein, wenn Wissen über Sex schwer zugänglich ist. Jugendliche, die unzureichend oder falsch aufgeklärt werden, vertrauen oft Falschinformationen von Gleichaltrigen und Online-Quellen.

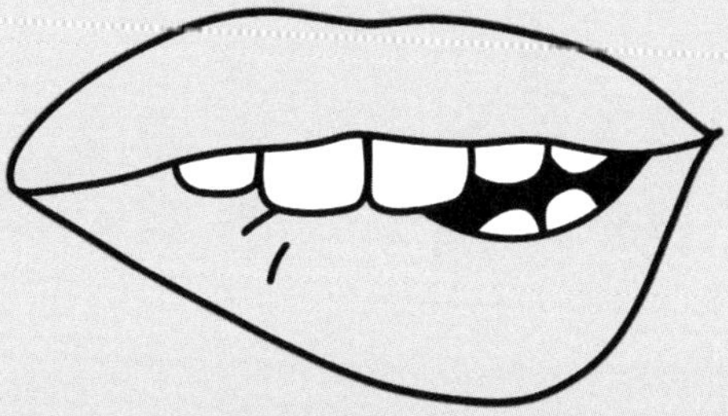

Unangenehmes Gesprächsthema

Wenn wir mit jemandem sprechen, dem das Thema Sex unangenehm ist, nehmen wir dessen Unbehagen intuitiv wahr. Die Kinesik, die Wissenschaft der Körpersprache, erklärt, wie wir nonverbal kommunizieren: Wir merken es sofort, wenn jemand den Blickkontakt vermeidet oder seine Körpersprache verändert, z. B. die Arme verschränkt oder eine Hand ans Gesicht legt – solche mikronegativen Botschaften können Unbehagen, Verlegenheit und Scham signalisieren. Wir senden diese Signale auch aus, wenn wir die Kultur des Schweigens über Sex verinnerlicht haben.

Der Gesundheit Priorität geben

Wie oft die Menschen Sex haben, steht im Missverhältnis dazu, wie wenig über Sex in aufklärender, entstigmatisierender und nicht schambehafteter Weise gesprochen wird. Natürlich sollten wir nicht über unser Sexualleben sprechen müssen, wenn wir das nicht wollen – für manche ist Sex ein Privatthema. Andere bekommen jedoch dadurch, dass Sex als Gesprächsthema praktisch nicht existiert, das Gefühl, dass man darüber nicht sprechen darf. Eine Studie der Online-Plattformen *Peanut* und *Headspace* aus dem Jahr 2021 mit Frauen zeigte, wie sich dieser Gesprächsmangel auf die sexuelle Gesundheit und das Wohlbefinden auswirken kann. Die Studie ergab, dass nur 27 Prozent der Frauen mit einem Arzt und nur 13 Prozent der Frauen mit Freunden über ihr Sexualleben reden würden, um es zu verbessern. Zugleich gaben 70 Prozent an, dass sie sich einen besseren Zugang zu Informationen wünschen, die ihr Sexualleben verbessern könnten.

Trotz häufiger Anspielungen auf Sex in Gesprächen ist es uns unangenehm, über Sex zu sprechen.

Ich fühle mich beim Sex wie ein Schauspieler

Manchmal haben wir das Gefühl von Distanziertheit beim Sex – wir konzentrieren uns auf unser Tun und nicht auf unser sinnliches Erleben. Dass sich das auf die Lust auswirkt, ist klar.

Sex ist beides: Handeln und Empfinden. Geist und Körper bilden beim Sex eine Einheit, denn wir können unsere kognitiven Funktionen nicht abschalten. Problematisch wird es, wenn selbstkritische und ablenkende Gedanken die physiologische Erregung stören (s. S. 92). Wir müssen uns das Gehirn als unser größtes Sexualorgan vorstellen. Daher sollte es beim Sex auf unserer Seite sein.

Störende Gedanken

Wir können das Gefühl haben, uns selbst zuzuschauen, wenn wir uns mit dem Partner beschäftigen, und uns fragen, wie er uns wahrnimmt. Wir überlegen, ob wir genügend »performen« und denken darüber nach, was wir tun müssen. Oft stammen diese Gedanken aus verinnerlichten Skripten. So denken wir vielleicht: »Hoffentlich sehe ich aus diesem Blickwinkel gut aus.«, oder: »Ich glaube, er braucht zu lange, mache ich es nicht gut?«, oder: »Ich würde gern die Position verändern, aber es soll nicht so aussehen, als hätte ich keinen Spaß.«

Diese Gedanken haben ihre Ursache oft in unseren Vorstellungen davon, wie Sex sein sollte (s. S. 52). Sie werden durch die Darstellung von Sex in den Medien bestärkt. Unser Gefühl, uns selbst zuzuschauen, wird durch die Idee verstärkt, dass Sex irgendwie an Zielen messbar ist, sodass der Sex immer weniger zu einer subjektiven Erfahrung wird.

Störende Gedanken können der Lust schaden.

Die Bremse ziehen

Das Gefühl, beim Sex zu schauspielern, erzeugt Stress, der vom Körper als Bedrohung empfunden wird. Das Gehirn schaltet in seinen evolutionären Kampf-oder-Flucht-Modus, schüttet Cortisol und Adrenalin aus und leitet das Blut vorrangig in Bereiche wie die Muskeln, weg von den Genitalien, da die Erregung in einer Bedrohungslage nicht entscheidend ist. Das Begehren wird gebremst (s. S. 158), die Erregung und damit auch der Sex werden unterbrochen.

Lustfeindliche Spirale

Die Ironie dabei ist, dass diese Sorgen um den Sex uns vom Sex abbringen. Körperliche Signale und angenehme Empfindungen treten für uns zunehmend in den Hintergrund, während wir vorwiegend damit beschäftigt sind, uns selbst zu hinterfragen. Wir nehmen unsere körperlichen Empfindungen schwächer wahr, sexuelles Vergnügen und Befriedigung werden unwahrscheinlicher. Letztlich reduziert sich so unser Verlangen nach Sex.

VERSAGENSANGST

Versagensangst ist etwas anderes als das Gefühl, beim Sex zu schauspielern, auch wenn sie ebenfalls aus einem Teufelskreis negativer Gedanken resultieren kann, der Begehren und Erregung beeinträchtigt. Wenn unser sexuelles Verlangen und Erregung mit Versagensängsten verbunden werden, können sexuelle Funktionsstörungen auftreten (s. S. 118–123). Ein Kreislauf kann entstehen, wenn die Vorfreude auf künftige Ereignisse weitere Ängste auslöst.

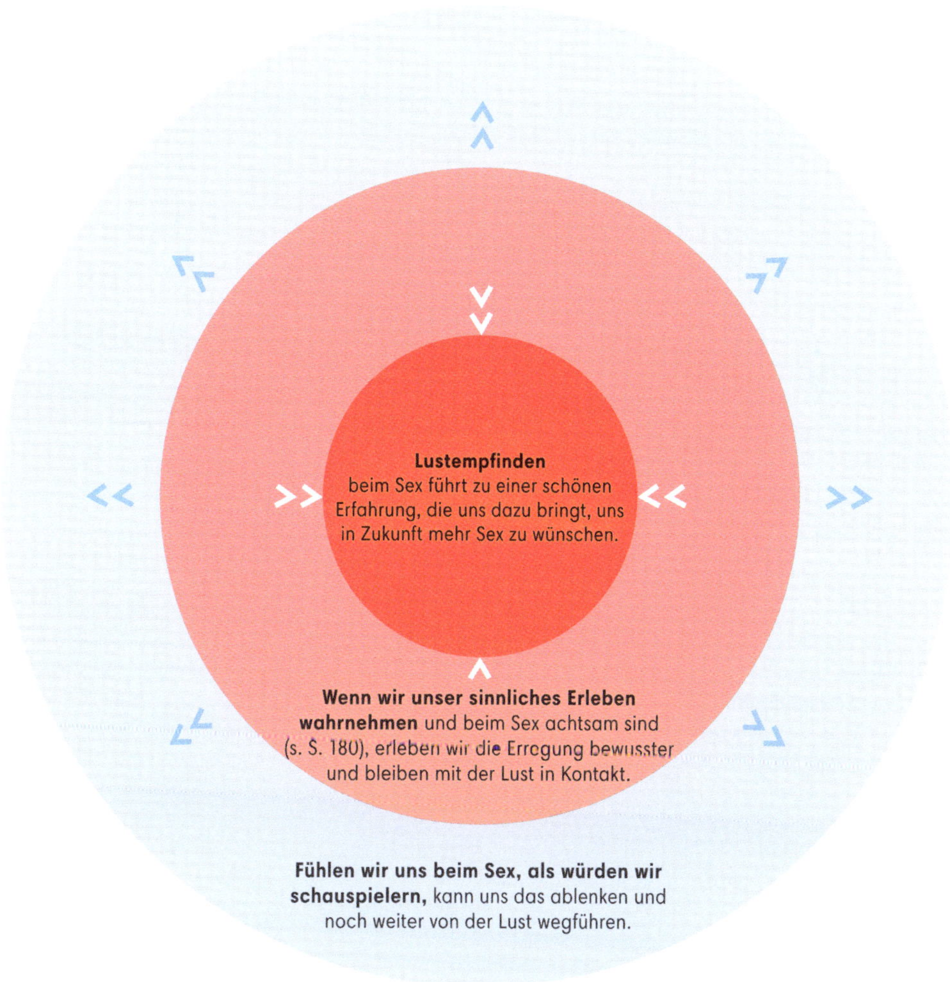

Was ist achtsamer Sex?

Beim achtsamen Sex – zu zweit oder allein – richtest du deine Aufmerksamkeit bewusst auf dein sexuelles Erleben, ohne dich zu beurteilen oder zu kritisieren.

Wenn wir Achtsamkeit üben, praktizieren wir Gelassenheit, lenken unsere Aufmerksamkeit auf die Gedanken, betrachten sie vorurteilsfrei und bewerten sie nicht. So geben wir Gedanken, die bei uns Stress hervorrufen, nicht zu viel Bedeutung. In Zusammenhang mit Sex können diese Übungen z. B. bei schwachem Begehren helfen oder bei schmerzhaftem Sex, der die Lust beeinträchtigt.

Positive Auswirkungen auf den Sex

Die Psychologin Dr. Lori Brotto hat bei Krebspatienten die Wirkung von achtsamem Sex untersucht. Ihren Studien zufolge nehmen wir unsere körperliche Erregung besser wahr, wenn wir unsere Aufmerksamkeit auf unser körperliches Empfinden lenken. Auch die Erregung selbst steigt. Regelmäßige Achtsamkeitspraxis aktiviert das Aufmerk-

DAS LEBEN UND DIE SINNLICHKEIT DURCH ACHTSAMKEIT BEREICHERN

Auch ohne zu meditieren oder Achtsamkeit zu üben, kannst du Elemente der Achtsamkeit in dein Sexualleben integrieren. Achtsamkeit ist keine schnelle Lösung; doch wenn du die folgenden Praktiken zur täglichen Routine machst, kann dir das helfen, deinen Sex achtsamer zu erleben.

Nimm Lust im Alltag wahr. Führe ein Tagebuch der Lust. Schreib auf, welche einfachen Dinge du lustvoll findest, sei es der erste Schluck Kaffee am Morgen, ein bequemes Bett, die Sonne im Gesicht, ein weicher Pullover oder eine liebevolle Umarmung. Wenn wir unser alltägliches Lustempfinden steigern, nehmen wir die Lust auch beim Sex besser wahr. Wenn du Lust verspürst, atme tief, um sie dir intensiv bewusst zu machen.

Lass zu, statt zu hinterfragen. Wenn du störende Gedanken bemerkst, lass sie einfach da sein. Nimm sie nur wahr und sage dir: »Das ist ein Gedanke, keine Tatsache.« So machst du dir bewusst, dass du selbst deine Realität gestaltest. Wir haben täglich Tausende von Gedanken. Erkennen wir das, wird uns klar, dass wir nicht jedem einzelnen unsere Aufmerksamkeit schenken können.

Ignorieren wir die Ablenkungen und achten auf unsere Wahrnehmungen, fällt es uns leichter, unser Verlangen und unsere Erregung zu steigern.

samkeitszentrum im Gehirn und beruhigt die Gedanken. Eine Meta-Analyse von 47 Studien ergab, dass Achtsamkeitsübungen psychischen Stress reduzieren, indem sie das Stresshormon Cortisol abbauen. Auch Stimmungsänderungen sind wichtig für unser Stressempfinden: Es fördert die Lust und unterstützt die biologische Erregungsreaktion, wenn wir ruhiger und präsenter sind.

TANTRISCHER SEX

Tantra ist eine alte Philosophie, die statt Zielorientiertheit spirituelle, sinnliche, intime Bewusstheit fördert. Beim tantrischen Sex entsteht sinnliche Nähe durch Atmen, Achtsamkeit und Blickkontakt.

Konzentriere dich auf deinen Atem. Bewusst zu atmen hilft dir, wahrzunehmen, was gerade in deinem Körper passiert. Langsames, tiefes Ein- und Ausatmen aktiviert dein parasympathisches Nervensystem, das den Körper beruhigt. Wenn du lernst, dich generell auf deinen Atem zu konzentrieren, kannst du das auch beim Sex tun, um dich auf dein sinnliches Erleben fokussieren zu können.

Nimm dir Zeit. Oft handeln wir zielorientiert, doch beim Sex ist das kontraproduktiv. Lerne, dir bei Alltagsaufgaben Zeit zu lassen. Aus dieser Haltung heraus können Körper und Geist dann auch beim Sex entspannt Vorfreude, Begehren und Erregung aufbauen.

Aktiviere deine Sinne. Nimm wahr, was du fühlst, riechst, schmeckst, hörst und siehst. So lernst du, im Hier und Jetzt zu sein.

Schaffe einen Kontext für Sex. Gestalte die Umgebung so, dass sie dich vom Alltag ablenkt und dir ermöglicht, abzuschalten. Räume z. B. Dinge weg, die deine Aufmerksamkeit auf sich ziehen würden; höre Musik; lege das Telefon zur Seite oder in einen anderen Raum; dusche oder bade warm. Wenn du schon deine To-do-Liste für den nächsten Tag erstellt hast, kann dein Geist abschalten.

Ist Sex nach Termin unsexy?

Spontaner Sex gilt als der beste, geplante Intimität als weniger aufregend. Aber sich Zeit für Zweisamkeit zu nehmen, muss nicht zwangsläufig unsexy sein.

Für viele ist es eine praktische Frage, wann sie Zeit für Sex finden, denn er muss sich in den Alltag einfügen. Oft findet daher Sex, ob in der Partnerschaft oder allein, abends im Bett statt. Vielleicht entwickeln wir Gewohnheiten und sind an Tagen, die nicht nach Plan verlaufen, flexibel. Solch eine zwanglose Planung kann gut funktionieren, da wir, entspannt und ermattet nach dem Tag, meist weniger abgelenkt sind, responsivem Begehren eher nachgeben können (s. S. 130) und die Gelegenheit zu körperlicher Nähe genießen.

Zeit für Intimität

Wir sollten uns Sex jedoch nicht zum Ziel setzen. Zwar kann die Vorfreude auf Sex wie ein Aphrodisiakum wirken und das Verlangen steigern, aber wenn wir sexuelle Probleme haben, kann geplanter Sex Erwartungen und Druck erzeugen, Ängste schüren und zu Vermeidungsverhalten führen. Dieses kann auch andere, nicht sexuelle intime Momente, die für eine Beziehung wertvoll sind, abwerten.

Überlegt stattdessen, ob ihr Zeit für körperliche Nähe und Verbundenheit einplanen wollt, die zu Sex führen kann ... aber nicht muss. Regelmäßig in dieser Weise gemeinsame Zeit zu verbringen, ist Untersuchungen zufolge positiv, denn Paare, die sich körperliche Nähe zur Gewohnheit machen, sind sexuell am zufriedensten. Wichtig ist, dieser gemeinsamen Zeit aktiv Priorität einzuräumen, statt darauf zu warten, dass diese Momente von allein kommen.

Manchmal kann Gewohnheit das erotische Verlangen jedoch dämpfen (s. S. 63). Wenn das Begehren unter der Routine leidet, kann ein Ausbruch aus der Gewohnheit durch kleine Veränderungen – etwa in der Beleuchtung, den Positionen, dem Ort oder durch Verwendung von Gleitmittel oder Sexspielzeug – uns psychologisch und physiologisch einen neuen Schub geben, der uns mit der Ausschüttung von motivierendem Dopamin (s. S. 56) belohnt und das Verlangen wieder steigert.

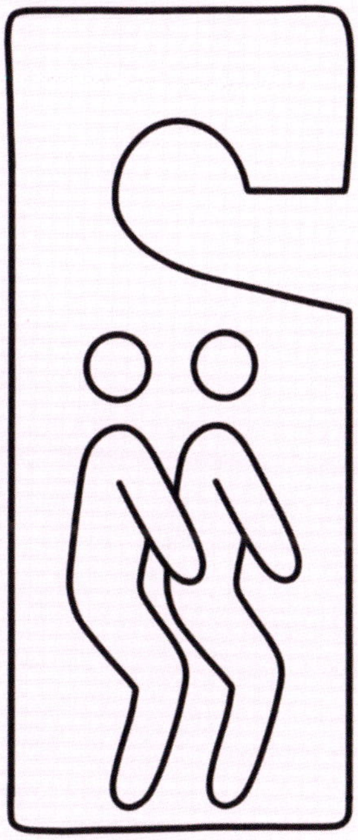

Ist spontaner Sex also besser?

Spontaner Sex – oder spontanes Verlangen (s. S. 130) – gilt oft als das Nonplusultra, wenn wir jemanden kennenlernen. Dem Narrativ zufolge sind wir dann so erregt, dass wir uns nicht zurückhalten können und leidenschaftlichen, heißen Sex haben. Und einem anderen Narrativ zufolge ist Sex, den wir in einer Langzeitbeziehung haben, langweilig.

Man kann spontanen Sex in der Anfangsphase jedoch auch anders betrachten: Zu Beginn des Kennenlernens werden typischerweise mehr erotische Zeichen der Zuneigung ausgetauscht (s. S. 220) – die Aufmerksamkeiten, die wir einander über den Sex hinaus entgegenbringen, wie Küssen, Blickkontakt und Berührungen –, die unser Begehren wecken. Da sich in dieser *Honeymoon*-Phase noch keine Routinen etabliert haben, stärken wir durch Sex unsere Verbindung. Es ist ganz natürlich, dass Sex mit der Zeit mehr zur Routine wird, aber deshalb muss er nicht weniger befriedigend sein.

Ob der Sex geplant ist oder nicht: Hauptsache, die Lust steht im Mittelpunkt.

Ist Erfahrung beim Sex wichtig?

Wir sind so sozialisiert, dass wir es für wichtig halten, wie viele Sexualpartner jemand hatte. Das ist jedoch eine sehr restriktive Sicht auf Sex.

Unwillkürlich glauben wir, die Anzahl der Sexualpartner einer Person sage etwas über ihre sexuelle Erfahrung und Kompetenz aus.

Auch sind wir so sozialisiert, dass wir die Anzahl der Sexualpartner bewerten: Sind es zu wenige, genau die richtige Zahl oder zu viele? Wenn wir glauben, zu wenige oder zu viele Sexualpartner gehabt zu haben, kann das unser Selbstbild negativ beeinflussen – denn die Bewertung impliziert, dass das in irgendeiner Weise problematisch ist.

Falsches Maß

Tatsächlich sagt es wenig über das Sexualleben eines Menschen aus, wenn man seine Erfahrung anhand dieser verbreiteten Narrative beurteilt, außer, mit wie vielen Personen er sexuelle Erfahrungen gemacht hat. Es

EIN REZEPT FÜR ZUFRIEDENHEIT
Guter Sex und Selbstvertrauen hängen nicht davon ab, mit wie vielen Menschen wir geschlafen haben, sondern davon, wie wir an Sex herangehen, wie gut wir informiert sind und wie wir kommunizieren.

Wenn wir uns durch vertrauenswürdige Quellen gut informiert fühlen und eine positive Einstellung zum Sex erlernen, haben wir das Selbstvertrauen, miteinander über Sex zu sprechen.

Gute Kommunikation ermöglicht uns, unsere Wünsche zu formulieren und auf die Bedürfnisse des jeweils anderen einzugehen.

Sexuelle Zufriedenheit ist subjektiv und kann im Laufe des Lebens schwanken.

Sex ist eine subjektive Erfahrung, die wir ständig objektiv zu messen versuchen.

sagt uns z. B. nichts über die Qualität des Sex, den einer oder alle von ihnen hatten, wie befriedigend sie ihn fanden oder wie lange sie schon sexuell aktiv sind.

Sexuelles »Können« auf diese Weise messen zu wollen, wirft die Frage auf, was als Erfahrung zählt. Ist es die Anzahl der Male, die wir Geschlechtsverkehr hatten? Wie viele Orgasmen wir hatten? Wie viele Partner und Partnerinnen wir hatten – was ist, wenn wir seit Jahren mit einem einzigen Menschen zusammen sind? Und wenn wir in einer sexuellen Beziehung sind, aber keinen Geschlechtsverkehr haben, zählt das dann trotzdem? Zählt auch Solosex?

Ständige Entwicklung

Jeder Sex ist subjektiv, entsteht im Augenblick – ob mit verschiedenen Menschen, derselben Person in einem anderen Kontext oder allein – und es gibt kein einheitliches Maß dafür, was als Erfahrung zählt. Uns selbst sexuell zu kennen und zu erkennen, dass Sex ein nie endender Lern- und Entwicklungsprozess ist (s. S. 218), bietet uns die beste Möglichkeit, sexuelles Selbstvertrauen zu entwickeln.

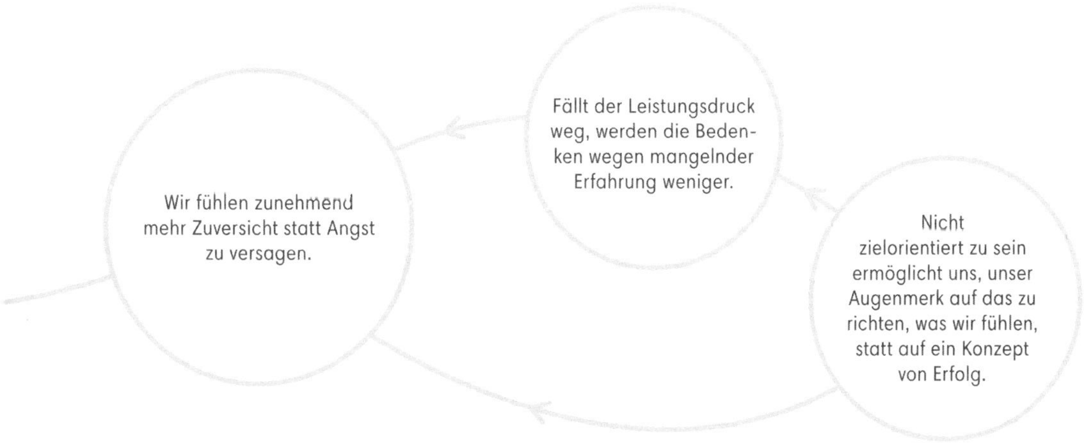

Ist Sexualität fluide?

Sexualität galt lange als etwas, das für das ganze Leben festgelegt ist. Die zunehmende Erkenntnis, dass Sexualität sich weiterentwickeln kann, schließt eine Lücke in unserem Verständnis.

Je mehr wir über Sexualität lernen, desto mehr erkennen wir, wie hetero- und mononormativ unsere Kultur ist: Es herrscht die Meinung vor, die »Norm« sei eine Beziehung zwischen zwei monogamen, heterosexuellen Partnern. In den letzten Jahrzehnten haben Sexualforscher dies hinterfragt und uns die Augen dafür geöffnet, dass Sexualität nuancierter ist als die oft übliche binäre Definition. Im Jahr 1948 erstellte der US-Sexualforscher Alfred Kinsey die Kinsey-Skala, die er in *Sexual Behavior in the Human Male* (dt. *Das sexuelle Verhalten des Mannes)* veröffentlichte und die auf Tausenden von Interviews zur sexuellen Orientierung beruhte. Diese damals bahnbrechende Studie, die heute nur noch als begrenzt aussagekräftig gilt, stellt infrage, dass Sexualität binär und festgelegt ist. Die Kinsey-Skala ist gleitend, von »ausschließlich heterosexuell« bis »ausschließlich homosexuell«, mit unterschiedlichen Graden der Anziehung zwischen den Geschlechtern. Kinseys Forschung zeigte, dass sexuelle Verhaltensweisen, Gedanken und Gefühle fließend sein können, Neigungen nicht immer feststehen und strenge Kategorisierungen einschränken.

Die sexuelle Orientierung ist Teil unserer Identität und bezeichnet unsere emotionale

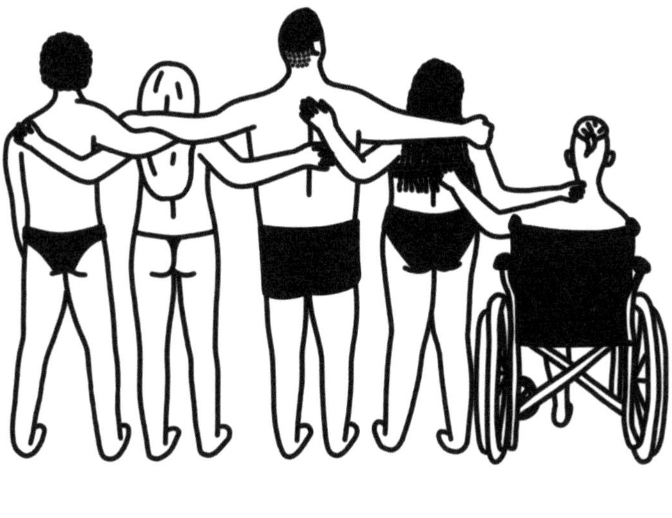

und/oder sexuelle Anziehung für andere (s. S. 19). Heute verstehen wir zunehmend, dass es eine große Vielfalt sexueller Orientierungen gibt und die Art und Weise, wie jemand seine Sexualität beschreibt, als Teil seiner Identität respektiert werden sollte.

Mutmaßungen vermeiden

Oft stellen wir, ausgehend von Beobachtungen, Mutmaßungen über die Sexualität anderer an, ohne den Kontext zu berücksichtigen. Wenn z. B. eine Person, die wir für heterosexuell hielten, einen gleichgeschlechtlichen Partner hat, nehmen wir an, dass sich ihre sexuelle Orientierung geändert hat. Vielleicht war jedoch nicht offensichtlich, dass sich die Person als bisexuell identifizierte und dies erst ausleben konnte, als sie den richtigen Partner traf. Der Kontext ist auch entscheidend, wenn kulturelle oder rechtliche Einschränkungen eine sexuelle Orientierung verbieten.

Eine weitere falsche Annahme ist, dass sich bei Geschlechtsumwandlung oder Änderung der Geschlechtsidentität auch die sexuelle Orientierung ändert, z. B. von hetero- zu homosexuell. Dabei kann sich diese Person schon immer mit ihrem neuen Geschlecht identifiziert haben und in ihrer Sexualität konstant geblieben sein. Ihre Sexualität kann sich auch als fluide erwiesen haben. Auch können wir Mutmaßungen über uns selbst vermeiden, wenn wir wissen, dass erotisches Erkunden – in Fantasien und Pornografie – ein anderes Konzept ist als gelebte Sexualität. So konsumieren viele, die sich als heterosexuell identifizieren, homosexuelle Pornografie oder haben gleichgeschlechtliche Fantasien, verspüren aber nicht unbedingt den Wunsch, diese auszuleben.

Sexualität ist nuanciert und individuell. Bei manchen Menschen wird sie im Lauf des Lebens fluide.

Hält die sexuelle Komfortzone uns zurück?

In unserem Sexualleben gibt es eine Kluft zwischen Realität und Ideal. Betrachten wir sie genauer, finden wir die Motivation, etwas zu ändern und zufriedener zu werden.

Wenn wir in einem einschränkenden sexuellen Verhaltensmuster feststecken, z. B. Lust vortäuschen oder Sex immer wieder gleich praktizieren, stecken wir in unserer Komfortzone fest. Zu wissen, was es damit aus psychologischer Sicht auf sich hat, kann uns helfen, aus solchen einschränkenden Mustern auszubrechen.

Wiederholen wir ein Verhalten, das uns nicht herausfordert, macht es sich unser Gehirn in der Routine bequem. Muster zu ändern bedeutet, sich ins Unbekannte zu wagen, was unserem Gehirn Angst – und die damit zusammenhängenden psychischen Risiken – signalisiert. Also wiederholen wir stets dieselben Gedanken, Gefühle und Handlungen und verstärken so negative Gefühle wie Scham, Angst und Unsicherheit.

Der Wunsch nach Veränderung

Um Verhaltensweisen zu ändern, die uns im Weg stehen, brauchen wir die nötige Motivation. Der erste Schritt besteht darin, uns zu fragen, warum wir uns eigentlich ändern wollen. Das macht uns auch mögliche Hindernisse bewusst. Dann können wir automatisierte negative Gedanken, die oft auf tief verwurzelten Narrativen und Vorstellungen beruhen, infrage stellen und durch positive Alternativen ersetzen. So können wir unser Denken über Sex ändern und uns motivieren, unsere Perspektive zu erweitern.

Neue Horizonte

Wenn wir Wege finden, die Kluft zwischen Ideal und Wirklichkeit in unserem Sexualleben ein Stück weit zu schließen – z. B. indem wir unsere Kommunikation verbessern, soziale und kulturelle Botschaften entdecken und Ablenkungen erkennen, die verhindern, dass wir den Sex in vollen Zügen genießen –, dann können wir unser sexuelles Selbst positiver sehen, es akzeptieren und uns von Scham befreien (s. S. 32). Wir sind dann selbstbewusster, unsere Sexualität authentisch zu erleben, und motiviert, sie zu erforschen.

Die sexuelle Komfortzone verlassen

Seine Komfortzone zu verlassen, kann Zeit brauchen. Als praktische Übung kannst du überlegen, in welche Zonen du einzelne sexuelle Handlungen einordnen würdest, von »sehr angenehm« bis »überhaupt nicht angenehm«. So kannst du herausfinden, wo du deine Komfortzone verlassen könntest und welche Bereiche dich vielleicht überhaupt nicht interessieren.

HINTERFRAGE DEINE KOMFORTZONE

Was will ich?

Was steht mir im Weg, und wie kann ich anders darüber denken?

Wie fühle ich mich, wenn ich Neues ausprobiere?

Was habe ich gelernt – und kann ich noch mehr entdecken?

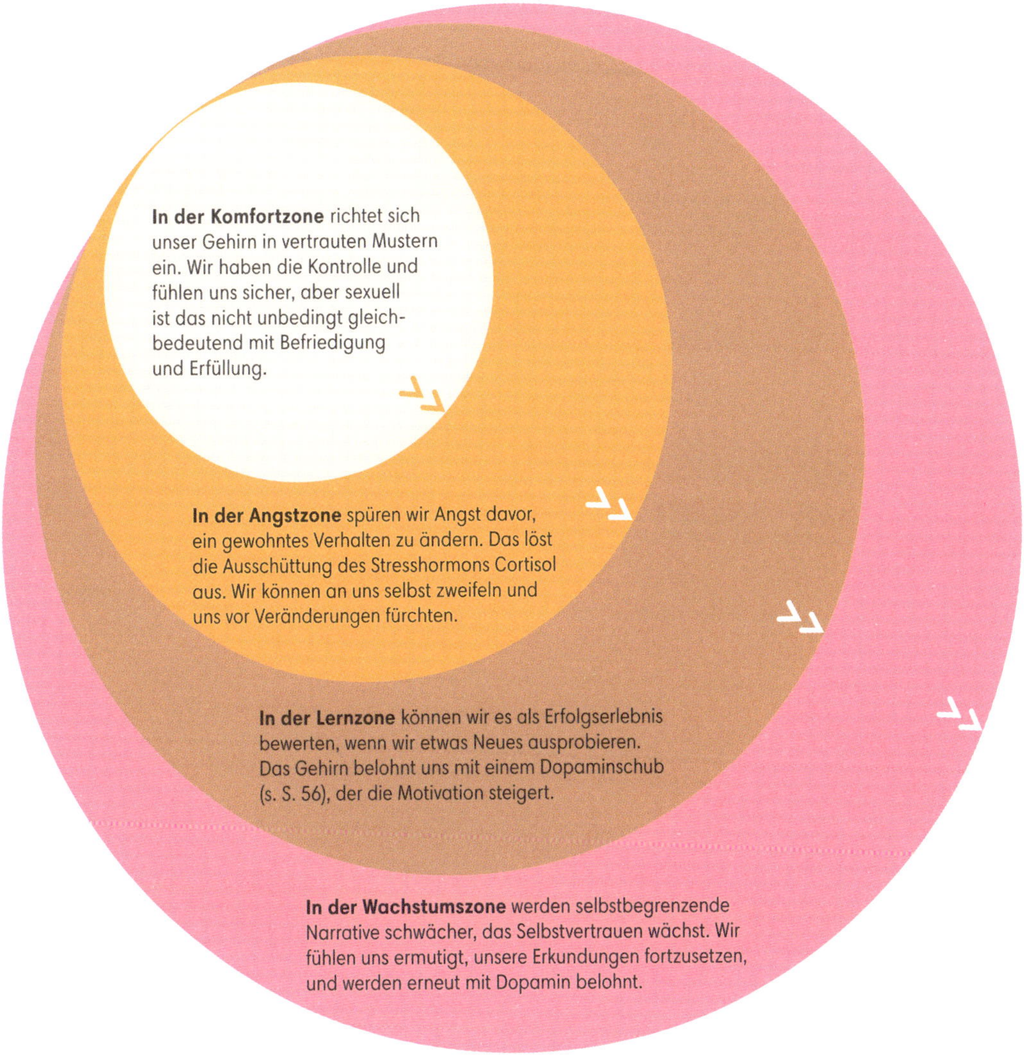

Sexuelle Gesundheit

Sexuelle Gesundheit – körperliche und psychische – ist weit mehr als nur die Abwesenheit von Problemen oder Krankheiten. Ein wichtiger Indikator für sexuelle Gesundheit ist unsere Fähigkeit, unser Sexualleben informiert zu gestalten. Wissen wir, welche Verhütungsmittel uns zur Verfügung stehen und wie wir uns vor sexuell übertragbaren Krankheiten und ungewollter Schwangerschaft schützen können, haben wir die Kontrolle über unser Sexualleben. Dazu gehört auch die regelmäßige medizinische Untersuchung. Das Zusammenspiel von psychischer und sexueller Gesundheit zu verstehen – die in manchen Fällen durch ein Trauma belastet ist – ermöglicht uns darüber hinaus, Probleme zu bewältigen, die richtigen Maßnahmen zu ergreifen und erneut Vertrauen in unsere Sexualität zu gewinnen.

Was ist sexuelle Gesundheit?

Die WHO definiert sie als »Zustand körperlichen, emotionalen, geistigen und sozialen Wohlbefindens bezogen auf die Sexualität«, nicht nur als Abwesenheit von Krankheit, Funktionsstörungen oder Schwäche.

Die Weltgesundheitsorganisation (WHO) betont weiter, wie wichtig positiver und respektvoller Umgang beim Sex und sichere und lustvolle Beziehungen ohne »Zwang, Diskriminierung und Gewalt« sind. Diese Definition von sexueller Gesundheit basiert auf einem ganzheitlichen Ansatz, der die physischen, psychischen und sozialen Umstände einbezieht.

Informierte Entscheidungen

Ein zentraler Aspekt dieser Definition ist die Wahlfreiheit: Sexuelles Wohlbefinden basiert ganz wesentlich darauf, dass wir unser Sexualleben und unsere Beziehungen informiert gestalten. Dies ist ein zweistufiger Prozess, bei dem wir uns zunächst verlässliche Informationen beschaffen und dann entscheiden, wie wir sie nutzen. Sind wir gut informiert, können wir Sex weniger aus einer wertenden als aus einer umfassenden Perspektive betrachten.

Informationen sind natürlich kontext- und kulturabhängig und werden oft durch Religion und Glauben beeinflusst. Das Internet hat Informationen über Sex leicht zugänglich gemacht, und viele informieren sich online über Sex. Doch oft sind diese Informationen ungenau und/oder irreführend. Daher sollte man sich besser Informationen aus vertrauenswürdigen Quellen suchen. Diese erklären, was alles zum Sex gehört und wie er funktioniert, wie sich sexuell übertragbare Infektionen verbreiten und welche Möglichkeiten der Empfängnisverhütung es gibt. Wenn du Hilfe benötigst, wende dich an Personen, denen du vertraust. Achte auch darauf, alle Vorsorgeuntersuchungen wahrzunehmen.

Wenn du gut informiert bist, kannst du deinem Partner oder deiner Partnerin deine Wünsche und Vorlieben besser vermitteln. Du kannst herausfinden, was du brauchst, um dich beim Sex wohlzufühlen, und hinterfragst vielleicht, warum du eine bestimmte sexuelle Erfahrung machen willst und ob dieser Grund wirklich gut ist.

Angenehme Situation

Ein wichtiger Teil der sexuellen Gesundheit ist, dass man sich in seiner Situation wohlfühlt. Sex sollte immer aus freiem Willen

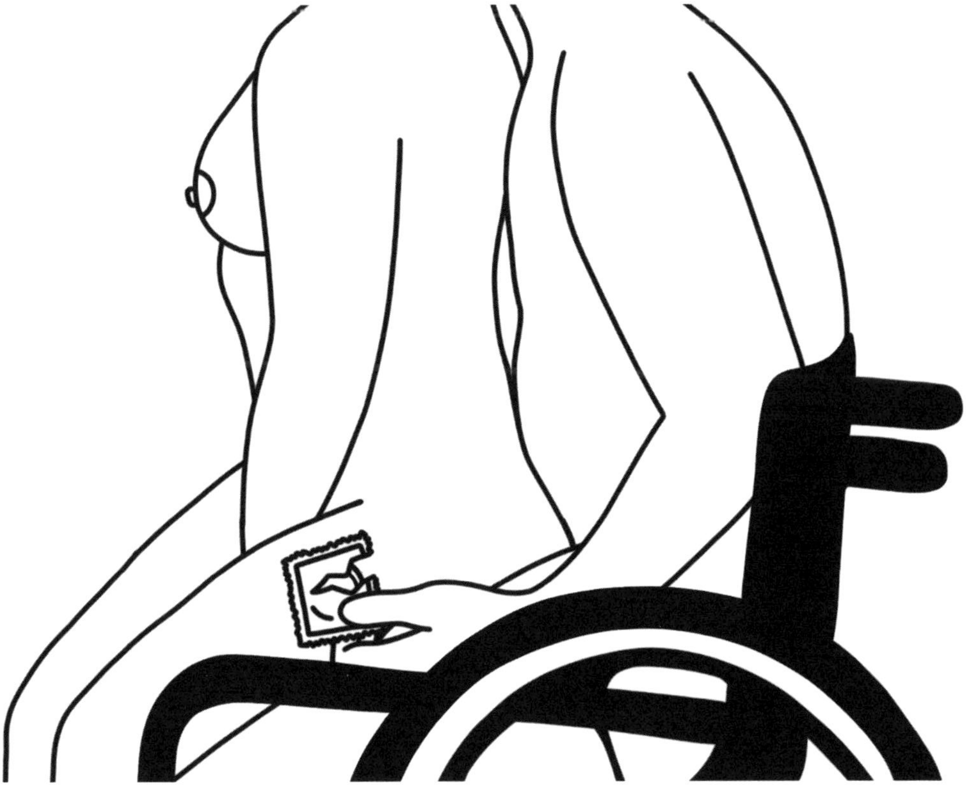

erfolgen (s. S. 20). Es sollte von niemandem Druck ausgeübt werden, z. B. ungeschützten Sex zu haben oder irgendwelchen Vorstellungen entsprechen zu müssen. Du solltest immer deine Meinung ändern können und geklärt haben, ob bzw. wie du dich schützt.

Gründe für Sex können gegenseitige Anziehung, Begehren, Wunsch nach Nähe und/oder Lust und Neugier sein. Vergewissere dich stets, dass du dich selbst für Sex entschieden hast und du dir der möglichen Konsequenzen bewusst bist.

Sex sollte immer legal, einvernehmlich und ohne Zwang erfolgen.

Was ist Jungfräulichkeit heute?

Unsere Vorstellungen von Sex haben sich weiterentwickelt, und die traditionelle Auffassung von Jungfräulichkeit gehört der Vergangenheit an. Heute kann sie Unterschiedliches bedeuten.

Die weithin akzeptierte Definition von Jungfräulichkeit bezieht sich immer noch auf den ersten Geschlechtsverkehr. Diese Definition deckt jedoch nur einen Teil des sexuellen Erlebens ab und schließt z. B. nicht-heterosexuelle Erfahrungen oder Menschen aus, deren sexuelle Vorlieben oder Möglichkeiten keinen Geschlechtsverkehr beinhalten. Die traditionelle Auffassung von Jungfräulichkeit basiert auch auf dem Modell des zielgerichteten, linearen Sex (s. S. 13) und vernachlässigt sexuelles Erkunden.

Die Auffassung von Jungfräulichkeit

Denkt man an den »Verlust der Jungfräulichkeit«, gehen die meisten Menschen davon aus, dass man umso weniger »normal« ist, je länger man jungfräulich bleibt, nachdem man das Schutzalter erreicht hat, und je mehr man sich darin von Gleichaltrigen unterscheidet.

Doch sollten wir uns stets dessen bewusst sein, dass Sex eine subjektive und persönliche Entscheidung ist. Das Wichtigste für unser sexuelles Debüt, wie auch immer es aussieht, ist, dass es zu einem Zeitpunkt unserer Wahl erfolgt, legal, einvernehmlich und geschützt.

Unsere Definition von Jungfräulichkeit ist einseitig auf Geschlechtsverkehr ausgerichtet.

Wann werde ich durch Sex schwanger?

Richtig angewandte Verhütungsmethoden sind sehr sicher (s. S. 200), aber bei ungeschütztem Sex kann eine Schwangerschaft eintreten.

Die Fruchtbarkeit hängt von mehreren Faktoren ab, darunter Alter, Lebensweise und Häufigkeit des Geschlechtsverkehrs. Nach Ejakulation in die Vagina können die Spermien bis zu fünf Tage überleben. So lange kann also ein Spermium eine Eizelle befruchten.

Der Zeitpunkt des Geschlechtsverkehrs beeinflusst die Chance einer Schwangerschaft. Die Tage vor dem Eisprung und bis zu 24 Stunden nach dem Eisprung – im Durchschnitt um den 14. Tag des Zyklus herum – sind am fruchtbarsten. Dann wandert die freigesetzte Eizelle in den Eileiter, wo Spermien sie befruchten können. Die Wahrscheinlichkeit, außerhalb dieses Zeitfensters schwanger zu werden, ist sehr gering. Doch da die Zyklusdauer stark schwanken kann und bei manchen Frauen unregelmäßig ist, ist es keine zuverlässige Verhütungsmethode, sich auf dieses Zeitfenster zu verlassen.

Meist wird man durch Geschlechtsverkehr schwanger. Eine Schwangerschaft kann aber auch zustande kommen, wenn Spermien mit der Vagina in Kontakt kommen, z. B. wenn der Partner nahe der Vaginalöffnung ejakuliert.

UND DAS JUNGFERNHÄUTCHEN?

Über das Jungfernhäutchen – ein dünnes Stück Gewebe am Scheideneingang – sind viele falsche Informationen im Umlauf. Weit verbreitet ist der Irrglaube, dass es nur dann reißt, wenn Menschen mit Vagina zum ersten Mal Sex haben. Doch es kann sich auch durch Tampons, Sport oder Masturbation verändern, es kann reißen oder sich abnutzen. In vielen Fällen bleibt das unbemerkt. Treten dabei leichte Blutungen auf, werden sie oft mit der Periode in Verbindung gebracht.

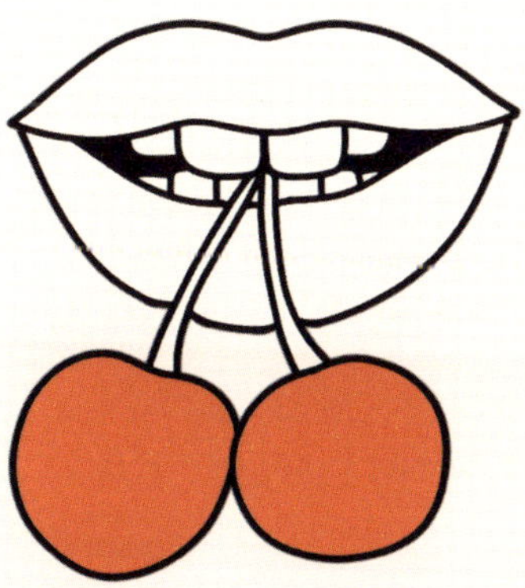

Killt es die Lust, über Schutz beim Sex zu sprechen?

Nein – Safer Sex ist großartiger Sex. Die Befürchtung, dass Gespräche über Schutz die Lust auf Sex nehmen, beruht wohl eher auf unserer Unbeholfenheit bei diesem Thema.

Ein wichtiger Aspekt beim Sex ist, sicher zu wissen – und nicht nur anzunehmen –, dass man seine Gesundheit nicht aufs Spiel setzt. Sätze wie »Das ist kein Typ, der eine Geschlechtskrankheit hat.«, »Ich vertraue ihr.« oder »Er hat gesagt, alles ist okay.« sind eher emotionale als sachliche Aussagen.

Keine Annahmen machen

Jemandem zu vertrauen, ist eine Sache, eine andere ist die Frage, ob die Person sexuell gesund ist. Auch die Vorgeschichte eines Menschen sagt nicht unbedingt etwas darüber aus, ob er an sexuell übertragbaren Krankheiten leidet (s. S. 204). Zudem sind manche dieser Krankheiten asymptomatisch, sodass auch eine scheinbar gesunde Person davon betroffen sein kann. Tatsache ist, dass jeder, der ungeschützten Geschlechtsverkehr hat, das Risiko eingeht, sich bei seinem Partner oder seiner Partnerin mit einer sexuell übertragbaren Krankheit zu infizieren.

Über Verhütung sprechen

Die Wahl des richtigen Verhütungsmittels sollte sich danach richten, was du am besten verträgst. Überlegst du, hormonell zu verhüten, ist es wichtig, die Methode zu finden, die für dich und deine Gesundheit am geeignetsten ist. Schützt eine Verhütungsmethode nicht zusätzlich vor sexuell übertragbaren Krankheiten, schlage die Verwendung von Kondomen vor, bis ihr euch habt untersuchen lassen. Wenn ihr beide ausschließlich miteinander Sex habt, könnt ihr entscheiden, ab wann ihr auf Kondome verzichten wollt.

Über sexuelle Gesundheit freuen

Wir sollten uns über unsere sexuelle Gesundheit wie über jeden anderen Aspekt unseres Wohlbefindens freuen und uns nicht dafür schämen. Vereinbaren wir Schutzmaßnahmen und willigen auf deren Grundlage in den Sex ein (s. S. 21), schützen wir uns vor Risiken beim Sex. Alle Beteiligten sollten dies als

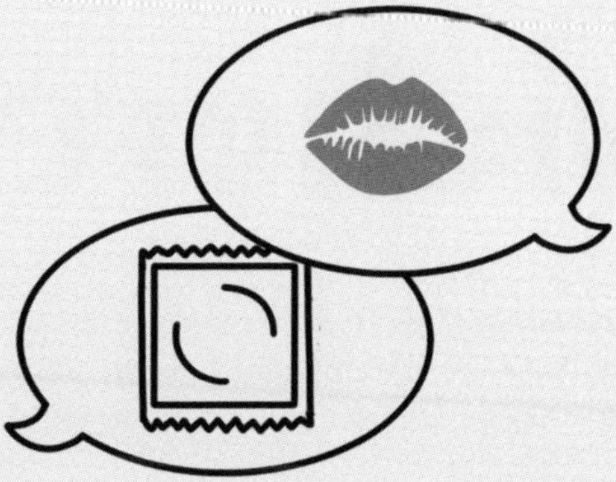

Zeichen der Fürsorge und der Verantwortung füreinander sehen. Diese Verantwortung und das vertrauensvolle Gespräch können auch als gutes Zeichen für andere Bereiche einer Beziehung gewertet werden. Sie schaffen Raum für eine ehrliche Kommunikation über Sex, was wiederum unser Sexualleben positiv beeinflussen kann (s. S. 20).

Es wäre ideal, mit einem neuen Partner über Schutz zu sprechen, bevor der Sex ansteht, statt dies erst kurz davor zu thematisieren. Das ermöglicht einem einzuschätzen, wie viel Bedeutung er dem Thema beimisst und ob er deine persönlichen Grenzen akzeptiert.

Wenn man sich über die eigene Gesundheit und die der Partnerin keine Sorgen zu machen braucht, ist der Sex entspannter und letztlich besser. Fühlst du dich sicher, bist du weniger gehemmt und kannst dich eher auf deine lustvollen Gefühle konzentrieren, ohne von ungeklärten Fragen bezüglich deiner sexuellen Gesundheit abgelenkt zu werden.

DAS GESPRÄCH BEGINNEN

Folgende Vorschläge können dir helfen, das vielleicht als unangenehm empfundene Gespräch über Schutzmaßnahmen zu eröffnen.

»Bevor wir weitermachen, wollte ich dir sagen, dass ich die Pille nehme, aber zusätzlich Kondome benutzen möchte, bis wir uns beide auf Geschlechtskrankheiten haben untersuchen lassen. Wollen wir noch mal darüber sprechen, wenn die Ergebnisse vorliegen?«

»Ich hätte es gerne, dass wir uns beide auf sexuell übertragbare Krankheiten untersuchen lassen. Bist du damit einverstanden?«

»Ich habe noch nicht das richtige hormonelle Verhütungsmittel für mich gefunden, können wir so lange Kondome benutzen?«

»Ich will jetzt keine Schwangerschaft riskieren und möchte deshalb unbedingt verhüten. Wie denkst du darüber?«

Was ermöglicht mir sicheren Sex?

Dank Verhütungsmitteln können wir über unser Sexualleben bestimmen. Wenn wir alle Optionen kennen und wissen, wie die Schutzmittel funktionieren, können wir das für uns Passende auswählen.

Natürliche oder künstliche Schutzmethoden verhindern die Übertragung von sexuell übertragbaren Krankheiten und/oder eine Schwangerschaft. Die wichtigsten Methoden werden im Folgenden beschrieben und auf S. 200-201 näher erläutert. Man unterscheidet Barrieremethoden, hormonelle und nicht-hormonelle Verhütung. Weitere Möglichkeiten sind chirurgische Eingriffe und Notfallverhütung. Bei transsexuellen Menschen hängt der Schutz von den individuellen Umständen ab, daher empfiehlt sich für sie eine individuelle medizinische Beratung. Vor sexuell übertragbaren Krankheiten schützen dennoch nur Kondome und Lecktücher.

SCHUTZMETHODEN

Barrieremethoden
Dazu zählen Kondom, Portiokappe und Diaphragma. Kondome bilden eine physische Barriere, die verhindert, dass Spermien in die Vagina eindringen und eine Eizelle befruchten. Sie schützen auch vor Geschlechtskrankheiten, ebenso wie Lecktücher, die beim Oralverkehr über Vulva oder Anus gelegt werden. Portiokappe und Diaphragma schützen vor Schwangerschaft, aber nicht vor Geschlechtskrankheiten.

Hormonelle Verhütung
Pille, Injektionen, Implantate, Pflaster, Vaginalring und Hormonspirale verhindern durch synthetische Hormone den Eisprung, verdünnen die Gebärmutterschleimhaut und verdicken den Zervixschleim. Die Kombinationspille und der Vaginalring enthalten Östrogen und werden bei einigen Medikamenten und Raucherinnen über 35 Jahren nicht empfohlen, da sie Gefäß- und andere Erkrankungen riskieren.

Intrauterine Methoden
Die sogenannte Spirale wird in die Gebärmutter eingesetzt (daher der Name »intrauterin«), um die Befruchtung der Eizelle durch die Spermien zu verhindern. Es gibt hormonelle und nicht-hormonelle Varianten. Die Spirale schützt nicht vor sexuell übertragbaren Krankheiten, sodass zusätzlich Barrieremethoden erforderlich sein können.

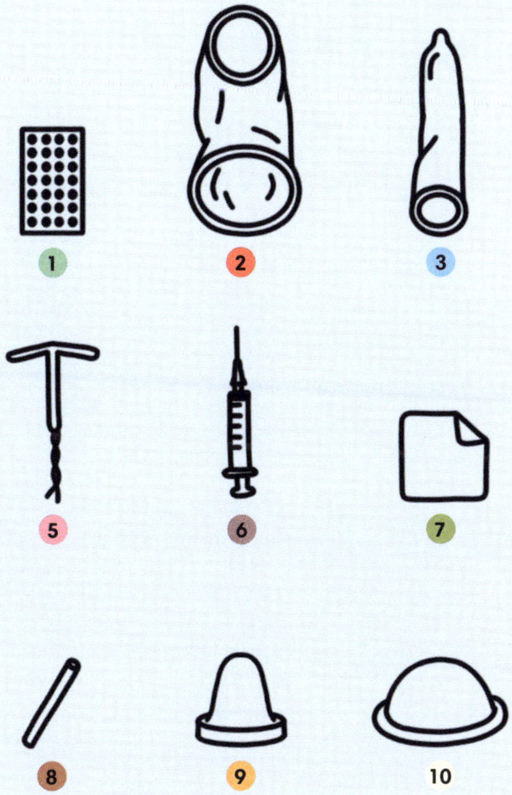

1 Orales Verhütungsmittel (Pille)
2 Internes Kondom
3 Externes Kondom
4 Hormonring
5 Intrauterinpessar (Spirale)
6 Verhütungsspritze
7 Verhütungspflaster
8 Hormonimplantat
9 Portiokappe
10 Diaphragma

Natürliche Familienplanung
Bei dieser Methode wird beobachtet, wann der Eisprung stattfindet. Das ist die fruchtbarste Zeit im Monatszyklus. Der Geschlechtsverkehr wird entsprechend geplant, um eine Schwangerschaft zu vermeiden oder herbeizuführen. Diese Methode wird oft aus religiösen Gründen oder zur Vermeidung hormoneller Verhütungsmethoden gewählt.

Operative Maßnahmen
Sterilisationsmethoden verhindern eine Schwangerschaft dauerhaft. Bei einer Vasektomie werden die Samenleiter (die die Spermien von den Hoden zum Penis leiten, s. S. 100) durchtrennt oder verschlossen, sodass keine Spermien in die Samenflüssigkeit gelangen. Bei der Tubenligatur werden die Eileiter verschlossen, sodass die Spermien keine Eizelle befruchten können.

Notfallverhütung
Diese erfolgt oft nach einer fehlgeschlagenen Verhütung, z. B. wenn ein Kondom reißt, entweder als »Pille danach« oder durch Einsetzen einer Spirale. Die »Pille danach« kann bis zu fünf Tage nach dem Sex eingenommen werden, je früher, desto besser. Die Spirale kann eine Ärztin bis zu fünf Tage nach dem Sex einsetzen. Sie kann dann dort zur dauerhaften Verhütung bleiben.

Welcher Schutz eignet sich für mich?

BARRIEREMETHODEN	ANWENDUNG
Portiokappe und Diaphragma sind gewölbte Kappen aus dünnem Silikon. Sie verschließen den Gebärmutterhals, sodass Spermien nicht in die Gebärmutter gelangen.	Werden mit einem Mittel zur Abtötung von Spermien (Spermizid) vor dem Sex in die Vagina eingeführt und danach mindestens acht Stunden dort belassen. Ein Arzt erklärt die Anwendung.
Kondome bestehen aus sehr dünnem Latex, Polyurethan oder Polyisopren (s. S. 202).	Externe Kondome werden beim Vaginal-, Anal- oder Oralsex über dem Penis getragen. Interne Kondome werden in die Vagina eingeführt, vor dem Kontakt mit dem Penis.

HORMONELLE EMPFÄNGNISVERHÜTUNG	
Die Kombinationspille, meist einfach nur »die Pille« genannt, enthält Östrogen und Gestagen.	Es gibt verschiedene Varianten. In der Regel wird sie 21 Tage lang einmal täglich zu einer festen Zeit eingenommen, dann wird sieben Tage pausiert, in denen es zu einer periodenähnlichen Blutung kommt.
Die Gestagenpille, auch Minipille genannt, enthält ausschließlich das Hormon Gestagen.	Tägliche Einnahme ohne Pause, zu einer festen Zeit, maximal drei bzw. je nach Variante 12 Stunden später. Die Periode kann ausbleiben, schwächer, häufiger oder unregelmäßig auftreten.
Das Hormonimplantat ist ein kleines Kunststoffstäbchen, das permanent Gestagen ins Blut freisetzt.	Das Implantat wird von einer medizinischen Fachkraft unter die Haut gesetzt. Langfristige hormonelle Verhütungsmethode für alle, die nicht täglich an die Einnahme der Pille denken wollen.
Die Verhütungsspritze gibt das Hormon Gestagen in den Blutkreislauf ab.	Die Injektion wird von einem Arzt verabreicht. Auch diese langfristige hormonelle Verhütungsmethode eignet sich für alle, die nicht täglich an die Einnahme der Pille denken wollen.
Das Verhütungspflaster wird auf die Haut geklebt. Die Hormone werden über die Haut aufgenommen.	Ein Pflaster schützt eine Woche. Nach drei Wochen folgt eine Woche Pause, eventuell mit periodenähnlicher Blutung.
Der Vaginalring ist ein weicher Kunststoffring, der stetig Gestagen und Östrogen freisetzt.	Wird in die Vagina eingesetzt, in der Regel für 21 Tage mit anschließender siebentägiger Pause, in der eine periodenähnliche Blutung auftreten kann. Kann beim Sex dort verbleiben.
Das Intrauterinpessar, auch Hormonspirale genannt, ist ein T-förmiges Kunststoffstäbchen, das stetig Gestagen abgibt.	Wird von einer medizinischen Fachkraft in den Uterus eingesetzt.

NICHT-HORMONELLE EMPFÄNGNISVERHÜTUNG	
Das Intrauterinpessar (IUP), auch Spirale genannt, aus Kupfer und Kunststoff, setzt Kupfer frei, das den Zervixschleim so verändert, dass Sperma darin nicht überleben kann.	Wird von einer medizinischen Fachkraft in den Uterus eingesetzt.
Natürliche Familienplanung ist eine Methode, durch Beobachtung des Menstruationszyklus die fruchtbaren Tage zu bestimmen, an denen eine Schwangerschaft am wahrscheinlichsten ist.	Anhand von Körpertemperatur, Veränderung des Zervixschleims und Länge des Zyklus wird der Zeitpunkt des Eisprungs bestimmt. Zur Empfängnisverhütung wird Sex zu dieser Zeit vermieden.

Die Wahl der Methode richtet sich nach den individuellen Bedürfnissen – ob Schutz vor Schwangerschaft und/oder vor Geschlechtskrankheiten erwünscht ist. Für manche hormonellen Verhütungsmittel spielen Faktoren wie Alter, Gesundheit und Lebensweise eine Rolle (s. S. 198).

DAUER DER ANWENDUNG	SCHÜTZT VOR	FUNKTIONIERT ES?
In der Regel ein Jahr. Nach dem Sex werden sie mit warmem Wasser und milder Seife gewaschen und getrocknet.	Schwangerschaft, nicht aber sexuell übertragbaren Krankheiten (STIs). Dafür ist zusätzlich ein Kondom erforderlich.	Bei korrekter Verwendung mit einem Spermizid besteht zu 92–96 Prozent Schutz vor Schwangerschaft.
Einmalige Anwendung. Bei Wechsel von Vaginal- zu Oralsex das Kondom wechseln, um keine Bakterien zu übertragen.	Schwangerschaft und STIs, als einzige Verhütungsmethode.	Externe Kondome schützen zu 98 Prozent vor Schwangerschaft, interne Kondome zu 95 Prozent.
Schützt vor Empfängnis für die Dauer der Einnahme.	Schwangerschaft, nicht aber STIs. Dafür ist zusätzlich ein Kondom erforderlich.	Bei korrekter Einnahme schützt die Kombipille zu 99 Prozent vor Schwangerschaft.
Schützt vor Empfängnis für die Dauer der Einnahme.	Schwangerschaft, nicht aber STIs. Dafür ist zusätzlich ein Kondom erforderlich.	Bei korrekter Einnahme schützt die Minipille zu 99 Prozent vor Schwangerschaft.
Bis zu drei Jahre, kann aber auf Wunsch jederzeit entfernt werden.	Schwangerschaft, nicht aber STIs. Dafür ist zusätzlich ein Kondom erforderlich.	Implantate schützen zu 99 Prozent vor Schwangerschaft.
8–13 Wochen.	Schwangerschaft, nicht aber STIs. Dafür ist zusätzlich ein Kondom erforderlich.	Injektionen schützen zu 99 Prozent vor Schwangerschaft.
Schützt vor Empfängnis für die Dauer der Verwendung.	Schwangerschaft, nicht aber STIs. Dafür ist zusätzlich ein Kondom erforderlich.	Korrekt angewendet, besteht 99-prozentiger Schutz vor Schwangerschaft.
Schützt vor Empfängnis für die Dauer der Verwendung.	Schwangerschaft, nicht aber STIs. Dafür ist zusätzlich ein Kondom erforderlich.	Korrekt angewendet, besteht 99-prozentiger Schutz vor Schwangerschaft.
3–5 Jahre, kann aber jederzeit entfernt werden.	Schwangerschaft, nicht aber STIs. Dafür ist zusätzlich ein Kondom erforderlich.	Korrekt eingesetzt, besteht 99-prozentiger Schutz vor Schwangerschaft.
5–10 Jahre, kann aber jederzeit entfernt werden.	Schwangerschaft, nicht aber STIs. Dafür ist zusätzlich ein Kondom erforderlich.	Korrekt eingesetzt, besteht 99-prozentiger Schutz vor Schwangerschaft.
Dauerhaft.	Will eine Schwangerschaft verhindern, schützt aber nicht vor STIs. Dafür ist zusätzlich ein Kondom erforderlich.	Konsequent und präzise angewandt, ist sie 99 Prozent sicher. Beratung durch eine medizinische Fachkraft ist ratsam.

Welches Kondom soll ich nehmen?

Das breite Angebot an Kondomen kann verunsichern. Den Unterschied zwischen verschiedenen Kondomen zu kennen, erleichtert dir die Auswahl.

Am gebräuchlichsten sind Kondome, die über den Penis gestreift werden. Es gibt sie in verschiedenen Formen, Größen und Materialien.

- **Kondome gibt es aus Latex oder latexfrei.** Sie sind mit Gleitmittel beschichtet, aber zusätzliches Gleitmittel kann die Lust und den Komfort noch steigern. Ein Latexkondom sollte man nur mit Gleitmittel auf Wasser- oder Silikonbasis verwenden, da Gleitmittel auf Ölbasis das Kondom zum Reißen bringen können (siehe S. 86). Für Latex-Allergiker gibt es latexfreie Kondome entweder aus Polyurethan, einem synthetischen Kunststoff, oder aus Polyisopren, einem synthetischen Gummi. Diese können mit allen Gleitmitteln verwendet werden.
- **Texturierte Kondome** haben Rillen oder Noppen, die das Gefühl intensivieren.
- **Ultradünne Kondome** verbessern die Sensibilität.
- **Aromatisierte Kondome** sind für Oralsex gedacht, um den Latexgeschmack zu überdecken. Manche Beschichtungen enthalten Glyzerin, das beim Verkehr Pilzinfektionen der Scheide begünstigen kann.

SO LEGST DU DAS KONDOM AN

Kondome sind dehnbar, sodass die Standardgröße in den meisten Fällen passt. Sitzen sie jedoch zu locker oder zu eng, schützen sie nicht zuverlässig. Wähle daher bei Bedarf eine kleinere oder größere Größe. Wenn du ein Kondom benutzt:

- Gib acht, es nicht zu zerreißen, wenn du es aus der Packung nimmst – am besten reißt du die Hülle nicht mit den Zähnen auf!
- Du legst das Kondom auf die Spitze des erigierten Penis, drückst mit Daumen und Zeigefinger die Luft aus dem Reservoir (Kondomspitze) heraus und rollst das Kondom vorsichtig bis zur Peniswurzel hinab.
- Am Ende des Geschlechtsverkehrs hältst du das Kondom an der Peniswurzel fest, damit es sich nicht löst, wenn du den Penis aus der Vagina ziehst. So vermeidest du, dass Sperma herausfließt und die Vagina damit in Kontakt kommt.

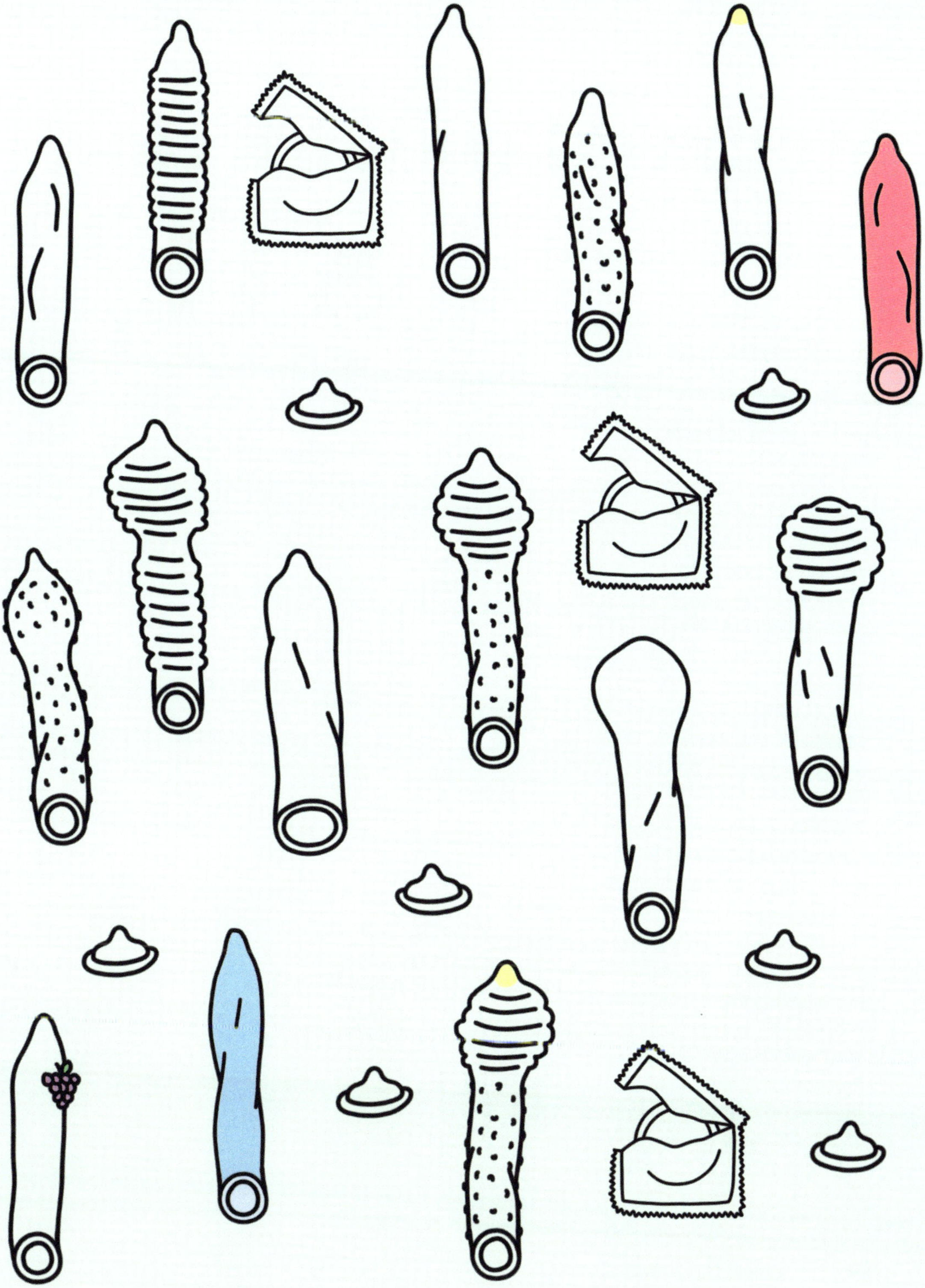

Woran erkenne ich eine STI?

Sexuell übertragbare Infektionen (STIs) können sich durch Symptome bemerkbar machen. Alle Geschlechtskrankheiten können jedoch symptomlos sein.

Durch vaginalen, analen oder oralen Sex kann man sich mit einer bakteriellen, viralen oder parasitären Geschlechtskrankheit infizieren. Am häufigsten treten auf: das humane Papillomavirus (HPV) (s. S. 205), Chlamydien, Gonorrhö, Syphilis, Genitalwarzen, Genitalherpes, Trichomonadeninfektionen, Filzläuse, Krätze sowie HIV (humanes Immunschwächevirus), das unbehandelt zu AIDS führen kann.

Welche Symptome treten auf?

Verbreitete Symptome sind:

- **Schmerzen** beim Urinieren
- **Veränderung des Vaginalausflusses** oder ungewöhnlicher Ausfluss aus Penis, Vagina oder Anus
- **Ungewöhnliche Vaginalblutungen**
- **Blasen, Warzen oder wunde Stellen** im Genital- oder Analbereich
- **Ausschlag**
- **Wucherungen** im Genital- oder Analbereich
- **Jucken oder ein unangenehmes Gefühl** im Genital- oder Analbereich

WELTWEITE INFEKTIONSRATEN

Die Weltgesundheitsorganisation schätzte die Zahl der Neuinfektionen von vier verbreiteten STIs innerhalb eines Jahres auf 374 Millionen:

Infektionsraten im Jahr 2020

- Chlamydien (129 Millionen)
- Gonorrhö (82 Millionen)
- Syphilis (7,1 Millionen)
- Trichomoniasis (156 Millionen)

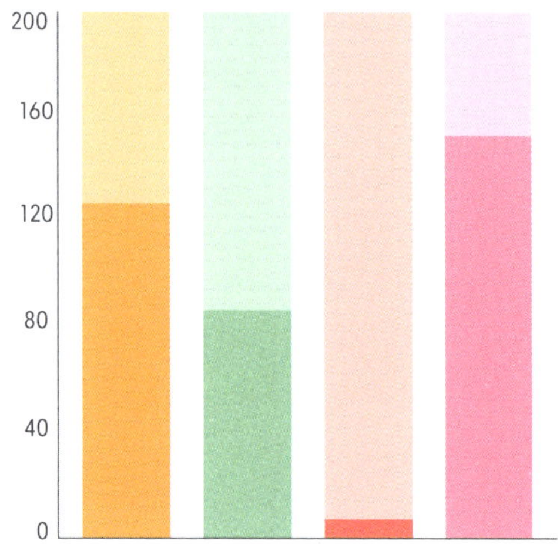

Da alle STIs (aus dem Englischen für sexually transmitted infection) symptomlos sein können, kann eine Infektion unbemerkt bleiben. Chlamydien beispielsweise sind oft symptomlos. Sie sind leicht mit einer kurzen Antibiotikagabe zu behandeln. Bleiben sie jedoch unbehandelt, breiten sie sich aus und können der Gesundheit langfristig schaden. Insbesondere bei Menschen, die bei der Geburt als weiblich eingestuft wurden (AFAB), können sie eine Beckenentzündung, eine ektopische Schwangerschaft (die abgebrochen werden muss, weil sich die Eizelle in einem Eileiter eingenistet hat) und Unfruchtbarkeit verursachen. Ein Test auf Chlamydien kann weitere Schäden verhindern.

Manche Infektionen, z. B. Genitalwarzen und HIV, sind unheilbar, lassen sich aber mit Behandlung und Medikamenten gut in den Griff bekommen.

Den Partner informieren

Wurdest du positiv auf eine STI getestet, solltest du alle Sexualpartner und -partnerinnen seit der letzten Untersuchung informieren, damit sie sich testen lassen können. Manche Teststellen bieten eine anonyme Partnerbenachrichtigung an.

HUMANE PAPPILOMAVIREN (HPV)

Humane Pappilomaviren zählen zu den häufigsten Geschlechtskrankheiten. Allein 2018 infizierten sich in den USA rund 43 Millionen Menschen. Es gibt mehr als 100 HPV-Typen. In der Regel rufen sie keine Symptome hervor, können aber Genitalwarzen verursachen. Hochrisiko-HPV-Viren werden mit abnormen Zellveränderungen in Verbindung gebracht, die sich zu Krebs entwickeln können, vor allem Gebärmutterhals-, Penis-, Anal-, Oropharynx-, Vaginal- und Vulvakrebs.

Früherkennungsuntersuchungen, bei denen eine Zellprobe aus dem Gebärmutterhals entnommen wird, lassen Zellveränderungen erkennen, die zu Gebärmutterhalskrebs führen können. Veränderte Zellen werden behandelt, bevor sie sich zu Krebszellen entwickeln. In Deutschland können Frauen ab 35 Jahren alle drei Jahre einen Test auf HPV wahrnehmen.

2006 wurde ein HPV-Impfstoff zugelassen. In Deutschland empfiehlt die Ständige Impfkommission (STIKO) die HPV-Impfung aller Jungen und Mädchen im Alter von 9–15 Jahren. Die weltweiten Daten von über 60 Millionen jungen Menschen zeigten, dass hochriskante HPV-Infektionen bei Mädchen im Teenageralter um 83 Prozent und bei Frauen im Alter von 20–24 Jahren um 66 Prozent gesenkt werden konnten, was den Erfolg des Programms belegt.

Wann soll ich zur Untersuchung?

Nach ungeschütztem Sex kann vor einem Partnerwechsel ein Test verhindern, dass man eine Geschlechtskrankheit weitergibt – ein einfaches Mittel, für sich und den Partner zu sorgen.

Gesundheitschecks verschaffen dir Kontrolle über deine Gesundheit, verringern das Übertragungsrisiko und beruhigen. Als Faustregel gilt: Lass dich vor einem Partnerwechsel untersuchen. Wenn du ungeschützten Sex mit wechselnden Personen hast, solltest du dich alle 3–6 Monate untersuchen lassen. Weitere Gründe für Gesundheitschecks sind:

- Wenn ein (Ex-)Partner oder eine (Ex-)Partnerin angibt, eine sexuell übertragbare Infektion zu haben.
- Wenn du in einer Beziehung bist und ihr von Kondomen auf ein Verhütungsmittel umsteigen wollt, das nicht vor Geschlechtskrankheiten (STIs) schützt.
- Wenn du mit jemandem Sex hattest und dir sein Gesundheitszustand nicht bekannt ist.
- Wenn du schwanger werden willst. Manche STIs können der Fruchtbarkeit schaden, zu Komplikationen in der Schwangerschaft führen und das ungeborene Kind gefährden.

Sich testen lassen

Ärzte für Haut- und Geschlechtskrankheiten, Gynäkologie und Urologie sowie Hausärztinnen testen auf STIs. Es gibt auch Testkits für den Hausgebrauch, aber am zuverlässigsten ist die Untersuchung durch Arzt oder Ärztin. Er oder sie befragen dich sachlich zu Lebensweise, medizinischer und sexueller Vorgeschichte, jüngsten sexuellen Kontakten und eventuellen Symptomen. Man wird einen Bluttest durchführen, dich um eine Urinprobe bitten und/oder einen Vaginal-, Penis- oder Analabstrich untersuchen. Oft kannst du die Probe selbst auf der Toilette entnehmen. Möglicherweise wird auch der Genitalbereich untersucht. Die Ergebnisse werden dir in der Regel innerhalb weniger Tage mitgeteilt.
Bei einem positiven Ergebnis bekommst du Antibiotika oder andere Medikamente zur Behandlung der Infektion verschrieben.

Wie schnell zeigen sich Infektionen?

Zwischen der Ansteckung und der Nachweisbarkeit einer Infektion liegt eine gewisse Zeitspanne. Erst danach erhält man ein sicheres Testergebnis. Bei Chlamydien und Gonorrhö sind es wenige Tage. HIV-Infektionen sind mit sehr empfindlichen Messmethoden nach etwa 11 Tagen nachweisbar, mit Antikörper-Antigen-Tests nach spätestens 6 Wochen. Nach HIV-Kontakt kann eine medikamentöse Postexpositionsprophylaxe (PEP) das Risiko senken (s. S. 207).

HIV heute

Seit der HIV/AIDS-Krise in den 1980er-Jahren hat es in der Behandlung dieser Krankheit unglaubliche Fortschritte gegeben. Heute lässt sich die Viruslast – die Menge des Virus im Blut – bei HIV-Infizierten mit antiretroviralen Medikamenten auf nicht nachweisbare Werte senken. Dann ist HIV auch nicht mehr übertragbar (siehe unten). Die sogenannte Präexpositionsprophylaxe (PrEP) und Postexpositionsprophylaxe (PEP) kann Menschen, die einem Ansteckungsrisiko ausgesetzt sind, Schutz vor einer HIV-Ansteckung bieten.

U=U

UNNACHWEISBAR = **UNÜBERTRAGBAR**

Das Konzept U=U ist eine internationale Kampagne zur Sensibilisierung für die wissenschaftliche Erkenntnis, dass Menschen, die mit HIV leben und eine wirksame antiretrovirale Therapie erhalten, das Virus nicht auf Sexualpartner und -partnerinnen übertragen können.

- **Die PEP** ist eine 28-tägige Medikamentenkur, mit der spätestens innerhalb von 72 (idealerweise 24) Stunden nach einer möglichen HIV-Exposition begonnen werden muss. Es handelt sich um eine Kombination von HIV-Medikamenten, die die Infektion verhindern. Die PEP ist für den Notfall gedacht und nicht als reguläre Methode zur Verhinderung einer Übertragung. Sie heilt HIV nicht.
- **Die PrEP** wird vor sexuellen Kontakten eingenommen, die das Risiko einer HIV-Infektion bergen. Im Gegensatz zur PEP ist die PrEP für eine regelmäßige und geplante Einnahme konzipiert. Studien zeigen, dass die PrEP bei korrekter Einnahme eine HIV-Übertragung sehr wirksam verhindert.

Diese Behandlungsmöglichkeiten stellen bisherige Annahmen über die Weitergabe von HIV infrage. Es ist heute wahrscheinlicher, sich bei jemandem anzustecken, der nicht weiß, dass er das Virus hat, als bei jemandem, der die Medikamente korrekt einnimmt, um die Krankheit in den Griff zu bekommen. Das unterstreicht die Bedeutung von Tests und sexueller Aufklärung.

Beeinflusst unsere psychische Gesundheit den Sex?

Psychische Gesundheit und sexuelles Wohlbefinden bedingen sich gegenseitig.

Psychische Probleme wie Depressionen und Angstzustände können unser Sexualleben in vielerlei Hinsicht beeinträchtigen. So können depressive Symptome wie Müdigkeit, Niedergeschlagenheit und Scham das Interesse am Sex und die Lust darauf senken (s. S. 209). Umgekehrt können sich z. B. erektile Dysfunktion und schmerzhafter Sex (s. S. 120–123) auf die Psyche auswirken.

Probleme lenken ab

Probleme wie chronische Müdigkeit oder Ängste können unsere Fähigkeit, uns ganz auf Lust und Erregung einzulassen, beeinträchtigen. Ist unser Gehirn mit anderen Dingen beschäftigt, wirkt sich das auf die physiologische Erregung (s. S. 92) und unsere körperlichen Reaktionen aus, was z. B. geringere Scheidenfeuchtigkeit oder Erektionsprobleme zur Folge haben kann. Verläuft Sex nicht nach Plan, kann dies negative Gefühle und Scham verstärken. Wenn ihr miteinander darüber sprechen könnt, wie solche Gefühle sich auswirken, vermeidet ihr Missverständnisse und könnt gemeinsam Lösungen finden.

Helfen Medikamente?

Antidepressiva aus der Gruppe der selektiven Serotonin-Wiederaufnahme-Hemmer (SSRI) werden häufig zur Behandlung von Depressionen eingesetzt. Sie können aber ihrerseits das sexuelle Begehren und die Sexualfunktionen beeinträchtigen (s. S. 209). Daher kann oft nicht eindeutig festgestellt werden, ob eine sexuelle Funktionsstörung durch die Depression selbst, durch das Medikament oder eine Kombination von beiden verursacht wird.

Doch die Besserung der psychischen Gesundheit durch diese Medikamente steigert das Wohlbefinden allgemein, was sich wiederum positiv auf das Sexualleben auswirkt. Wenn Ärzte mögliche Nebenwirkungen erklären, können wir Wege finden, damit umzugehen. Statt unser Sexualleben durch die Nebenwirkungen beeinträchtigt zu sehen, können wir es z. B. mit Praktiken, die Lust und Empfinden steigern, verbessern.

Psychische Probleme können unserem Sexualleben schaden.

Niedergeschlagenheit, mangelndes Selbstvertrauen und geringes Selbstwertgefühl können negative, sich immer wieder aufdrängende Gedanken hervorrufen, die die sexuelle Erregung und das Begehren stark beeinträchtigen.

Scham kann aufkommen, wenn du dich außerstande fühlst, deinem Gegenüber deine Gefühle mitzuteilen. In der Folge fühlst du dich vielleicht stärker isoliert oder machst dir Sorgen, was dein Partner oder deine Partnerin denkt.

Aufgrund von Müdigkeit, einem häufigen Symptom von Depressionen, fühlt man sich kognitiv, emotional und körperlich ausgelaugt – mit der Folge, dass Sex auf der Prioritätenliste ganz nach unten verdrängt wird.

SSRI-Medikamente gegen Depressionen (s. S. 208) erhöhen den Serotoninspiegel im Gehirn, der die Sexualfunktion beeinflusst. Eine häufige Nebenwirkung ist eine Abschwächung der sexuellen Erregung, die eine verzögerte Ejakulation und einen verzögerten oder ausbleibenden Orgasmus zur Folge haben kann.

Wie wirkt sich ein Trauma auf den Sex aus?

Ein Trauma kann tiefgreifende Auswirkungen auf das Sexualleben, die psychische Gesundheit und das körperliche Wohlbefinden haben. Unterstützung bei der Traumabewältigung kann wieder zu sexuellem Selbstvertrauen verhelfen.

Traumata können sich negativ auf unser Sexualleben auswirken. Zu den möglichen Ursachen zählen Übergriffe, Missbrauch und Gewalt oder traumatische Erlebnisse wie Operationen, Verletzungen oder Geburt. Es gibt auch emotionale Traumata, z. B. durch Verrat.

Ein Trauma reißt tiefe psychische Wunden. Es ist sehr gut möglich, dass diese heilen, aber es dauert seine Zeit, ein Trauma zu bewältigen und wieder Frieden zu finden. Hier gibt es keine Standards – es ist wichtig, sich auf den eigenen Heilungsprozess zu konzentrieren.

Trauma und Gehirn

Studien zeigen, dass traumatische Ereignisse weitreichende Auswirkungen auf das Gehirn haben. Ein Trauma beeinträchtigt für das Gedächtnis zuständige Bereiche wie den Hippocampus, die Amygdala und den präfrontalen Cortex und kann sich auf neurochemische Vorgänge auswirken, z. B. den Spiegel der Stresshormone Noradrenalin und Cortisol erhöhen. Verursacht ein Trauma eine posttraumatische Belastungsstörung (PTBS), kann der Spiegel der Stresshormone über längere Zeit erhöht sein. Das erklärt, warum manche traumatisierte Menschen von anhaltender emotionaler Reaktivität mit erhöhter Wachsamkeit (Hypervigilanz) berichten (s. S. 211).

Kontrolle wiedererlangen

Unsere Erfahrungen sind subjektiv und kontextabhängig, und unsere Reaktionen werden von unserer individuellen psychischen Verfassung sowie von früheren Lebenserfahrungen beeinflusst. Doch viele traumatisierte Menschen teilen das Gefühl, die Kontrolle verloren zu haben. Hinter körperlichen, emotionalen und sozialen Reaktionen steht bei ihnen das Bedürfnis, sich zu schützen und die Kontrolle wiederzuerlangen. Es gibt verschiedene gute Bewältigungsstrategien (s. S. 212), die helfen können, mit dem Trauma umgehen zu lernen.

UNSERE TRAUMAREAKTION

Sind wir uns bewusst, wie sich ein Trauma auf unsere Reaktionen auswirken kann, können wir Strategien entwickeln, um negative Kreisläufe zu unterbrechen. Wir können Methoden anwenden, um mit Triggern umzugehen und unser Sexualleben zu genießen.

Ein traumatisches Erlebnis kann die Sensibilität für individuelle Trigger, die uns an das Trauma erinnern, verstärken. Wiederholte Konfrontation mit den Triggern kann unsere emotionale Toleranz für sie senken. Das Gehirn reagiert defensiv, wie bei einer Bedrohung.

Wir können hypervigilant und hypersensibel werden und z. B. sexuelle oder unvorhersehbare Berührungen oder von jemand anderem ausgehende Berührungen mit einem vergangenen Trauma assoziieren, auch wenn sie im Moment keine Bedrohung darstellen.

Hypererregung kann zu Beschwerden wie posttraumatischer Belastungsstörung (PTBS) führen, die den Stresszustand verlängert, die Wachsamkeit erhöht und plötzliche Erinnerungen an das traumatische Erlebnis abrufen kann.

Wir vermeiden bestimmte Situationen oder Handlungen, z. B. Berührungen. Das kann einer Beziehung schaden und einen negativen Kreislauf von Verhalten und Reaktionen auslösen, der das ursprüngliche Trauma noch verschlimmert.

Wie bewältige ich ein sexuelles Trauma?

Selbstmitgefühl und Kommunikation können nach einem Trauma helfen, das Gefühl von Kontrolle über sein Leben zurückzugewinnen. Es braucht Zeit, neues Vertrauen wieder aufzubauen und Intimität zu genießen.

Die Unterstützung durch eine Expertin, falls gewünscht, und/oder vertraute Freunde, Verwandte und eine Selbsthilfegruppe kann hilfreich sein. Auch Selbsthilfestrategien und die Arbeit an der Kommunikation mit Partner oder Partnerin können helfen, neues Vertrauen in die Sexualität zu finden.

Wieder die Kontrolle übernehmen

Wer zu einem positiven Verhältnis zu seinem Körper und seinen sexuellen Reaktionen zurückfindet, kann auch beim Sex wieder das Gefühl von Kontrolle verspüren. Geführte Berührungen kombiniert mit Techniken wie tiefer Atmung machen dich neu mit deinem Körper vertraut. Du probierst unterschiedliche Berührungen aus und merkst so, was sich gut anfühlt. Wenn du so weit bist, kannst du eine zweite Person dazubitten (s. S. 213).

Generell können Techniken wie fokussiertes Atmen den Umgang mit der durch ein Trauma gesteigerten Sensibilität erleichtern. Weitere einfache Techniken bestehen z. B. darin, zu beobachten, wie dein Getränk zubereitet wird, ein Licht anzulassen oder ein erdendes sensorisches Objekt zu tragen.

Mit dem Partner kommunizieren

In einem Zustand erhöhter Wachsamkeit nach einem sexuellen Trauma (s. S. 210) können wir so stark auf Trigger reagieren, dass unsere Fähigkeit zu sexuellen oder sinnlichen Begegnungen beeinträchtigt ist. Vielleicht zeigen wir Vermeidungsverhalten, weichen z. B. Berührungen aus, um schwierige Gefühle zu bewältigen. Das zu kommunizieren ist sehr wichtig. Nur wenn du deinem Partner oder deiner Partnerin gegenüber offen bist, kannst du verständlich machen, was in dir vorgeht. Wenn du sagen kannst, dass du mit etwas aufhören oder etwas verändern möchtest, bekommst du das Gefühl, die Kontrolle über eine Erfahrung zu haben. Klare Grenzen – die sich nach einer Traumatisierung verschieben können – helfen euch beiden, im Moment zurechtzukommen, aber auch, Vertrauen aufzubauen, um einvernehmliche, nicht bedrohliche Gemeinsamkeit zu genießen.

Jemand anderem von einem Trauma zu erzählen, kann schwierig und beängstigend sein. Tust du das jedoch nicht, besteht die Gefahr, dass du erneut traumatisiert wirst, wenn dein Gegenüber deine Grenzen nicht versteht und/oder dir nicht die Zeit gibt, die

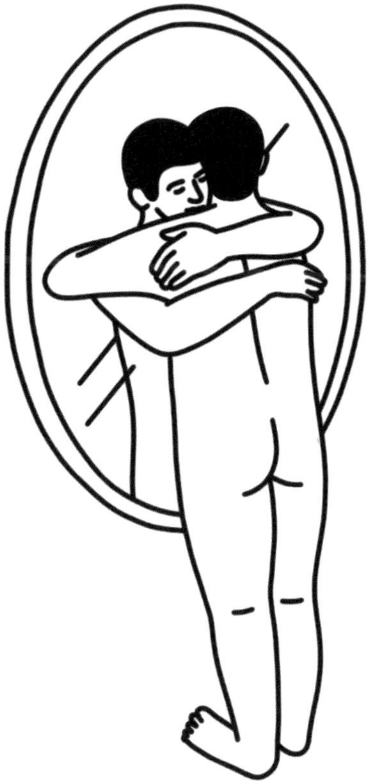

du brauchst. Das kann sich auf euer beider Wohlbefinden auswirken. Überlege am besten im Voraus, wie du dieses Gespräch führen möchtest.

- Versuche, dich darauf zu konzentrieren, wie es dir im Moment geht und wie du die Folgen des Traumas im Hier und Jetzt erlebst.
- Du musst nicht ins Detail gehen und dich nicht unter Druck gesetzt fühlen. Erzähle nur so viel, wie du angemessen findest.
- Besprecht im Detail, was ihr beide tun könnt, wenn du dich getriggert fühlst oder einen Flashback hast.
- Sage klar, welche Stellen nicht berührt werden sollen oder was du keinesfalls willst. Niemand kann Gedanken lesen – kommuniziere auch Dinge, die dir selbstverständlich erscheinen.
- Lasst euch Zeit, um Vertrauen und Nähe aufzubauen – ihr werdet gute und schlechte Tage haben. Vielleicht möchtest du eine vollwertige sexuelle Beziehung aufbauen und Wege zu Nähe und Intimität finden, die für dich funktionieren. Als praktische Übung kannst du deine Hand auf die deines Partners oder deiner Partnerin legen und sie dorthin führen, wo es dir angenehm ist, damit deine Grenzen klar sind. Wenn Berührungen dich triggern, wende dich erst an einen Therapeuten, der dir hilft, mit aufkommenden Gefühlen und Reaktionen umzugehen. Je stärker du Gefühle mit Sicherheit, Vergnügen und Verbundenheit in Verbindung bringst, desto leichter wird es dir fallen, deine Sexualität neu zu erkunden und auszuleben.

Denke ich zu oft an Sex?

Wie oft wir an Sex denken, ist individuell verschieden, aber sexuelle Gedanken sind ganz normal. Wenn sie jedoch ständig wiederkommen, wünschst du dir vielleicht Strategien, um damit umzugehen.

Es ist nichts Ungewöhnliches, an Sex zu denken, auch wenn wir gerade weder Sex haben noch unsere Gedanken bewusst darauf richten. Vielleicht sind wir durch etwas in unserer Umgebung getriggert worden, das unser Gehirn als sexuell relevant codiert hat; wir können auch an Sex denken oder sogar Erregung verspüren, wenn wir eine körperliche Erfahrung mit Lust assoziieren, z. B. das Vibrieren eines Autos oder das Wasser auf unseren Genitalien beim Duschen.

Normalerweise ist es kein Anlass zur Sorge, wenn man oft an Sex denken muss, aber wenn diese Gedanken mit sexuellen Ängsten verbunden sind oder mit starken Impulsen einhergehen, können sie problematisch werden.

Sorgen und Ängste

Viele von uns machen sich Gedanken um Sex. Diese können den Körper betreffen, den sexuellen Akt selbst oder die Frage, wie unser Gegenüber uns wahrnimmt. Wenn diese Sorgen immer wiederkehren, können sich Ängste und Stress negativ auf unser Sexualleben auswirken.

Diese Ängste können sich verschlimmern, weil es in unserer Kultur nicht einfach ist, sexuelle Probleme zu thematisieren. Das bedeutet, dass wir oft nicht wissen, an wen wir uns mit unseren Fragen wenden können. Wir fühlen uns vielleicht isoliert, was unsere Verlegenheit und unsere Schamgefühle wiederum verstärken kann.

Wenn Gedanken obsessiv werden

Werden Gedanken über sexuelle Gefühle oder Aktivitäten zwanghaft oder geraten außer Kontrolle, können unser psychisches Wohlbefinden und unsere Beziehungen darunter leiden. Vielleicht beginnen wir, Situationen zu vermeiden, die wir für Trigger halten. Scham und Selbstkritik können uns quälen und unsere intimen Beziehungen belasten.

Manche Menschen denken zwanghaft an das Ansteckungs- oder Infektionsrisiko durch den Austausch von Körperflüssigkeiten, was ihre Lust auf Sex beeinträchtigen kann.

Bei unkontrollierbaren oder zwanghaften sexuellen Gedanken ist es ratsam, sich an eine Ärztin und/oder einen Sexualtherapeuten zu wenden. Diese können helfen, Trigger zu identifizieren und Strategien zu entwickeln, die nicht relevante Gedanken über Sex in eine andere Richtung lenken und uns von festgefahrenen Denkmustern befreien.

Nicht an Sex denken zu wollen kann die gegenteilige Wirkung haben und ihn noch stärker in unser Bewusstsein rücken.

Wie Sex sich verändert

Im Laufe unseres Lebens verändern sich unsere Lebensumstände, und damit wandelt sich auch unsere Definition von Sex. Wir treten in neue Lebensphasen ein – gründen vielleicht eine Familie, erleben, dass wir älter werden, oder trennen uns; unsere Beziehungen können unter Untreue, Entfremdung oder einfach veränderten Dynamiken leiden. Es kann uns helfen, diese Veränderungen anzunehmen und uns auch beim Sex für das Konzept des lebenslangen Lernens zu öffnen. Das ermöglicht uns, Sex einen dauerhaften Platz in unserem Leben zu geben.

Wie bleiben wir beim Sex neugierig?

Unser Verhältnis zum Sex entwickelt sich ständig weiter. Neugier kann dafür ein wichtiger Antrieb sein und uns für bisher unbekannte Gedanken, Gefühle und Praktiken öffnen.

Neugier ist ein wichtiges Element des Sexuallebens und ein starker Antrieb für Begehren, denn sie weckt unsere Entdeckerlust. Wenn wir hingegen glauben, alles zu wissen, was es zu wissen gibt, und nicht mehr neugierig sein zu müssen, wird das Begehren im Keim erstickt.

Neugier kann unsere sexuellen Beziehungen stärken und unseren Blick weiten. In Vorfreude auf etwas Neues belohnt uns unser Gehirn mit motivierender Dopaminausschüttung (s. S. 56), durch die wir uns gut fühlen und Lust haben, der Neugier nachzugehen.

Lebenslanges Lernen

Unser sexuelles Lernen hört nie auf. Mit dem Leben verändern sich auch unsere Interessen, beeinflusst durch Umfeld, Situation und Lebensumstände. Natürlich kann es Zeiten geben, in denen wir sexuell nicht neugierig sind, aber zu anderen Zeiten sind wir vielleicht für Dinge bereit, die wir vorher nicht wollten. Neugier macht uns offen für Neues. Das muss nicht bedeuten, dass du deine sexuelle Komfortzone verlässt – es sei denn, du willst das; es kann einfach bedeuten, dass du dich der Möglichkeit öffnest, über dich oder deinen Lieblingsmenschen etwas Neues zu erfahren.

Veränderungen erleben

Wenn sich unser Leben verändert – Umfeld, Psyche, Emotionen und Körper – passen wir uns an und entwickeln uns weiter. Für manche verändert sich im Laufe ihres Lebens die Art und Weise, wie sie Sex erleben. Erleiden wir z. B. ein Trauma, einen Schmerz oder eine Verletzung, ob physisch oder psychisch, müssen wir unser Sexualleben eventuell an die neue Situation anpassen. Auch nach einem Partnerwechsel passen wir uns an, da wir jede Person anders erleben. Ebenso kann unsere sexuelle Orientierung fluide sein und sich mit den Jahren ändern (s. S. 186). Unsere Neugier kann eine wichtige Kraft in unserem sich ständig wandelnden Sexualleben sein.

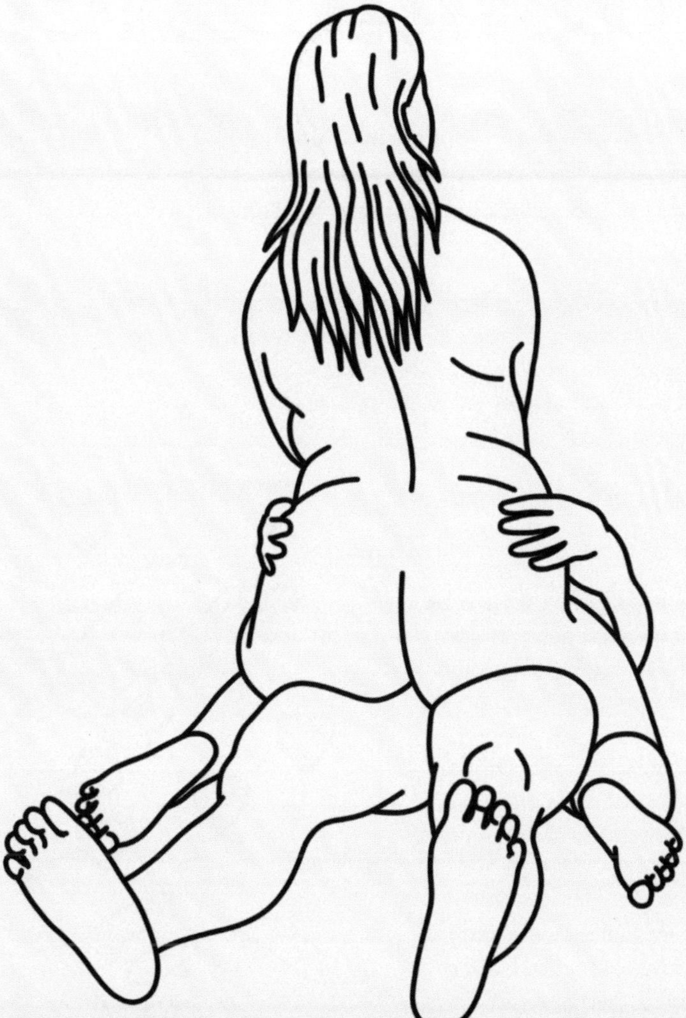

Wie bewahren wir unsere Verbundenheit?

Wenn sich Paare einander nicht mehr verbunden fühlen, liegt das oft daran, dass sie Zärtlichkeiten nur als Vorstufe zum Sex austauschen und nicht auch zu anderen Zeiten.

Sexual currency – also alle erotischen Handlungen, durch die wir auch über den Sex hinaus mit Partner oder Partnerin in Kontakt treten, z. B. ausgedehnte Umarmungen, intensives Küssen, Flirten, Blickkontakt, bestätigende Komplimente, spielerische Berührungen und anzügliche Botschaften – unterscheidet sich von der körperlichen Liebe. Paaren, die Probleme mit ihrer sexuellen Beziehung haben, fehlen diese Berührungen gewöhnlich.

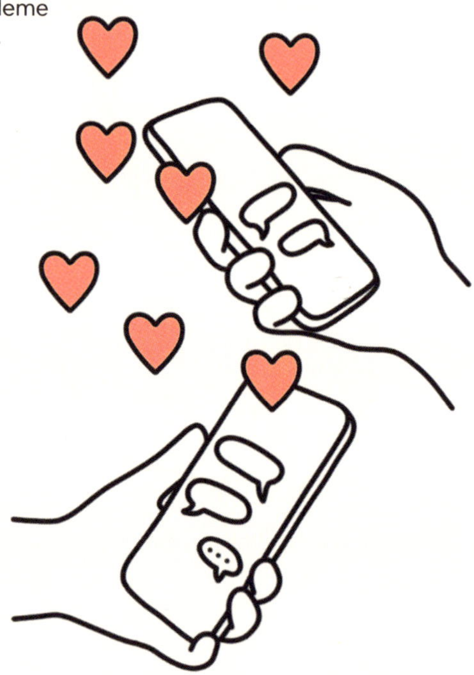

Brücke zwischen Begehren und Sex

Sexual currency hält die Anziehung und das Begehren wach, wie ein Muskel, den wir regelmäßig anspannen müssen, um ihn zu stärken und seine Kraft zu erhalten – selbst wenn wir ihn nicht trainieren. *Sexual currency* steigert unser Verlangen. Wir können uns diese Art von Kontakten auch als Brücke zwischen den einzelnen sexuellen Begegnungen vorstellen, Zeichen von Zuneigung, die die Nähe zwischen den Partnern aufrechterhalten, um Distanz zu verhindern, über die hinweg Begehren schwieriger zu vermitteln ist.

Wenn die Berührungen abnehmen

Die Häufigkeit, mit der wir diese Zeichen der Zuneigung senden, schwankt. Anfänglich treten sie oft auf, Hand in Hand mit spontanem Verlangen. Man zeigt sich gegenseitig seine Zuneigung und sein Begehren.

Wenn Paare sich sexuell festgefahren fühlen, finden ihre Zuneigungsbekundungen oft nur noch als Vorspiel zum Sex statt und nicht auch zu anderen Zeiten. Haben wir das erkannt, können wir unser Verhalten bewusst ändern. Paare, die verstärkt *sexual currency* austauschen, berichten von positiven Auswirkungen auf ihr Sexualleben.

STARKE VERBUNDENHEIT

Gottmans Studie (siehe unten) zeigte, wie Eingehen auf »Bitten um Aufmerksamkeit« wirkt.

- Paare, die auf 86 % der Bitten eingingen, waren glücklich miteinander.
- Paare, die nur auf 33 % der Bitten eingingen, waren weniger glücklich oder hatten sich getrennt.

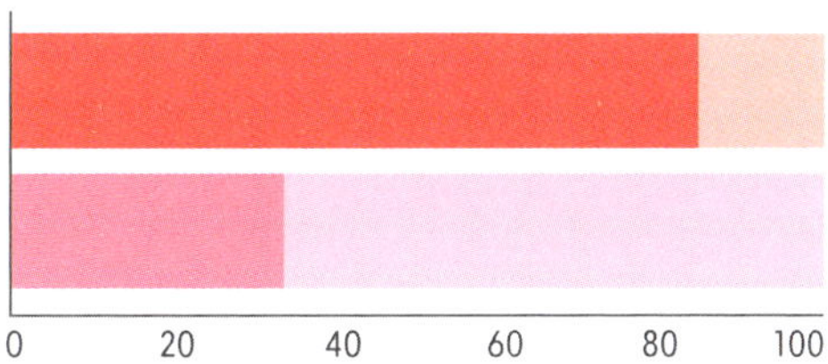

Emotionale Kommunikation

Der Paartherapeut Dr. John Gottman erweiterte das Konzept der *sexual currency* um die *bids for attention* (Bitten um Aufmerksamkeit). Er analysierte die Interaktion von Paaren und traf sie sechs Jahre später wieder, um zu sehen, wer noch zusammen war, sich getrennt hatte oder noch zusammen war, aber nicht glücklich wirkte. Er nannte *bids for attention* eine »Basis-Einheit der emotionalen Kommunikation«. Die Bitten können verbal oder nonverbal, groß oder klein sein. Sie signalisieren den Wunsch nach Aufmerksamkeit. Beispiele sind die Frage, wie der Tag des Partners war, eine kurze Umarmung oder zu helfen, wenn man darum gebeten wurde. Auf eine solche Bitte können wir eingehen, indem wir z. B. unsere Arbeit unterbrechen und eine Frage beantworten; wir können sie ignorieren und uns abwenden; oder wir können sie abwehren und einen Konflikt auslösen. Gottmans zeigte, dass Paare, die nach sechs Jahren noch glücklich und einander emotional und sexuell verbunden waren, dem Partner meistens die gewünschte Aufmerksamkeit entgegenbrachten. Die Aufmerksamkeit, die wir einander schenken, hat also eine Bedeutung, die über ihren Inhalt hinausgeht.

Ist unbefriedigender Sex ein Trennungsgrund?

Ob Probleme mit dem Sexualleben das Ende einer Partnerschaft bedeuten, hängt davon ab, wie viel Bedeutung die beiden Parteien dem Sex in der Beziehung beimessen.

Sex kann zu Problemen führen, wenn die Beteiligten unterschiedliche Vorstellungen davon haben – wenn er z. B. für den einen Partner wichtig ist, für den anderen nicht, oder wenn einer oder beide Partnerinnen das Problem nicht ansprechen wollen.

Über Sex kann in einer Beziehung sehr viel laufen. Viele finden, dass sich eine Beziehung kaum von einer engen Freundschaft unterscheidet, wenn der Sex unbefriedigend ist oder fehlt oder die Beziehung platonisch ist. Mangelnder Sex ist weniger problematisch für asexuelle Menschen (s. S. 36) oder Menschen mit geringem bis gar keinem Interesse an Sex, die der Ansicht sind, dass wichtigere Dinge als Sex eine Beziehung wertvoll machen.

Mit Problemen umgehen

Wenn uns ein befriedigendes Sexualleben wichtig scheint, entscheidet die Art und Weise, wie wir mit aufkommenden Problemen umgehen, darüber, ob wir sie lösen können. Ist Sex ein ständiger Streitpunkt, sammeln sich wahrscheinlich jede Menge negative Gefühle und Ressentiments an, mit Schuldzuweisungen und Frustration. Solche Konflikte können ein produktives Gespräch noch unwahrscheinlicher machen, mit dem beide Parteien gemeinsam Lösungen finden könnten, um ihr Sexualleben zu verbessern. Darüber hinaus können die Konflikte auf andere Bereiche der Beziehung übergreifen.

UNSERE MOTIVE

Verstehen wir unsere Motive für Sex, entdecken wir eventuell negative Muster, z. B. dass wir Sex aus den falschen Gründen wollen, etwa aus Angst, dass unser Partner oder unsere Partnerin woanders Sex sucht. Die Bereitschaft, Differenzen zu überwinden, zeigt dem anderen, dass er wichtig genommen wird. Wenn wir Veränderungsbedarf und Verbesserungsmöglichkeiten sehen, kann das unsere Beziehung enorm verbessern.

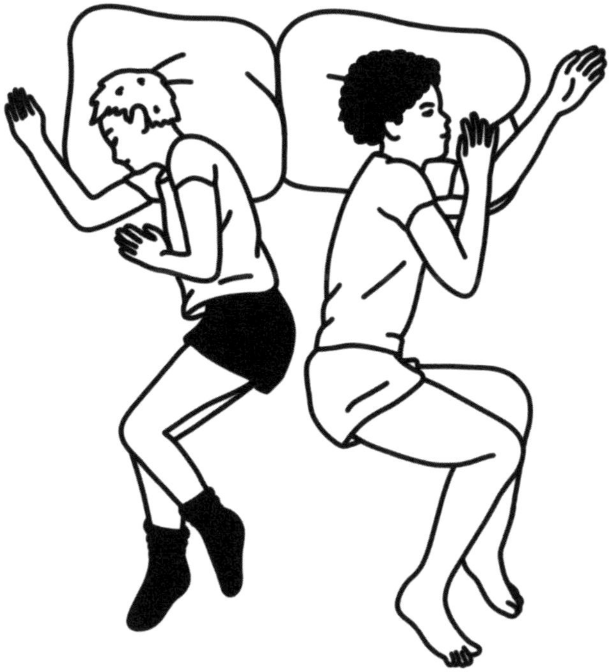

Unterschiedliche Lösungen

Wenn ein Paar unterschiedliche Wünsche hat, können verschiedene Lösungen die Möglichkeit bieten, eine Beziehung dennoch fortzusetzen, wenn dies gewünscht wird. Wenn Nähe und Intimität als stark empfunden werden, einer von beiden sich aber häufigere Orgasmen, mehr Lustleben oder ein aktiveres Sexualleben wünscht, kann Selbstbefriedigung eine Lösung sein.

Manche Paare verhandeln ihre Beziehung neu und öffnen sie für sexuelle Erfahrungen mit anderen. Der Schritt in eine nicht monogame Beziehung (s. S. 30) will gut überlegt und ausgehandelt sein und erfordert Kommunikation und Vereinbarungen. Für manche Paare ist dies der falsche Weg, anderen ermöglicht die Öffnung ihrer Beziehung, sich auf das zu konzentrieren, was zwischen ihnen funktioniert und positiv ist. Für sie können neue Regeln für ihre Beziehung und die Abkehr von einem monogamen Modell die Veränderung bringen, die sie brauchen.

Sind Monogamie und Treue dasselbe?

Der Mensch ist eines der wenigen Säugetiere, die monogame Bindungen eingehen. Ob man aber einem Menschen treu ist, hängt von den Regeln ab, die für eine Beziehung vereinbart werden.

Die Monogamie ist ein Beziehungsmodell, bei dem man zu einem bestimmten Zeitpunkt nur einen Sexual- oder Liebespartner hat, Treue hingegen ist die Entscheidung, jemandem treu zu sein. Allerdings schreibt jedes Paar seine eigenen Beziehungsregeln und innerhalb einer monogamen Beziehung können wir Vereinbarungen darüber treffen, wie wir sie gestalten wollen. Treue bedeutet, die getroffenen Vereinbarungen einzuhalten.

Beziehungsgrenzen

Unsere Partnerschaftsregeln sollten nicht nur auf Annahmen beruhen. Wie unsichtbare Verträge fließen viele Faktoren in sie ein. Auch unterscheiden sich die Vorstellungen davon, was akzeptabel ist, von Kultur zu Kultur. Wenn wir eine wie auch immer gestaltete intime Beziehung eingehen, bringen wir in der Regel individuelle Prinzipien, Regeln und Vorstellungen von Ausschließlichkeit mit, die voneinander abweichen können. So kann jemand der Meinung sein, dass Flirten oder Sexting (s. S. 225) nicht zählen oder dass eine Beziehung »monogamisch« ist (s. S. 31), weil gelegentlicher Sex außerhalb der Partnerschaft als akzeptabel gilt.

Auch wenn beide Partner sich einig sein können, hilft es, gleich zu Anfang die jeweiligen Vorstellungen von Monogamie und Treue zu klären. Dann ist es auch eindeutig, an welchem Punkt ein Partner oder eine Partnerin die Grenzen verletzt hat.

Was ist Sexting?

Beim Sexting werden Aspekte des Sexuallebens über Messengerdienste geteilt. Sexting kann Begehren wecken, man kann mitteilen, dass man erregt ist, oder den Wunsch nach Sex signalisieren.

Sexting – der Austausch sexueller Inhalte in einem Messengerdienst mit Handy oder anderen Geräten – kann über Text, Sprachnachrichten, Bilder und Videos erfolgen. Wem es schwerfällt, sich im direkten Kontakt auszudrücken, kann die physische Distanz beim Sexting nutzen, um sich zu öffnen. In einer Studie mit 1265 US-Schülern hatten 50,1 Prozent schon einmal eine Textnachricht mit explizitem sexuellem Inhalt verschickt.

Risiken beim Sexting vermeiden

Ob du nun mit einem Langzeit- oder einem Gelegenheitspartner sextest – du solltest sicherstellen, dass der Inhalt privat bleibt. Um ganz sicherzugehen, kannst du dein Gesicht und andere Erkennungsmerkmale, wie z. B. Tattoos, aus Bildern heraushalten. Wenn du private oder sexuelle Bilder teilst, gilt dein Einverständnis nur für diesen Moment, nicht über diesen Austausch hinaus. Werden private und sexuelle Inhalte ohne Zustimmung oder mit der Absicht geteilt, jemandem zu schaden, können solche sogenannten Rachepornos zivil- oder strafrechtliche Folgen haben.

Ist Sexting Betrug?

Ob Sexting innerhalb einer Partnerschaft als Betrug gilt, hängt von den Grenzen ab, die in der Beziehung vereinbart wurden, davon, ob diese eine nicht-körperliche sexuelle Verbindung zulassen. Auch ohne Berührung ist Sexting ein sexueller Austausch, den man als Vertrauensbruch empfinden kann.

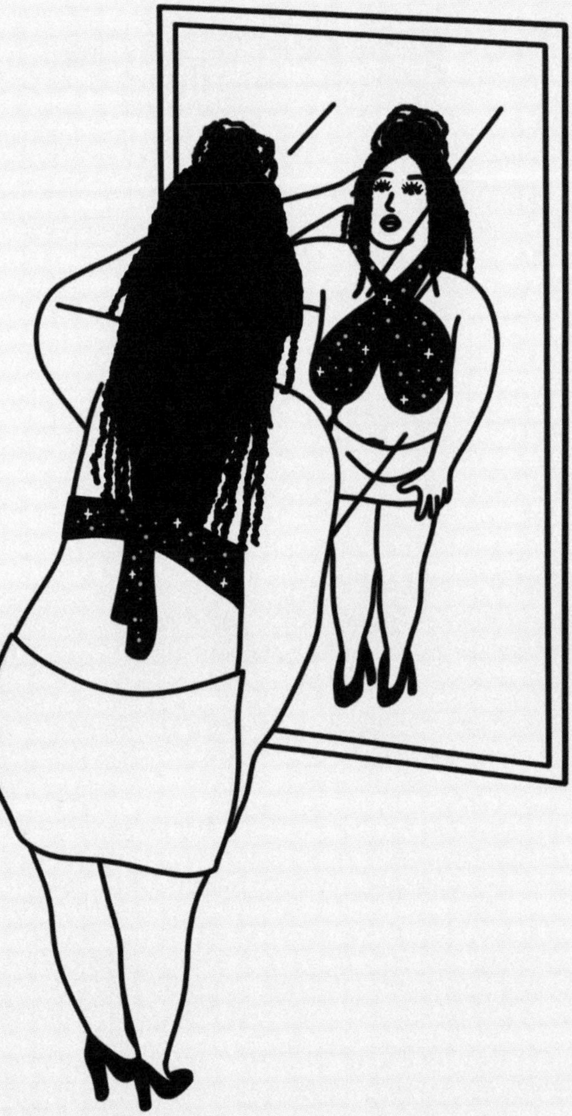

Wie finden wir nach einer Trennung wieder Selbstvertrauen?

Mit der Gewöhnung an einen Menschen schwindet die anfängliche Unsicherheit. Doch nach einer Trennung müssen wir uns die Bereitschaft, Risiken einzugehen, neu erarbeiten.

Eine intime Beziehung kann enden und birgt daher potenziell emotionalen Schmerz. Studien zeigen, dass Liebeskummer den Spiegel des Stresshormons Cortisol erhöht. Auch besteht ein Zusammenhang zwischen Schmerz durch soziale Zurückweisung und körperlichen Schmerzen (s. S. 44). Unsere Ängste können uns vorsichtig machen. Und aus Furcht vor Verurteilung verbergen wir oft unseren sozialen Schmerz und bestärken uns damit in dem Glauben, schnell über die oder den Ex hinwegkommen zu müssen.

Druck auf uns nehmen

Wann man sich zum Sex mit jemand Neuem bereit fühlt, ist völlig subjektiv. Manchen hilft die Zeit, Sex nicht mehr mit dem oder der Ex zu verbinden. Andere sind schon bald wieder bereit, den Schritt zu wagen. Wie risikobereit wir sind, hängt von unserer psychischen Konstitution und der Bereitschaft ab, unsere Komfortzone zu verlassen (s. S. 188). Am wichtigsten ist, dass wir uns nicht unter Druck setzen, Dinge zu tun, zu denen wir nicht wirklich bereit sind. Es hilft zu wissen, dass sich Angst und Aufregung ähnlich anfühlen: Beide steigern die Herzfrequenz und bewirken einen Adrenalinausstoß, die »Schmetterlinge im Bauch«. Und Vorfreude bewirkt die Ausschüttung des Belohnungs-Neurotransmitters Dopamin (s. S. 56). Diese Reaktion gehört bei etwas Neuem dazu.

Zeit für uns

Nach einer Trennung können Familie, Freundinnen und Freunde unser Selbstvertrauen und unser Selbstwertgefühl stärken. Sie bestärken uns sozial und emotional und verhelfen uns wieder ins Gleichgewicht. Nun können wir überlegen, wie wir weitermachen. Vielleicht suggeriert uns nur unsere paarzentrierte Kultur, dass wir eine Beziehung brauchen, um uns bestätigt und wertgeschätzt zu fühlen?

Sind wir Single, können wir uns auf die Beziehung zu uns selbst konzentrieren und uns so wieder mit unserem Körper vertraut machen; das kann uns Selbstvertrauen für den Moment schenken, in dem wir uns wieder für eine Partnerschaft bereit fühlen.

Ändert sich der Sex in einer Langzeitbeziehung?

Man wird einer Langzeitbeziehung eher gerecht, wenn man sie nicht als statisch und linear betrachtet, sondern eher als unterschiedliche Beziehungen zu ein und derselben Person.

SEX IN LANGZEITBEZIEHUNGEN

Bei einer Umfrage unter 2500 Frauen zur sexuellen Zufriedenheit in Langzeitbeziehungen stellte sich heraus:

- 75 % waren mit dem Sex zufrieden.
- 52 % wünschten sich mehr Sex.

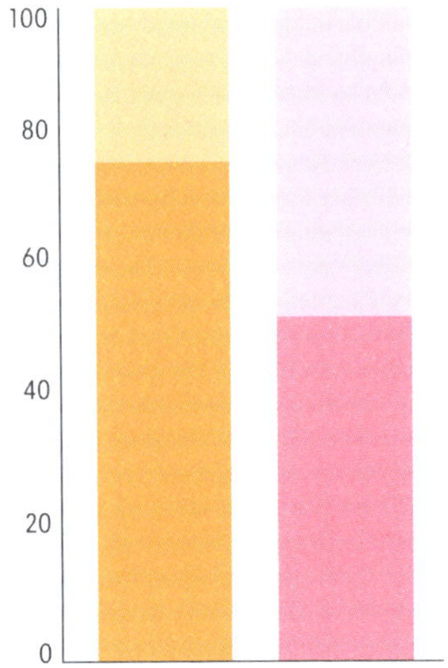

Die häufigste Erfahrung ist, dass Sex mit der Dauer einer Beziehung abnimmt. Doch viele Menschen in Langzeitbeziehungen sind sexuell zufrieden, weil sie sich mit ihrem Partner sicher und vertraut fühlen. Dadurch kommunizieren sie offener und besser, und das führt wiederum zu befriedigenderem Sex.

Ist kein Sex eine Option?

Es gibt keine genaue Definition für eine »sexlose« Beziehung, zumal oft nur der Geschlechtsverkehr gezählt wird. Informell spricht man davon, wenn Sex weniger als zehnmal im Jahr oder einmal im Monat stattfindet. Das erweckt jedoch den Eindruck, als sei unser Sexualleben objektiv messbar. Auch asexuelle Paare können gute Beziehungen führen, manche Menschen haben intime Beziehungen mit gelegentlichem Sex. Andere sind phasenweise psychisch oder körperlich krank, dann hat Sex eine niedrigere Priorität. Wichtig ist es zu erkennen, dass unser Sexualleben Veränderungen und verschiedene Phasen durchläuft.

Kann Sex auf Distanz funktionieren?

Sex ist durchaus auch in einer Fernbeziehung möglich, aber die Beteiligten müssen vielleicht neu definieren, was Sex ihnen jeweils bedeutet.

Damit Sex auch für Menschen funktioniert, die längere Zeit durch größere Entfernungen getrennt sind, müssen sie eventuell überlegen, welche Alternativen sich ihnen bieten. Die körperliche Intimität ist in einer Fernbeziehung natürlich stark reduziert. Daher kann es wichtiger werden, dass man Zeiten für Intimität (s. S. 182) einplant, statt auf einige wenige Gelegenheiten zum Zusammensein zu warten.

Virtuellen Sex praktizieren

In Fernbeziehungen verlagert sich das Sexualleben häufig vom persönlichen in den virtuellen Bereich (siehe rechts). Es gibt viele Möglichkeiten, auf virtuellem Wege das Begehren füreinander wach zu halten, wenn man getrennt ist. Der Partner oder die Partnerin wird in das eigene Lusterleben mit einbezogen, auch wenn er oder sie nicht physisch anwesend ist. Mit klarer Kommunikation und vereinbarten Grenzen kann virtueller Sex verhindern, dass euer Sexualleben aufgrund der Distanz zum Erliegen kommt.

WAS KANN ZU VIRTUELLEM SEX GEHÖREN?

Telefon- oder Video-Sex, Sexting und E-Mails können in einer Fernbeziehung zu primären Mitteln der sexuellen Kommunikation werden. Manche Paare nutzen vernetzte Sexspielzeuge, die sich über das Internet synchronisieren lassen. Diese Spielzeuge verfügen über koordinierte Bewegungen, sodass beide Partner gleichzeitig aufeinander abgestimmte Empfindungen erleben; ergänzend kann Telefon- oder Videosex oder Sexting hinzugekommen, die den virtuellen Sex durch menschliche Interaktion bereichern.

Grenzen zu vereinbaren, die dafür sorgen, dass man sich sicher und wohl fühlt, beugt Ängsten vor, die sich negativ auf die Erregung auswirken könnten. Wichtig ist genügend Privatsphäre. Manche Menschen sind entspannter und fokussierter, wenn sie sich nicht selbst sehen, sodass Video-Sex für sie von nachrangiger Bedeutung ist oder bei ausgeschaltetem Bildschirm stattfindet; andere finden es erregend, sich selbst sehen zu können.

Wann bin ich nach einer Geburt wieder bereit für Sex?

Es gibt keine festen Regeln dafür, wann man nach einer Geburt wieder Sex haben kann. Nähte und andere körperliche Veränderungen lassen es ratsam erscheinen, einige Wochen zu warten.

Wann du nach einer Geburt wieder Sex haben kannst, richtet sich danach, wann du dich körperlich und seelisch dafür bereit fühlst. Die ersten Wochen mit einem Baby können sehr kräftezehrend sein, da du mit Schlafmangel und hormonellen Veränderungen zu kämpfen hast. Nach der Geburt setzt man sich am besten nicht zum Ziel, das Sexualleben wieder dahin zu bringen, wo es vorher war, sondern herauszufinden, was jetzt am besten ist.

Drei Wochen nach der Geburt kannst du schon wieder schwanger werden, auch wenn du stillst und/oder deine Periode noch nicht wieder eingesetzt hat. Daher ist es wichtig, schon vor dem Sex an Verhütung zu denken.

Was geschieht mit deinem Körper?

Egal, ob du vaginal oder mit Kaiserschnitt entbunden hast: Du wirst vaginale Blutungen haben, den sogenannten Wochenfluss, der aus Blut, Schleim und Gebärmuttergewebe besteht. Er kann einige Wochen andauern, sodass du mit dem Sex vielleicht warten möchtest, bis er aufhört.

Erhebliche körperliche und hormonelle Veränderungen während Schwangerschaft, Geburt und der Zeit danach können dein Körpergefühl verändern und deine Lust auf Sex beeinträchtigen. Nach einer vaginalen Geburt muss sich die Vagina zurückbilden, nachdem sie sich gedehnt hat, um den Durchtritt des Babys zu ermöglichen. Vielleicht möchtest du mit dem Sex warten, bis sie sich besser anfühlt.

Wurde bei dir ein Dammschnitt zwischen Vagina und Anus zur Erleichterung der Geburt vorgenommen, sollte die Naht verheilt sein, ehe du wieder penetrierenden Sex hast.

Stillst du, ist dein Prolaktinspiegel erhöht, was den Eisprung unterdrückt und den Östrogenspiegel senkt. Das kann Scheidentrockenheit zur Folge haben, sodass der Sex schmerzhaft ist. In diesem Fall hilft ein Gleitmittel.

Klare Kommunikation

Viele Frauen befürchten, dass der Sex nach der Geburt schmerzhaft oder anders ist, und die Partner befürchten oft, Schmerzen zu verursachen. Nur du allein weißt, wie es dir geht. Deshalb ist es wichtig, dass ihr miteinander kommuniziert, euch Zeit nehmt und Raum für neue körperliche Nähe schafft. Wenn

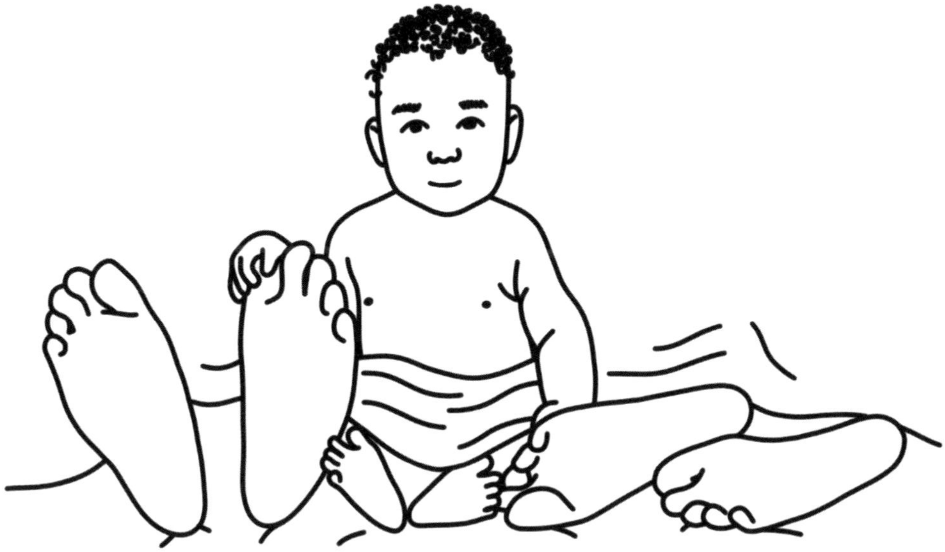

der Geschlechtsverkehr schmerzhaft oder unangenehm ist, kann nicht-penetrativer Sex die Verbundenheit zwischen euch stärken. Ihr könnt auch vorübergehend neue Grenzen setzen. Manche Frauen, die es genossen haben, wenn ihre Brüste berührt wurden, empfinden das anders, solange sie stillen.

Studien zeigen, dass der Testosteronspiegel des Mannes nach der Geburt seines Kindes dauerhaft sinkt. Evolutionsanthropologen wie die Britin Dr. Anna Machin erklaren bestimmte Verhaltensweisen, die als Folge davon auftreten, z. B. Rückgang der Libido und verringerte Aggression, evolutionär mit der Theorie der in dieser Zeit »investierenden Väter« .

Welchen Weg du auch immer zur Elternschaft beschreitest, Eltern werden ist ein Übergang in eine neue Lebensphase.

Wie altern unsere Genitalien?

Unser ganzer Körper durchläuft einen Alterungsprozess, auch unsere Genitalien. Das steht aber einem weiterhin befriedigenden Sexualleben nicht im Wege.

Mit zunehmendem Alter verliert die Haut an Elastizität, weil die Produktion der Proteine Kollagen und Elastin, die die Haut elastisch halten, nachlässt. Die Haut wird faltig und schlaffer. Hinzu kommen hormonelle Veränderungen und Alterungsprozesse, die auch unsere Genitalien betreffen und ihre Funktion beeinträchtigen.

- **Durch den Rückgang von Kollagen und Elastin** wird das Gewebe der Vulva dünner, die Schamlippen werden weniger prall, der Hodensack wird schlaffer.
- **Der Rückgang von Östrogen und Testosteron** kann vaginale Atrophie zur Folge haben – eine dünnere, trockenere und entzündete Scheidenwand –, Sex kann schmerzhaft werden. Das kann auch Transpersonen betreffen, die bei Geburt als weiblich eingestuft wurden (AFAB) und Testosteron einnehmen. Schmerzhafter Sex kann schnell dazu führen, dass wir ihn nicht wollen, was sich auf das Begehren und die Beziehung auswirkt. Gleitmittel und vaginale Cremes können helfen, Sex und Penetration weiterhin zu genießen.
- **Die Scham- und Körperbehaarung** verändert sich, wie auch das Kopfhaar. Die Haare werden dünner und oft grau, da der Körper weniger Melanin produziert – die Moleküle, die Haut, Haare und Augen pigmentieren.

Langsamerer Blutkreislauf

Zahlreiche Faktoren beinflussen den Blutkreislauf, wenn wir älter werden, z. B. Bluthochdruck, der verhärtete Blutgefäße und reduzierten Blutfluss zur Folge haben kann. Das wiederum kann unser Empfinden und die Funktion der Genitalien verändern. Ein langsamerer Blutkreislauf erschwert die sexuelle Erregung (s. S. 93). Weniger stark durchblutete Genitalien sind schlechter mit Sauerstoff versorgt, was ihre Sensibili-

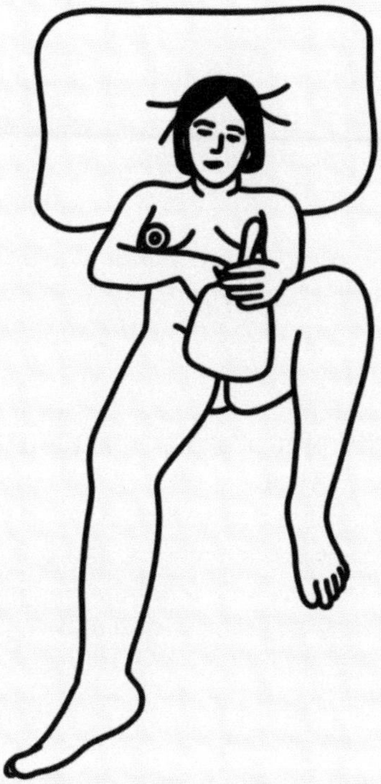

Wie unser Leben geht auch unser Körper durch verschiedene Phasen.

tät beeinträchtigt. Daher kann es länger dauern und stärkere Stimulation erfordern, bis wir das frühere Niveau von Erregung erreichen. Eventuell müssen wir unsere sexuellen Gewohnheiten anpassen, z. B. Gleitmittel verwenden oder den Fokus vom Geschlechtsverkehr weg verlagern.

Schwächere Muskeln

Auch Muskeltonus und -masse gehen mit dem Alter zurück. Das kann auch die Beckenbodenmuskulatur betreffen und die Intensität und Regelmäßigkeit des Orgasmus beeinträchtigen. Menschen mit Penis können weniger Ejakulationen haben, da die Beckenbodenmuskeln für den Samenausstoß zentral sind. Beckenbodentraining (s. S. 112) kann allen Geschlechtern helfen, diese wichtigen Muskeln zu erhalten. Ein schwacher Muskeltonus kann auch den Hodensack erschlaffen lassen.

Verändert die Menopause den Sex?

Auch wenn sich die Menopause auf dein Sexualleben auswirken kann, muss das nicht das Ende vom Sex bedeuten. Es gibt viele Wege, die Lust und das sexuelle Wohlbefinden aufrechtzuerhalten.

Perimenopause und Menopause werden in einem bestimmten Alter durch den Rückgang der Hormone Östrogen, Progesteron und Testosteron ausgelöst. Als Menopause definiert man das Ausbleiben der Regelblutung seit 12 Monaten, ein Zeichen für das Ende des Eisprungs und der Fruchtbarkeit. Gewöhnlich setzt die Menopause von selbst ein, aber sie kann auch medizinisch herbeigeführt werden, z. B. nach der Entfernung der Eierstöcke oder Behandlungen wie Strahlen- oder Chemotherapie. In seltenen Fällen kann eine Eierstockinsuffizienz zum Einsetzen der Symptome führen.

Nicht nur cisgender-Frauen durchlaufen die Menopause; auch nicht-binäre, intersexuelle und transsexuelle Männer können sie durchleben. Hormonelle Behandlungen und/oder chirurgische Eingriffe können ihren Ablauf beeinflussen.

Die Menopause ist eine Phase körperlicher, emotionaler und psychischer Veränderungen.

Welche Symptome treten auf?

Die Menopause ist durch rund 34 Symptome gekennzeichnet, darunter Ängste, Scheidentrockenheit, Stimmungsschwankungen, Hitzewallungen, *brain fog,* Schlafstörungen und verminderte Libido. Meistens treten mehrere Symptome auf, die das Wohlbefinden beeinträchtigen, z. B. den Schlaf, kognitive Funktionen und den Sex.

Die Wechseljahre wirken sich auch auf unser Sexualleben aus. Ein niedrigerer Östrogenspiegel verursacht oft vaginale Trockenheit, die penetrativen Sex schmerzhaft machen kann. Weniger Östrogen und Testosteron können auch unsere Lust auf Sex verringern: Häufig wird über mangelndes Begehren und Probleme mit der Erregung berichtet. Auch Symptome wie Müdigkeit, Hitzewallungen und Ängste können unser Interesse an Sex beeinträchtigen. Es ist wichtig, darüber mit deinem Partner oder deiner

Partnerin zu sprechen, damit sie verstehen, was sich für dich gut anfühlt. Sonst können unangenehme Erlebnisse und Empfindungen deine Lust weiter beeinträchtigen.

So kommst du durch die Menopause

Änderungen in deiner Lebensweise können Gesundheit und Wohlbefinden verbessern und die Symptome lindern. Manchen Menschen hilft eine Hormonersatztherapie (HRT) unter ärztlicher Betreuung. Sie liefert Östrogen und Gestagen und lindert Symptome wie vaginale Trockenheit, Stimmungsschwankungen und Hitzewallungen. Gegen vaginale Trockenheit gibt es auch lokal anzuwendendes Östrogen. Von Fall zu Fall wird auch Testosteron verschrieben.

Die Menopause ist für viele eine Herausforderung – für andere ist sie eine Befreiung: zum einen von der monatlichen Regelblutung, wofür sie besonders dankbar sind, wenn sie einen schmerzhaften Zyklus hatten, zum anderen von der Angst vor einer Schwangerschaft. So entwickeln sie in vielen Fällen wieder mehr Lust auf Sex.

WAS IST DIE ANDROPAUSE?

Der Begriff Andropause oder männliche Menopause ist irreführend, da es sich hierbei nicht um ein begrenztes Übergangsstadium handelt, das auf das Ende der Fruchtbarkeit hinführt. Allerdings kann bei cisgender-Männern im Alter von 40–50 Jahren der jährliche Rückgang des Testosterons um etwa 1–2 Prozent, der ab dem 30. Lebensjahr beginnt, Auswirkungen auf die Stimmung und die Energie zeigen. Wenn du dich fragst, wie es um deinen Testosteronspiegel bestellt ist, kannst du ihn mit einem Bluttest überprüfen lassen. Der Test wird idealerweise morgens durchgeführt, wenn der Hormonspiegel am höchsten ist.

Wie gewinnen wir eine positive Haltung?

Wenn wir unser Leben lang eine positive Einstellung zum Sex haben, sind wir in der Lage, unsere sinnliche Welt bewusst zu gestalten und erfüllende sexuelle Beziehungen zu erleben.

Um ein normales Verhältnis zu Sex zu entwickeln, lassen wir alle negativen Botschaften über Sex los und finden zu unserem authentischen sinnlichen Selbst. Das bedeutet nicht, dass wir über unser Sexualleben öffentlich auspacken, sondern dass uns bewusst ist, dass wir die Freiheit haben, es so zu leben, wie wir es wollen. Wir befreien uns von Beurteilung durch uns selbst und andere. Die folgenden Grundprinzipien können dir helfen zu klären, welchen Stellenwert Sex in deinem Leben einnehmen kann.

1

Sei dir bewusst, dass Sex für jeden etwas anderes bedeuten kann. Solange Sex einvernehmlich und legal erfolgt, können wir einander in unserer Verschiedenheit akzeptieren und hinnehmen, dass wir nicht alle perfekt miteinander harmonieren. Akzeptanz muss nicht Zustimmung bedeuten, sondern einfach das Anerkennen von Vielfalt.

2

Kommunikation spielt eine große Rolle beim Umgang mit Unterschieden und ihrer Akzeptanz. Sie ist die Grundlage unserer Verständigung. Kommunizieren wir nicht, können wir nur erahnen, was andere denken, und Schamgefühle entwickeln.

HABE NUR ICH PROBLEME MIT DEM SEX?

Fragen über Sex zählen zu den meistgesuchten Themen im Internet, und unzählige Unternehmen bieten Produkte an, die unser Sexualleben verbessern sollen – Sex ist profitabel, weil Menschen Hilfe suchen. Unsicherheiten sind verbreitet, über Probleme zu reden ist es nicht; paradoxerweise wäre Reden meist Teil der Lösung, denn viele Unsicherheiten sind psychologischer Natur und durch gesellschaftliche Erwartungen verursacht.

Eine der häufigsten Folgen sexueller Probleme ist das Gefühl der Isolation. In Gesprächen mit einem vertrauten Menschen – Partner, Familienmitglied, Freundin oder Expertin – können wir uns unseren Ängsten stellen, statt ihnen aus dem Weg zu gehen, und zu einer Vorstellung von Sex finden, die zu uns passt.

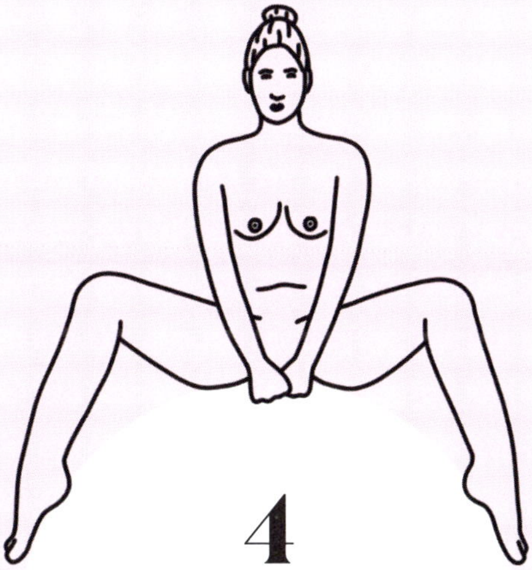

4

Uns mit unserem eigenen Körper verbunden zu fühlen – selbst für unsere Lust verantwortlich zu sein – stärkt unser sexuelles Selbstvertrauen und schenkt uns ein positives Verhältnis zu uns selbst, unserem Begehren und unserer Sinnlichkeit.

3

Durch Zuhören erleben wir den Sex bewusster. Wir nehmen wahr, wie in unserem Umfeld über Sex gesprochen wird, und können Vorstellungen infrage stellen, die uns unpassend erscheinen. Hören wir anderen zu, können wir auch unsere eigenen Vorstellungen von Sex wie durch ein Weitwinkelobjektiv betrachten und neue Perspektiven einnehmen.

Wie bleibt Sex wichtig?

Wir haben den besten Sex, wenn wir uns von vorgefassten Meinungen lösen und selbst entscheiden, was für uns gut ist. Ein achtsamer Umgang mit uns selbst ist die Basis für dauerhaftes sexuelles Wohlbefinden.

Schaff dir deine eigenen Normen

Als Individuen werden wir zum Teil durch das definiert, was um uns herum in der Welt geschieht, ob in der Wirtschaft, der Politik und/oder der Kultur. Bis zu einem gewissen Grad prägen diese Kontexte unser Leben und letztlich auch unseren Sex.

Der gesellschaftliche Umgang mit Sex muss sich dringend ändern. Ein umfassender Wandel erfordert jedoch Zeit. Während wir auf längst überfällige gesellschaftliche Veränderungen warten, können wir dafür sorgen, dass unsere eigene Beziehung zum Sex uns zufriedenstellt. Unser ganzes Leben lang halten wir an Dingen fest, die wir schätzen, und lassen los, was nicht mehr wichtig ist. Wenden wir dieses Prinzip auf unser Sexualleben an, können wir unsere eigene Sexualität zum Besseren verändern. Normen infrage zu stellen und sexuelle Narrative zu verändern, kann einen Dominoeffekt haben.

Sexuelles Wohlbefinden wichtig nehmen

Erst wenn wir unser sexuelles Wohlbefinden auf die gleiche Stufe wie andere Bereiche unserer Gesundheit stellen, statt es als Nebensache zu behandeln, bekommt es die Bedeutung, die ihm gebührt. Vielen fällt es schwer, ihre sexuellen Bedürfnisse zu kommunizieren, aber es ist eines der besten Mittel, das Sexualleben zu verbessern, und die einzige Möglichkeit, vom Partner oder von der Partnerin wirklich verstanden zu werden oder ihn bzw. sie zu verstehen.

Unsere Bedürfnisse kennen

Um uns unserer sexuellen Bedürfnisse bewusst zu werden, müssen wir erkennen, was wir brauchen und wann – egal, ob wir eine Pause einlegen oder uns auf etwas Neues einlassen wollen. Sei dir stets bewusst, dass die Grundvoraussetzung für Sex immer einvernehmliches Geben und Nehmen lustvoller Gefühle ist. Wie wir das tun, mag sich im Laufe unseres Lebens ändern, abhängig von unseren Beweggründen, unserer Gesundheit, unserer Beziehung und unserer Selbstwahrnehmung. Wenn wir uns innerlich von einer mit Scham besetzten Sexualkultur lösen, können wir unser Sexualleben neu auf unsere persönlichen Bedürfnisse ausrichten und unser sexuelles Potenzial voll entfalten.

Die gesündeste Beziehung zu unserem sexuellen Ich ist vollkommen frei von Scham.

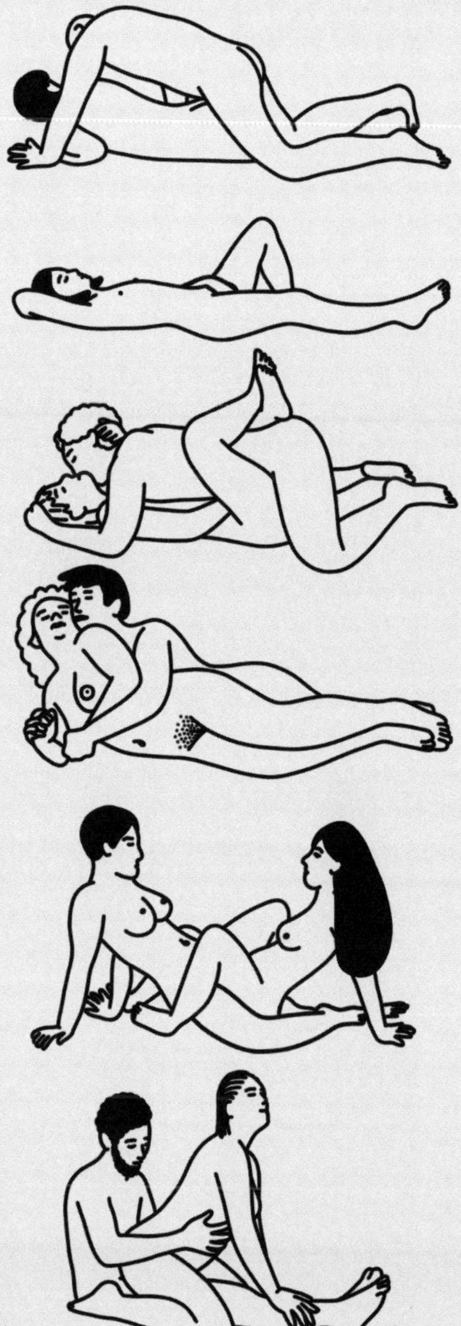

Glossar

Achtsamer Sex Achtsamkeit ist die Praxis, unsere Aufmerksamkeit bewusst auf unser momentanes, gegenwärtiges Erleben zu lenken, ohne zu urteilen oder zu bewerten. Im Zusammenhang mit Sex richten wir unsere Aufmerksamkeit bewusst und vorurteilsfrei auf den gegenwärtigen Moment und unser sinnliches Erleben.

AFAB (bei Geburt weiblich zugewiesen)/AMAB (bei Geburt männlich zugewiesen) Bezieht sich auf das Geschlecht, das medizinisches Fachpersonal einem Baby bei der Geburt aufgrund der äußeren physischen Anatomie zuweist.

Analplug Sexspielzeug, das zur Stimulation und für sexuelle Lust in den Anus eingeführt wird. Entspannt auch den analen Schließmuskel vor einer Penetration. Analtoys sollten für eine sichere Verwendung immer eine verbreiterte Basis haben.

Aphrodisiaka Substanzen, die das Begehren und die Lust steigern sollen. Manchen Lebensmitteln wird aphrodisierende Wirkung zugeschrieben.

Aromantisch/Aromantismus Bezeichnet eine Person, die wenig bis gar keine romantischen Gefühle für oder Interesse an anderen hat.

Asexualität Im Spektrum der sexuellen Orientierungen jemand, der sich nicht oder kaum sexuell zu anderen hingezogen fühlt, und/oder jemand, der wenig oder kein Interesse an sexuellem Erleben und/oder Verhalten hat. Jemand kann als asexuell oder asexuelle Person bezeichnet werden.

BDSM Abkürzung für *bondage* (Fesselung), *discipline* bzw. *dominance* (Disziplin, Dominanz), *sadism* bzw. *submission* (Sadismus, Unterwerfung), *masochism* (Masochismus). Sammelbegriff für einvernehmliche Praktiken, die in der Regel Rollenspiele, wechselnde Kontrolle und Macht sowie intensive sensorische Stimulation umfassen.

Begehren Wunsch nach und Lust auf ein sexuelles Erlebnis. Kann spontan auftreten, scheinbar aus heiterem Himmel und in Erwartung eines sexuellen Erlebnisses, oder responsiv als Wunsch, mit dem Sex fortzufahren, wenn das Begehren als Reaktion auf sexuelle Stimulation einsetzt.

Biopsychosoziales Modell Untersucht das Zusammenspiel von biologischen, psychologischen und umfeldspezifischen Faktoren für das Verständnis von Gesundheit und Wohlbefinden.

Bitte um Aufmerksamkeit Signale eines Partners, um Zuneigung, Aufmerksamkeit oder Zuwendung des anderen zu erhalten. Berühmt geworden durch den Paartherapeuten Dr. John Gottman.

Body Positivity Begriff für eine positive Haltung gegenüber der Vielfalt der Körperformen. Fördert Wertschätzung, Liebe und Vertrauen in den eigenen Körper und hinterfragt in der Gesellschaft verbreitete Botschaften über Körpernormen, die das eigene Körperbild beeinflussen können.

Cisgender Person, deren Geschlechtsidentität mit dem Geschlecht übereinstimmt, das ihr bei der Geburt zugewiesen wurde. Siehe auch *Geschlechtsidentität*

Cortisol Das wichtigste Stresshormon des Körpers; wird von den Nebennieren produziert.

Dildo Sexspielzeug meistens in Form eines erigierten Penis, das in der Regel zur penetrativen Stimulation verwendet wird.

Dopamin Neurotransmitter. Er ist für unsere Körperfunktionen und das Gehirn zentral und spielt für das Belohnungssystem des Gehirns und unser Lustempfinden eine Schlüsselrolle.

Duales Kontrollmodell Modell, das die sexuelle Reaktion als Gleichgewicht zwischen hemmenden und erregenden Prozessen betrachtet, wobei die hemmende und erregende Sensibilität individuell verschieden ist.

Einwilligung Die stets zu erneuernde Zustimmung aller Beteiligten zu sexuellen Aktivitäten, die frei und eindeutig und ohne Zwang kommuniziert werden muss.

Ejakulation Ausstoß von Samen durch den Penis, der in der Regel – aber nicht ausschließlich – mit einem *Orgasmus* einhergeht.

Empfängnisverhütung Auch Geburtenkontrolle genannt; die bewusste Anwendung verschiedener Methoden und Techniken zur Verhinderung einer Schwangerschaft infolge von Geschlechtsverkehr. Zu den Möglichkeiten gehören Barrieremethoden wie Kondome, Portiokappe und Diaphragma; hormonelle Methoden wie Antibabypille und hormonelles Intrauterinsystem (IUS); das nicht-hormonelle Intrauterinpessar (IUP) aus Kupfer (die beiden Letzteren werden auch Spirale genannt) sowie Sterilisationsverfahren und natürliche Familienplanung/Fruchtbarkeitskontrolle. Barrieremethoden verhindern zusätzlich die Übertragung von *sexuell übertragbaren Infektionen (STIs).*

Endorphine Substanzen, die im Gehirn ausgeschüttet werden, um uns die Wahrnehmung von Schmerz und Stress zu erleichtern; können auch die Stimmung heben. Sie werden bei Schmerzen, Stress und Lust sowie bei Aktivitäten wie Sex, Sport und Massagen ausgeschüttet, was Phänomene wie das »Läuferhoch« erklärt.

Erektile Dysfunktion Unfähigkeit, eine Peniserektion zu erreichen oder aufrechtzuerhalten, was die Fähigkeit für bestimmte sexuelle Erfahrungen, z. B. penetrierenden Sex, beeinträchtigen kann.

Erektion Verhärtung des Penis. Sie entsteht, wenn sich die Schwellkörper *(Corpora cavernosa),* ein schwammartiges Gewebe im Penisschaft, entspannen und Blut einströmt. Der entstehende Druck schließt das Blut ein, sodass der Penis hart wird und sich aufrichtet. Erektionen können reflexbedingt auftreten, d. h. als Reaktion auf direkte Stimulation des Penis, oder psychisch bedingt, durch sexuelle Gedanken. Erektionen ereignen sich meist während sexueller Erregung, aber auch als nächtliche Erektion im Schlaf.

Erogene Zone Eine sensible Stelle am Körper, die bei Berührung sexuelle Gefühle und/oder Verlangen auslösen kann. Extragenitale erogene Zonen sind solche, die nicht die Genitalien betreffen, z. B. Brustwarzen, Hals und Ohren.

Erotik Etwas, das sexuelles Verlangen, Interesse, Erregung oder Aufregung auslöst. Manche Materialien, etwa erotische Literatur und Audio-Erotika, sind speziell darauf ausgerichtet zu erregen. Es ist höchst subjektiv, wird als erotisch empfunden.

Erregung Siehe *Sexuelle Erregung*

Erregungsübereinstimmung Bezeichnet den Grad, in dem unsere körperliche und genitale Erregung mit unserer psychischen und subjektiven (berichteten) *sexuellen Erregung* übereinstimmt.

Ethische/einvernehmliche Nicht-Monogamie Beziehungsmodell, bei dem die Partner sexuelle und/oder intime Beziehungen mit mehr als einem Partner haben. Wichtig ist, dass alle beteiligten Parteien damit einverstanden sind. Nicht-monogame Beziehungen können viele verschiedene Formen annehmen, abhängig von den Vereinbarungen zwischen den Partnern.

Fetisch Objekt oder nicht-genitaler Körperteil, der stark mit sexueller Erregung, Verlangen und/oder Befriedigung verbunden ist. Eine Person, die einen Fetisch benutzt, wird Fetischist genannt.

G-Punkt Der Gräfenberg-Punkt ist ein hochsensibler Bereich, der sich einige Zentimeter tief in der Vagina an deren Vorderwand befindet. Er ist Teil der Klitoris und kann bei sexueller Erregung anschwellen und durch Stimulation Lust bereiten.

Genderfluid Beschreibt jemanden, der eine nicht festgelegte Geschlechtsidentität hat und sich nicht mit einem einzigen oder unveränderlichen Geschlecht identifiziert.

Genitalien Die äußeren Sexual- und Fortpflanzungsorgane. Der Begriff umfasst den Penis, den Hodensack und die Vulva mit der Vaginalöffnung.

Geschlechterbinarität Einteilung der Geschlechter in zwei Kategorien, männlich und weiblich. Siehe auch *Nicht-binär*.

Geschlechtsbestätigende Maßnahmen Nach Definition der WHO sind dies soziale, psychologische, verhaltensbezogene und medizinische Interventionen, um »die Geschlechtsidentität einer Person zu unterstützen und zu bestätigen«.

Geschlechtsdysphorie Begriff für das Unbehagen und/oder die psychische Belastung, die eine Person aufgrund einer Diskrepanz zwischen ihrer *Geschlechtsidentität* und dem ihr bei der Geburt zugewiesenen Geschlecht empfinden kann.

Geschlechtsidentität Die individuelle und innere Identifikation einer Person mit ihrem Geschlecht.

Geschlechtskrankheiten Siehe *Sexuell übertragbare Infektionen (STIs)*

Geschlechtsorgane Die äußeren Sexual- und Fortpflanzungsorgane des Körpers: Penis, Hodensack und Vulva mit Vaginalöffnung.

Geschlechtsverkehr Sexuelles Erleben, das typischerweise mit penetrierendem Sex verbunden ist, bei dem ein Penis in eine Vagina eingeführt wird. Auch Penetration, PIV-Sex (Penis-in-Vagina-Penetration), penetrativer Sex, Vaginalverkehr und Vaginalsex genannt.

Gewöhnung Sich abschwächende Reaktion auf einen wiederholten Reiz. Dies ist eine Art von nicht-assoziativem Lernen, d. h., der Reiz ist nicht mit einer Bestrafung oder Belohnung verbunden.

Gleitmittel Hilfsmittel für den Sex, in der Regel eine Flüssigkeit oder ein Gel, das auf die Genitalien, den Anus, Sexspielzeug oder Dilatatoren aufgetragen wird, um die Reibung zu verringern, die Penetration zu erleichtern und das Erlebnis angenehmer und lustvoller zu machen.

Heteronormativ Konzept bzw. Annahme, dass Heterosexualität die normale oder bevorzugte Form der sexuellen Orientierung ist. Zu diesem Konzept gehört auch, dass Heterosexualität gegenüber anderen sexuellen Orientierungen privilegiert wird.

Hormone Siehe *Sexualhormone*

Intergeschlechtlich Sammelbegriff für Menschen mit biologisch diversen Chromosomen, Fortpflanzungsorganen, Genitalien oder Hormonen, die nicht der typischen binären Biologie von Mann und Frau entsprechen. Intergeschlechtliche Merkmale sind natürliche Varianten beim Menschen.

Intimität Dynamik und Nähe in einer zwischenmenschlichen Beziehung. Intimität und Sex können für manche Menschen eng miteinander verbunden sein, sind aber nicht gleichbedeutend. Intimität muss nicht zwangsläufig sexuell sein oder in einer sexuellen oder partnerschaftlichen Beziehung stattfinden. Sie kann emotional oder körperlich sein; z. B. kann auch das Verhältnis zu Familie oder Freunden sehr intim sein.

Intimitätskoordinator Bezeichnung für eine Person, die sich um die Koordinierung und Choreografie von simulierten Sex- und Intimitätsszenen in Film-, Fernseh- und Theaterproduktionen kümmert und das Wohlbefinden der Beteiligten schützt.

Kink Weitgefasster Begriff für einvernehmliche sexuelle Aktivitäten, die als unkonventionell und ungewöhnlich angesehen werden. Jemand kann als *kinky* bezeichnet werden. Der Begriff kann das Gegenteil vom traditionellen *Vanillasex* bezeichnen.

Kognitiv Die Kognition ist eine Hirnfunktion, die unsere bewussten geistigen Aktivitäten umfasst, wie Denken, Lernen, Erinnern und Argumentieren.

Körperdysmorphie/Körperdysmorphe Störung (BDD) Psychische Erkrankung, bei der sich jemand mit viel Zeit und Aufmerksamkeit auf von ihm wahrgenommene Mängel in seinem Aussehen konzentriert. Diese sind für andere oft nicht ersichtlich.

Körperneutralität Der Ansatz, unseren Körper zu akzeptieren und wertzuschätzen, ohne Erwartung oder Druck, ihn zu lieben. Er orientiert sich am Grundsatz des Respekts und stellt in den Mittelpunkt, wie der Körper sich anfühlt, statt wie er aussieht.

Labioplastik Chirurgischer Eingriff zur ästhetischen Korrektur oder Veränderung der Schamlippen.

Lecktuch Quadratisches Stück dehnbares Latex, das beim Oralverkehr die Vulva oder den Anus bedeckt, um die Übertragung von *sexuell übertragbaren Infektionen (STIs)* zu verhindern.

Libido Sexualtrieb. Libido bezeichnet unsere sexuellen Instinkte, unseren Antrieb und unser Verlangen nach Sex und Lust. Beeinflusst von biologischen, sozialen und psychischen Faktoren, kann die Libido im Laufe des Lebens Schwankungen und Veränderungen unterliegen. Es gibt keinen Standardwert für die Libido, und sie variiert von Person zu Person.

Masturbieren Selbststimulation der Genitalien, meist mit Händen oder Sexspielzeug. Auch Selbstbefriedigung, Onanieren oder Solosex genannt.

Metakognition Nachdenken über unsere Denkprozesse, oft über die Art und Weise, wie wir unsere eigene Leistung oder unser Verstehen einschätzen.

Metoidioplastik Geschlechtsangleichende Operationen des Unterkörpers, bei denen aus den vorhandenen Genitalien – d. h. Vaginalgewebe und Klitoris – ein Penis geformt wird.

Mononormativ Die oft unbewusste Annahme, monogame Beziehungen seien die Norm bzw. Maßstab oder Standard; diese Annahme privilegiert Monogamie gegenüber anderen Beziehungsmodellen.

Neurodivergent Bezeichnung für Menschen mit einer Variante der kognitiven Gehirnfunktion, die von der einer neurotypischen Person abweicht.

Neurodiversität Begriff für die Variabilität des menschlichen Gehirns und der kognitiven Funktionen und die einzigartige Weise, in der das individuelle Gehirn funktioniert.

Neuroplastizität Auch neuronale Plastizität. Bezeichnet die Fähigkeit der neuronalen Netzwerke im Gehirn, durch Training zu wachsen und sich zu verändern.

Neurotransmitter Chemische Botenstoffe, die zwischen Zellen übertragen werden und spezifische Körperreaktionen auslösen.

Nicht-binär Überbegriff für jene, die sich nicht innerhalb der binären Geschlechterordnung positionieren.

Nicht-penetrativer Sex Körperliche sexuelle Erfahrungen, die keine Penetration (weder mit Penis noch mit Sexspielzeug) beinhalten. Auch als *Vorspiel* oder *Outercourse* bezeichnet.

Orgasmus Höhepunkt der Lust für das Gehirn und den Körper, gekennzeichnet durch Aufbau und Auflösung von Muskelspannung und Freisetzung neurochemischer Substanzen. Erfolgt meist in Verbindung mit der Stimulation der Genitalien, kann aber auch anders erreicht werden.

Outercourse Bezeichnet sexuelles Erleben ohne Penetration.

Oxytocin Vom Gehirn ausgeschütteter Botenstoff, der bei Sex, Geburt, Stillen, sozialen Interaktionen und der Bindung eine wichtige Rolle spielt.

PDE5-Hemmer »Phosphodiesterase-Typ-5«-Hemmer; Medikamente, die den Blutfluss zu bestimmten Körperbereichen verbessern und zur Behandlung von Erektionsstörungen eingesetzt werden. Dazu gehört u. a. Sildenafil (Handelsname Viagra).

Penisring Ring, der um die Peniswurzel gelegt wird, um eine Erektionen zu verstärken oder länger aufrechtzuerhalten. Er schränkt den Blutfluss physisch ein und hält das Blut im Penis zurück. Existiert in zahlreichen Varianten.

PEP Steht für »Postexpositionsprophylaxe« und bezeichnet ein Medikament, das eine Infektion verhindern kann, nachdem der Erreger (z. B. HIV) in den Körper gelangt ist. Muss innerhalb von 72 Stunden nach möglicher Exposition eingenommen werden, in jedem Fall so schnell wie möglich.

Phalloplastik Chirurgischer Eingriff zur Konstruktion oder Rekonstruktion eines Penis, bei dem in der Regel Hautbereiche von anderen Körperteilen verwendet werden.

Pheromone Botenstoffe, die Tiere abgeben, um bei Angehörigen derselben Spezies eine soziale Reaktion auszulösen.

Physiologie Wissenschaft von den Körperfunktionen, einschließlich der Chemie und der Physik der Körperstrukturen.

PIV-Sex »Penis-in-Vagina«-Penetration. Auch *Geschlechtsverkehr* oder penetrativer Sex genannt.

Polyamorie Eine Liebes- und/oder sexuelle Beziehung zu mehr als einer Person gleichzeitig, mit Zustimmung aller beteiligten Partner. Beispiel für *ethische/einvernehmliche Nicht-Monogamie*.

Pornografie Film-, Print-, aber auch Audiomaterial, das explizite sexuelle Beschreibungen und/oder Darstellungen enthält. Soll sexuell erregen und stimulieren.

Präkum Auch Präejakulat genannt; geringe Menge Flüssigkeit, die während der Erregung unwillkürlich vom Penis freigesetzt wird, normalerweise separat vor der Ejakulation, daher der Name.

PrEP »Präexpositionsprophylaxe«, ein Medikament, das HIV-negative Menschen vor und nach dem Sex mit HIV-positiven Menschen einnehmen, um das Risiko einer Infektion zu verringern.

Prostata Drüse, die bei Menschen, die von Geburt an als männlich gelten, unterhalb der Blase und vor dem Rektum liegt. Sie ist wichtig für die Fortpflanzung. Die Stimulation über den Damm und/oder den Anus kann Lust bereiten.

Psychogene Erektion Reaktion, die im Kopf ausgelöst wird; z. B. eine Erektion, die als Reaktion auf sexuelle Gedanken auftritt.

Psychosomatisch Wechselwirkung zwischen Geist und Körper, häufig bei Symptomen mit psychischen und emotionalen Ursachen, für die es keine eindeutige körperliche Erklärung gibt.

Racheporno Die Weitergabe oder Verbreitung sexuell eindeutiger Videos oder Bilder einer Person ohne deren Zustimmung mit der Absicht, ihr zu schaden. Auch wenn die Partner ihr Einverständnis zur Aufnahme der Videos oder Fotos gegeben haben, gilt es nicht für die Weitergabe dieser Inhalte.

Reflexogen Eine durch einen Reflex hervorgerufene Reaktion, z. B. eine Erektion, die durch direkte Berührung oder Stimulation des Penis entsteht.

Refraktärzeit Zeit oder Erholungsphase nach einem Orgasmus, in der eine Person vorübergehend sexuell nicht erregbar ist.

Responsives Begehren Verlangen nach Sex oder einer sexuellen Erfahrung als Reaktion auf sexuelle Stimulation. Siehe auch *Spontanes Begehren*

Sexspielzeug Objekt, das entwickelt wurde, um sexuelles Vergnügen zu bereiten.

Sexting Austausch sexueller Inhalte über direkte oder persönliche Nachrichten, z. B. über E-Mail.

Sexual currency Erotisch aufgeladene Kontakte und Handlungen zwischen Partnern, die Teil unseres Sexuallebens sind, ohne an sich Sex zu sein, z. B. intensive Umarmungen, Küsse oder Flirten.

Sexualhormone Die Hormone, die Fortpflanzung, Fruchtbarkeit, sexuelle Reaktion und Entwicklung steuern. Die wichtigsten Fortpflanzungs- und Sexualhormone sind Östrogen, Progesteron und Testosteron.

Sexualität Bewusstsein einer Person, ein sexuelles Wesen zu sein. Dazu gehören Einstellungen, Gedanken, Überzeugungen, Wünsche, Verhaltensweisen sowie die Identität in Bezug auf Sex.

Sexualtherapie Gesprächstherapie, die sich auf sexuelle Schwierigkeiten, Herausforderungen oder Ängste konzentriert.

Sexualwissenschaft Interdisziplinäre Erforschung des menschlichen Sexualverhaltens durch Sexualwissenschaftler.

Sexuell übertragbare Infektionen (STIs) Krankheiten, die vorwiegend durch Sex, insbesondere ungeschützten Sex, übertragen werden. Zu den häufigsten Infektionen gehören Chlamydien, Gonorrhö, Trichomoniasis und Syphilis. Viele Infektionen sind asymptomatisch, weshalb Schutz beim Sex und medizinische Untersuchungen besonders wichtig sind.

Sexuelle Erregung Physiologische und psychologische Reaktionen auf sexuelle Reize, die den Körper auf sexuelles Erleben vorbereiten.

Sexuelle Funktionsstörung Wiederkehrende und/oder anhaltende Probleme mit der sexuellen Reaktion und Funktion, auch Schmerzen beim Sex und Probleme mit Begehren, Erregung und Orgasmus.

Sexuelle Orientierung Emotionale oder sexuelle Anziehung, die jemand zu anderen Personen empfindet, z. B. bisexuell, schwul, lesbisch, heterosexuell, pansexuell und asexuell.

Spontanes Begehren Interesse am oder Lust auf Sex, wie aus heiterem Himmel in Erwartung eines sexuellen Erlebnisses.

Squirten Begriff für den Ausstoß von Flüssigkeit beim Orgasmus oder während intensiver Lust bei Menschen mit Vulva.

Swingen Praxis von Paaren oder Partnern, die mit Einverständnis aller Beteiligten Gruppensex oder Partnertausch praktizieren.

Tantrischer Sex Sexuelle Praxis, die Teil des alten spirituellen Tantra-Wegs ist. Sie führt Sexualität und Spiritualität zusammen, wobei der Schwerpunkt auf Intimität und Verbundenheit liegt, nicht auf zielgerichtetem Sex.

Tenting Veränderung der Vagina bei sexueller Erregung. Die Gebärmutter zieht sich nach oben, und die Vagina dehnt sich aus, um mehr Platz für die Penetration zu schaffen.

Trans Oberbegriff für Menschen, deren *Geschlechtsidentität* nicht mit dem Geschlecht übereinstimmt, das ihnen bei der Geburt zugewiesen wurde.

Transition Geschlechtsangleichender Prozess, um die eigene *Geschlechtsidentität* leben zu können. Die Transition kann sozial, medizinisch (hormonell) oder chirurgisch erfolgen oder all dies umfassen.

Umschnallpenis Dildo oder Sexspielzeug, das in der Regel mit einem Gurt um die Hüften in der üblichen Position eines Penis getragen wird und nicht manuell gehalten wird.

Vaginalatrophie Die Ausdünnung, Austrocknung und Entzündung der Vaginalwände. Steht häufig mit hormonellen Veränderungen in Zusammenhang, z. B. infolge der Menopause.

Vaginaldilatatoren Ein Set röhrenförmiger Produkte in verschiedenen Größen zur Dehnung der Vagina, z. B. nach einer *Vaginoplastik*, bei der Behandlung bestimmter gynäkologischer Krebsarten oder zum Trainieren der Beckenbodenmuskulatur, um die vaginale Penetration bei schmerzhaften Zuständen wie *Vaginismus* zu ermöglichen.

Vaginismus Unwillkürliches Anspannen der Beckenbodenmuskeln rund um die Vagina, wenn eine Penetration versucht wird.

Vaginoplastik Chirurgischer Eingriff zur Konstruktion oder Wiederherstellung der Vagina.

Vanillasex Gewöhnlicher Geschlechtsverkehr ohne BDSM- oder andere unkonventionelle Elemente.

Versagensangst Im Zusammenhang mit Sex Angst vor einer sexuellen Erfahrung, vor allem dann, wenn diese zielgerichtet ist, was zu Druck und Ablenkung führt. Am häufigsten erleben sie Menschen mit Penis, die mit Erektionsproblemen verbundene Ängste haben.

Versöhnungssex Umgangssprachlicher Begriff für Sex nach einem Konflikt, zumeist in einer intimen oder partnerschaftlichen Beziehung.

Vibrator Sexspielzeug mit Vibrationsfunktion.

Virtueller Sex Phänomen, bei dem sexuelle Interaktionen oder Erlebnisse über Kommunikationsgeräte vermittelt werden statt bei physischem Kontakt. Kann auch als Cyber-Sex bezeichnet werden und u. a. Video-Sex und *Sexting* umfassen.

Vorspiel Gängiger Begriff für nicht-penetrativen Sex, der auf den Geschlechtsverkehr hinführt. Diese Terminologie basiert auf einem zielgerichteten Modell von Sex und drückt aus, dass diese Erlebnisse dem penetrativen Sex vorangehen, was nicht für alle Menschen zutrifft. Manche ziehen daher den Begriff »nicht-penetrativer Sex« vor.

Vulva Äußere Genitalien. Der Begriff umfasst die Vagina und die Harnröhrenöffnung, die kleinen und großen Schamlippen, den Schamhügel und die Klitoriseichel.

Vulvodynie Anhaltende Schmerzen und Beschwerden in der Vulva, die nicht ursächlich erklärt werden können.

Bibliografie

Alle Internetlinks wurden im Juni 2023 überprüft.

10-11 Sex – Eine kurze Geschichte
Imperial College London (2019). [online]. By 2037 half of babies likely to be born to couples who met online. www.imperial.ac.uk/news/194152

16-17 Ist Sex gut für unsere Gesundheit?
Ditzen, B. et al. (2019). Intimacy as related to cortisol reactivity and recovery in couples undergoing psychosocial stress. *Psychosom Med.* 81(1). 16-25. DOI: 10.1097/PSY.0000000000000633.
Murray, S. H., Brotto, L. (2021). I want you to want me: a qualitative analysis of heterosexual men's desire to feel desired in intimate relationships. *J. Sex Marital Ther* [online]. 47 (5). 419-434. DOI.org/10.1080/0092623X.2021.1888830

22-23 Beeinflussen unsere Gedanken den Sex?
Educare. What is metacognition? (2020). [online] www.educare.co.uk/news/what-is-metacognition

26-27 Zählt Solosex auch?
Hurlbert, D. F., Whittaker, K. E. (1991). The role of masturbation in marital and sexual satisfaction: a comparative study of female masturbators and nonmasturbators. *J Sex Educ Ther*. 17 (4). 272-282. DOI:10.1080/01614576.1991.1107 4029
Corrigan, F. M. (2014). Shame and the vestigial midbrain urge to withdraw. Neurobiology and treatment of traumatic dissociation. DOI: 10.1891/9780826106322.0009
The Monkey Therapist. [online] https://themonkeytherapist.com

32-33 Warum ist Sex oft mit Scham verbunden?
Davis, S. (2019). The neuroscience of shame. CPTSD foundation. [online]. https://cptsdfoundation.org/2019/04/11/the-neuroscience-of-shame/

34-35 Sind Sex und Intimität dasselbe?
Rocco, S. C. et al. (2019). Neuroanatomy and function of human sexual behaviour: A neglected or unknown issue? Brain Behav [online]. 9 (12). e01389. www.ncbi.nlm.nih.gov/pmc/articles/PMC6908863/

38 Können wir beim Sex besser werden?
Warrell, M. (2015). Use it or lose it: The science behind self-confidence. *Forbes.* [online]. www.forbes.com/sites/margiewarrell/2015/02/26/build-self-confidence-5strategies

42-43 Verändert sich der Sex mit dem Kontext?
Meston, C. M., Buss, D.M. (2007). Why humans have sex. *Arch Sex Behav*. [online]. 36. 477–507. https://labs.la.utexas.edu/mestonlab/files/2016/05/WhyHaveSex.pdf
Nagoski, E. (2015). *Komm, wie du willst*. Knaur

44-45 Kann ich darum bitten, mit dem Sex zu warten?
Wnuk, A. (2018). Do hurt feelings actually hurt? *Brain Facts*. [online]. www.brainfacts.org/thinking-sensing-and-behaving/emotions-stress-and-anxiety/2018/do-hurt-feelings-actually-hurt-010518
Garland, E. L. (2012). Pain processing in the human nervous system. *Prim Care*. 39 (3). 561–571. DOI: 10.1016/j.pop.2012.06.013
Hayati, A., Abdul Aziz, C. B. (2014). The brain in pain. *Malays J Med Sci*. 21 (Spec Issue). 46–54. PMC4405805

46-47 Haben wir genug Sex?
Mitchell, K. R. et al. (2013). Sexual function in Britain: findings from the third national survey of sexual attitudes and lifestyles (Natsal-3). *Lancet*. [online] 382. 1817–1829. https://pubmed.ncbi.nlm.nih.gov/24286787/
Wolfinger, N. H. (2021). Is the sex recession turning into a great sex depression? *IF Studies*. [online]. https://ifstudies.org/blog/is-the-sex-recession-turning-into-a-great-sex-depression
The Australian Study of Health and Relationships [online] www.ashr.edu.au/

48-49 Schränkt meine Behinderung den Sex ein?
UK Legislation. Equality Act 2010. [online]. www.legislation.gov.uk/ukpga/2010/15/section/6?view=extent

50-51 Habe nur ich Probleme mit Sex?
Mitchell, K. R. et al. (2013). Sexual function in Britain: findings from the third national survey of sexual attitudes and lifestyles (Natsal-3). *Lancet*. [online] 382. 1817–1829. https://pubmed.ncbi.nlm.nih.gov/24286787/

52-53 Ist mein Sexualleben normal?
Simon, W., Gagnon, J. H. (1986). Sexual scripts: permanence and change. *Arch Sex Behav*. 15. 97–120. DOI: 10.1007/BF01542219

54-55 Ist emotionale Verletzlichkeit nach dem Sex normal?
Schweitzer, R. D. et al. (2015). Postcoital dysphoria: prevalence and psychological correlates. *Sex Med*. 3 (4). 235–243. DOI: 10.1002/sm2.74
Maczkowiack, J., Schweitzer, R. (2019). Postcoital dysphoria: Prevalence and correlates among males. *J Sex Mar Ther*. 45 (2), 128-40. DOI: 10.1080/0092623X.2018.1488326
Bhardwaj, N. (2020). Is crying after sex normal? *Health Shots*. [online].www.healthshots.com/intimate-health/sexual-health/is-crying-after-sex-normal-a-psychologist-answers/

56-57 Was ist Lust?
Mcleod, S. (2023). Brain reward system. *Simply Psychology*. [online]. www.simplypsychology.org/brain-reward-system.html
Uniformed Services University of the Health Sciences (2017). How PTSD affects the brain. *Brainline*. [online]. www.brainline.org/article/how-ptsd-affects-brain

64-65 Können Fantasien den Sex verbessern?
Orwig, J. (2014). Scientists have discovered how common different sexual fantasies are. *Business Insider*. [online]. www.businessinsider.com/which-sexual-fantasies-are-normal-2014-10
Tseng, J., Poppenk, J. (2020). Brain meta-state transitions demarcate thoughts across task contexts exposing the mental noise of trait neuroticism. *Nat Commun*. [online]. 11. 3480. DOI: 10.1038/s41467-020-17255-9
Lehmiller, J. (2018). *Tell Me What You Want: The Science of Sexual Desire and How It Can Help You Improve Your Sex Life*. Robinson.

68-69 Wer seinen Körper kennt, hat besseren Sex
Intima (2020). 25% of women can't correctly identify vagina [online]. www.intimina.com/blog/women-and-their-bodies/
Sex Education Forum. (2022). Young People's RSE Poll

2021. [online]. www.sexeducationforum.org.uk/resources/evidence/young-peoples-rse-poll-2021
Ferguson, R. M. et al. (2008). A matter of facts... and more: An exploratory analysis of the content of sexuality education in The Netherlands. *Sex Ed.* [online]. 8 (1). 93-106. DOI. 10.1080/14681810701811878
The Eve Appeal (2016). Why 'vagina' should be part of every young woman's vocabulary. [online]. https://eveappeal.org.uk/wp-content/uploads/2016/07/The-Eve-Appeal-Vagina-Dialogues.pdf
Reeves, L. (2021). My vulva and I. Lydia Reeves. [online]. www.lydiareeves.com/my-vulva-and-i
Henshaw, P. (2022). Relationships and sex education: Too many still not being taught the basics. *SecEd.* [online]. www.sec-ed.co.uk/news/relationships-and-sex-education-too-many-still-not-being-taught-the-basics-consent-pornography-grooming-online-abuse-harassment/
US adolescents' receipt of formal sex education. (2022). Guttmacher Institute. [online]. www.guttmacher.org/fact-sheet/adolescents-teens-receipt-sex-education-united-states
Nielsen-Bohlman, L. et al. (2004). Health Literacy: A prescription to end confusion. *US: NAP.* DOI: 10.17226/10883

70-71 Bin ich da unten normal?
Kalampalikis, A., Michala, L. (2021). Cosmetic labiaplasty on minors: a review of current trends and evidence. *Int J Impot Res.* DOI: 10.1038/s41443-021-00480-1
Aleem, S. & Adams, E. J. (2012). Labiaplasty. *Obstet, Gynaecol Reprod Med.* 22 (2). 50-53. DOI: 10.1016/j.ogrm.2011.11.006
Turini, T. et al. The impact of labiaplasty on sexuality. *Plast Reconstr Surg.* 141 (1). 87-92. DOI: 10.1097/PRS.0000000000003921

72-73 Vagina oder Vulva?
Murphy, C. (2016). Sexperts say this is your most underrated erogenous zone – here's what to do to it. *Women's Health* [online]. www.womenshealthmag.com/sex-and-love/a19946348/mons-pubis-sex-tips/
Science Direct. Mon Pubis. [online]. www.sciencedirect.com/topics/medicine-and-dentistry/mons-pubis

74-75 Was geschieht in der Vagina beim Sex?
Sullivan, C., Jio, S. (2022). 21 vagina facts that every person with one should know. *Woman's Day* [online]. www.womansday.com/health-fitness/womens-health/a5466/8-things-you-didnt-know-about-your-vagina-113565/
Ilyich, I. (2021). What's the difference between vaginal discharge, arousal fluid, and cervical mucus? *Flo* [online]. https://flo.health/menstrual-cycle/health/vaginal-discharge/discharge-fluid-mucus

76-77 Welche Rolle spielt die Klitoris?
Maravilla, K. et al. (2003). Dynamic MR imaging of the sexual arousal response in women, *J Sex Marital Ther*, 29: 71-76. DOI: 10.1080/713847132
El-Hamamsy, D. et al. (2022). Public understanding of female genital anatomy and pelvic organ prolapse (POP); a questionnaire-based pilot study. *Int Urogynecol J.* 33. 309–318. DOI: 10.1007/s00192-021-04727-9
Gross, R. E. The clitoris, uncovered: an intimate history. *Scientific American.* (2020) [online]. www.scientificamerican.com/article/the-clitoris-uncovered-an-intimate-history/
O'Connell, H. E. and Sanjeevan, K.V. (2005). Anatomy of the clitoris. *PubMed.* 174 (4). 1189–1195. DOI: 10.1097/01.ju.0000173639.38898.cd

78-79 Was sollte ich über den Penis wissen?
National Cancer Institute. Penis. [online]. https://training.seer.cancer.gov/anatomy/reproductive/male/penis.html

80-81 Ist die Größe wichtig?
Francken, A. B. et al. (2002). What importance do women attribute to the size of the penis? *Eur Urol.* 42 (5). 426-431. DOI: 10.1016/s0302-2838(02)00396-2
Tiggemann, M. et al. (2008). Beyond muscles: unexplored parts of men's body image. *J Health Psychol.* 13 (8). 1163–1172. DOI: 10.1177/1359105308095971
GMFA. (2017). Penis anxiety is impacting gay men's self-esteem. *LGBT Hero.* [online]. www.lgbthero.org.uk/fs160-penis-anxiety-is-impacting-gay-mens-self-esteem

82-83 Was bedeutet eine Transition?
Tordoff, D. M. et al. (2022). Mental health outcomes in transgender and nonbinary youths receiving gender-affirming care. *JAMA Network Open.* 5 (2). e220978. DOI: 10.1001/jamanetworkopen.2022.0978
Stonewall. (2018). LGBT in Britain – Health (online). www.https://stonewall.org.uk/lgbt-britain-health

84 Gibt es den G-Punkt wirklich?
Vieira-Baptista, P. et al. (2021). G-spot: fact or fiction?. *Sex Med.* 9 (5). 100435. DOI: 10.1016/j.esxm.2021.100435
National Women's Health Network (2022). Is the G-spot real? *NWHN.* [online]. https://nwhn.org/is-the-g-spot-real/
Puppo, V., Gruenwald, I. (2012). Does the G-spot exist? *Int Urogynecol J.* 23 (12). 1665-1669. DOI: 10.1007/s00192-012-1831-y
Psychology Today (2009). The most important sexual statistic [online]. www.psychologytoday.com/us/blog/all-about-sex/200903/the-most-important-sexual-statistic

86-87 Gleitmittel/Sicherer Analsex
Bloom Ob/Gyn (2018). Vaginal Hygiene – Do's and Dont's. [online]. https://bloom-obgyn.com/vaginal-hygiene-dos-and-donts/

88-89 Wie bemerkt das Gehirn Berührung?
App, B. et al. (2006). Touch communicates distinct emotions. *American Psychological Association.* [online] 6 (3). 528–533. https://citeseerx.ist.psu.edu/viewdoc/download?doi=10.1.1.421.2391&rep=rep1&type=pdf
Wired (2017). The science of touch. [online] www.wired.co.uk/article/the-good-life-human-touch
Michels, L. et al (2010). The somatosensory representation of the human clitoris: an fMRI study, *NeuroImage* 49 (1). 177–184. DOI: 10.1016/jneuroimage.2009.07.024
Crichon, P. (1994). Penfield's homunculus. *J Neurol Neurosurg Psychiatry.* 57 (525). Published Online First: 01 Apr 1994. DOI: 10.1136/jnnp.57.4.525

90-91 Haben wir alle dieselben erogenen Zonen?
Nummenmaa, L. et al. (2016). Topography of human erogenous zones. *Arch Sex Behav.* 45 (5). 1207-1216. DOI: 10.1007/s10508-016-0745-z
Younis, I. et al. (2016). Female hot spots: extragenital erogenous zones. *Hum Androl.* 6 (1). 20-26. DOI: 10.1097/01.XHA.0000481142.54302.08

92-93 Was passiert, wenn wir erregt werden?
Masters, W. H. and Johnson, V. E. (1966). *Human sexual response.* US: Bantam Books.
Basson, R. (2001) Human sex-response cycles. *J Sex Marital Ther.* 27 (1). 33-43. DOI: 10.1080/00926230152035831
Chivers, M. L. et al. (2010). Agreement of self-reported and

genital measures of sexual arousal in men and women *Arch Sex Behav.* 39 (1). 5–56. DOI: 10.1007/s10508-009-9556-9

94-95 Was passiert bei einer Erektion?

Biga, L. M. et al. (2019). Physiology of arousal and orgasm. Anatomy and Physiology. Oregon State University. [online]. 1. 1864-1872. https://open.oregonstate.education/aandp/chapter/27-5-physiology-of-arousal-and-orgasm/
Atomik Research Insights & Analytics. Co-op pharmacy erectile dysfunction PR Survey. [online]. www.atomikresearch.co.uk/case-studies-archive/co-op-pharmacy-erectile-dysfunction-pr-survey/
Davies, K. P. (2015). Development & therapeutic applications of nitric oxide releasing materials to treat erectile dysfunction. *Future Sci OA.* [online]. 1 (1). FSO53. DOI: 10.4155/fso.15.53
Shepherd Centre. Male Sexuality. [online]. www.myshepherdconnection.org/sci/sexuality/male-sexuality
Goldstein, I. The central mechanisms of sexual function. Boston University School of Medicine. [online]. www.bumc.bu.edu/sexualmedicine/publications/the-central-mechanisms-of-sexual-function/

96-97 Was passiert beim Orgasmus?

Georgiadis, J. R., Kringelbach, M. L. (2012). The human sexual response cycle: brain imaging evidence linking sex to other pleasures. *Progr neurobiol.* 98 (1). 49-81. DOI: 10.1016/j.pneurobio.2012.05.004
Stromberg, J. (2015). This is what your brain looks like during an orgasm. Vox. [online]. www.vox.com/2015/4/1/8325483/orgasms-science
Clarke, M. (2018). What's going on with hormones and neurotransmitters during sex. *Atlas Biomed.* [online]. https://atlasbiomed.com/blog/whats-going-on-with-hormones-and-neurotransmitters-during-sex/
Portner, M. (2008). The Orgasmic Mind: The neurological roots of sexual pleasure. *Scientific American.* [online]. www.scientificamerican.com/article/the-orgasmic-mind/
Wise, N. J. et al. (2017). Brain activity unique to orgasm in women. *J Sex Med.* 14 (11). 1380–1391. DOI: 10.1016/j.jsxm.2017.08.014

98 Gibt es verschiedene Arten von Orgasmen?

Inverse. (2022). Why wearing socks during sex helps you have orgasms (online). www.inverse.com/mind-body/socks-sex-orgasms

100-101 Was passiert bei der Ejakulation?

ISSM's Communication Committee (2013). What is the refractory period? *ISSM.* [online]. www.issm.info/sexual-health-qa/what-is-the-refractory-period/

106-107 Beeinflusst der Menstruationszyklus die Libido?

Lachowsky, M., Nappi, R. E. (2009). The effects of oestrogen on urogenital health. *Maturitas.* 63 (2). 149-151. DOI: 10.1016/j.maturitas.2009.03.012
Chalabi, M. (2016). Going with the flow: how your period affects your sex drive. *The Guardian.* [online]. www.theguardian.com/lifeandstyle/2016/oct/15/how-period-affects-sex-drive-menstruation-ovulation

108-109 Beeinflusst Testosteron den Sex?

Wang, C. et al. (2011). Low testosterone associated with obesity and the metabolic syndrome contributes to sexual dysfunction and cardiovascular disease risk in men with type 2 diabetes. *Diabetes Care.* 34 (7). 1669-1675. DOI: 10.2337/dc10-2339
Gettler, L. et al. (2011). Longitudinal evidence that fatherhood decreases testosterone in human males. *PNAS.* 108 (39). 16194-16199. DOI: 10.1073/pnas.1105403108
Mount Sinai Today (2022). Testosterone. https://www.mountsinai.org/health-library/tests/testosterone
Marinov, D. (2022). Charts of average testosterone levels in male and female. *HFS Clinic.* [online]. https://hghfor-sale.com/blog/normal-testosterone-levels-by-age/

110-111 Gibt es »Liebeshormone«?

Wu, K. (2017). Love, actually: The science behind lust, attraction, and companionship. Harvard University. [online]. https://sitn.hms.harvard.edu/flash/2017/love-actually-science-behind-lust-attraction-companionship/
Owens, A. (2021). Tell me all I need to know about oxytocin. *Psycom.* [online]. www.psycom.net/oxytocin
Clarke, M. (2018). What's going on with hormones and neurotransmitters during sex. *Atlas Biomed.* [online]. https://atlasbiomed.com/blog/whats-going-on-with-hormones-and-neurotransmitters-during-sex/
Shoemaker, C. (2019). Male libido, testosterone, & neurotransmitters. *Sanesco.* [online). https://sanescohealth.com/blog/male-libido-testosterone-nervous-system/

112-113 Verbessern Beckenbodenübungen den Sex?

Kanter, G. et al. (2015). A strong pelvic floor is associated with higher rates of sexual activity in women with pelvic floor disorders. *Int Urogynecol J.* 26 (7). 991–996. DOI: 10.1007/s00192-014-2583-7

116-117 Können wir lernen, unseren Körper zu lieben?

Psychology Compass. [online]. (2021). Scientific lessons to help you overcome self-doubt. https://psychologycompass.com/premium/self-doubt/
Cascio, C. N. et al. (2015). Self-affirmation activates brain systems associated with self-related processing and reward and is reinforced by future orientation. *Soc Cogn Affect Neurosci.* 11 (4). 621-629. DOI: 10.1093/scan/nsv136
Poirier, A. (2021). *The Body Joyful.* Woodhall Press.

118-119 Sind Probleme mit dem Sex normal?

Mitchell, K. R. et al. (2013). Sexual function in Britain: findings from the third national survey of sexual attitudes and lifestyles (Natsal-3). *Lancet.* [online] 382. 1817–29. https://pubmed.ncbi.nlm.nih.gov/24286787/
BMJ Best Practice. Sexual dysfunction in women. [online]. https://bestpractice.bmj.com/topics/en-gb/352

120-121 Sind Schmerzen beim Sex normal?

Vaginismus (online). http://vaginismus.com/
The Gynae Centre (2021). Vaginismus: Debunking The Myths. The Gynae Centre Blog. [online]. www.gynae-centre.co.uk/blog/vaginismus-debunking-the-myths/

122-123 Was hilft gegen Erektionsprobleme?

LetsGetChecked (2020). 3 in 5 men in US affected by erectile dysfunction. PR Newswire. [online]. https://www.prnewswire.com/news-releases/3-in-5-men-in-us-affected-by-erectile-dysfunction---and-most-are-unaware-it-can-be-an-indicator-of-more-serious-health-problems-301003952.html

128-129 Warum ist Lust so intensiv?

Fisher, H. et al. (2002). Defining the brain systems of lust, romantic attraction and attachment. *Arch Sex Behav*, 31 (5). 413-419. DOI: 10.1023/a:1019888024255
NPR/TED staff (2019). Helen Fisher: How Does Love Affect The Brain? NPR. [online]. www.npr.org/2019/11/22/780960553/helen-fisher-how-does-love-affect-the-brain
Van Edwards, V. (2016). The 3 stages of love. Science of People. [online]. www.scienceofpeople.com/3-stages-of-love/

Wu, K. (2017). Love, actually: the science behind lust, attraction, and companionship. Harvard University. [online]. https://sitn.hms.harvard.edu/flash/2017/love-actually-science-behind-lust-attraction-companionship/
Gottman, J. (2014). The 3 phases of love. The Gottman Institute. [online]. www.gottman.com/blog/the-3-phases-of-love/

130-131 Was geschieht, wenn wir Verlangen spüren?
Gurney, K. (2020). *Mind The Gap*. UK: Headline. p168.
Flannery, J. (2017). What Basson's sexual response cycle teaches us about sexuality. Lifeworks [online]. www.lifeworkspsychotherapy.com/bassons-sexual-response-cycle-teaches-us-sexuality/

132-133 Was sind Pheromone?
McClintock, M. K. (1971). Menstrual synchrony and suppression. *Nature*. 229. 244–245. DOI: 10.1038/229244a0
Verhaeghe, J. et al. (2013). Pheromones and their effect on women's mood and sexuality. *Facts, Views Vis ObGyn*. 5 (3). 189–195. PMID: 24753944

134-135 Funktionieren Aphrodisiaka?
Eippert, F. et al. (2009). Activation of the opioidergic descending pain control system underlies placebo analgesia. *Neuron*. 63 (4). 533-543. DOI: 10.1016/j.neuron.2009.07.014

136-137 Sind wir nicht synchron?
Brough, E. (2009). Positive emotions and sexual desire among healthy women. Research Gate. [online]. www.researchgate.net/publication/30863012
Mercer, C. H. et al. (2003). Sexual function problems and help seeking behaviour in Britain: National probability survey. *Br Med J*. 327. 426–427. DOI: 10.1136/bmj.327.7412.426
Mitchell, K. R. et al. (2013). Sexual function in Britain: findings from the third national survey of sexual attitudes and lifestyles (Natsal-3). *Lancet*. 382. 1817–1829. https://pubmed.ncbi.nlm.nih.gov/24286787/

138-139 Verbessert Flirten den Sex?
Zhou, C. et al. (2018). Direct gaze blurs self-other boundaries. *J Gen Psychol*. 145 (3). 280-295. DOI: 10.1080/00221309.2018.1469465
Connole, S. (2019). Love: it's all in the eyes. Wholebeing Institute. [online]. https://wholebeinginstitute.com/love-its-all-in-the-eyes/
Jarick, M., Bencic, R. (2019). Eye contact is a two-way street: arousal is elicited by the sending and receiving of eye gaze information. *Front Psychol*. 10 (1262). DOI: 10.3389/fpsyg.2019.01262
Nagasawa, M. et al. (2015). Oxytocin-gaze positive loop and the coevolution of human-dog bonds. *Science*. 348 (6232). 333-336. DOI: 10.1126/science.1261022

140-141 Kann Neues Begehren entfachen?
Gurney, K. (2020). *Mind The Gap*. UK: Headline.

142-143 Wie entsteht Bindung?
Frederick, D. A. et al. (2016). What keeps passion alive? Sexual satisfaction is associated with sexual communication, mood setting, sexual variety, oral sex, orgasm and sex frequency in a national U.S. study. *J Sex Research*. 54 (2). 186-201. DOI: 10.1080/00224499.2015.1137854
Gillespie, B. J. (2016). Correlates of Sex Frequency and Sexual Satisfaction Among Partnered Older Adults. *J Sex Marit Ther*. 43 (5). 403-423. DOI: 10.1080/0092623X.2016.1176608

144-145 Was ist ein Fetisch?
Pfeuffer, R. (2023). A list of 25 sexual kinks and fetishes we know you're curious about. Men's Health. [online]. www.menshealth.com/sex-women/a33338854/kinks-fetish-list/

148-149 Warum ist der Sex im Urlaub so gut?
Kalmbach, D. A. et al. (2015). The impact of sleep on female sexual response and behavior. *J Sex Med*. 12 (5). 1221–1232. DOI: 10.1111/jsm.12858

150-151 Wann ist die beste Zeit für Sex?
Barberia, J. M. et al. (1973). Diurnal variations of plasma testosterone in men. *Steroids*. 22 (5). 615-626. DOI: 10.1016/0039-128X(73)90110-4

152-153 Sind unsere Smartphones uns im Weg?
This Works (2020). Love sleep report. https://viewer.joomag.com/love-sleep-report-final-2020-love-sleep-report-final/0922298001580726302?

154-155 Kann eine Sexpause Begehren neu entfachen?
Trigwell, P. et al. (2016). The Leeds psychosexual medicine service: an NHS service for sexual dysfunction. *Sex Relation Ther*. 31 (1). 32-41. DOI: 10.1080/14681994.2015.1078459
Linschoten, M. et al. (2016). Sensate focus: a critical literature review. *Sex Relation Ther*. 31 (2). 230-247. DOI: 10.1080/14681994.2015.1127909

158-159 Was törnt uns an oder ab?
Dee, J. (2016). The dual control model – Why you sometimes can't get in the mood for sex. Uncovering Intimacy. [online]. www.uncoveringintimacy.com/dual-control-model-sometimes-cant-get-mood-sex/
Map Education and Research Foundation. The history of the sexual tipping point® model. [online]. www.mapedfund.org/history
Bancroft, J. and Janssen, E. (2000). The dual control model of male sexual response: a theoretical approach to centrally mediated erectile dysfunction. *Neurosci Biobehav Rev* 24 (5). 571-579. DOI: 10.1016/s0149-7634(00)00024-5
Kinsey Institute. The dual control model of sexual response. [online]. https://kinseyinstitute.org/research/dual-control-model.php

160-161 Warum bin ich erregt, ohne zu begehren?
Embrace Sexual Wellness (2020). Arousal non-concordance. ESW Blog. [online]. www.embracesexualwellness.com/esw-blog/arousalnonconcordance
Ondine, J.-P. (2021). The common sexual health issue you probably didn't know about. The Zoe Report. [online]. www.thezoereport.com/wellness/what-is-arousal-non-concordance
Chivers, M. L. et al. (2010). Agreement of self-reported and genital measures of sexual arousal in men and women. *Arch Sex Behav*. 39 (1). 5-56. DOI: 10.1007/s10508-009-9556-9
Brotto, L. A. et al. (2016) Mindfulness-based sex therapy improves genital-subjective arousal concordance in women with sexual desire/arousal difficulties. *Arch Sex Behav*. 45 (8). 1907-1921. DOI: 10.1007/s10508-015-0689-8
Chivers, M. L., Brotto. L. A. (2017) Controversies of women's sexual arousal and desire. *Euro Psychol*. 22 (1). 5-26. DOI: 10.1027/1016-9040/a000274

162-163 Kann ich meine Erregung bewusster spüren?
Gurney, K. (2020). *Mind The Gap*. UK: Headline.

164-165 Spielt es eine Rolle, wer den Sex initiiert?
Lehmiller, J. (2018). *Tell me what you want: the science of sexual desire and how it can help you improve your sex life*. Robinson.

166-167 Kann ich Nein sagen, ohne den Partner zu verletzen?
Meston, C. M., Buss, D. M. (2007) Why humans have sex. *Arch Sex Behav*. [online]. 36. 477–507. https://labs.la.utexas.edu/mestonlab/files/2016/05/WhyHaveSex.pdf

170–171 Warum kommt mein Partner öfter?
Frederick, D.A. et al. (2017). Differences in orgasm frequency among gay, lesbian, bisexual, and heterosexual men and women in a U.S. national sample. *Arch Sex Behav* 47, 273–288. DOI: 10.1007/s10508-017-0939-z
Mintz, Laurie. B. (2018). Richtig kommen: Aufregende Wege zum klitoralen Orgasmus – Let's have sex!. Goldmann
Kinsey, A. et al. (1954). *Das sexuelle Verhalten der Frau.*

172–173 Ist es schlimm, einen Orgasmus vorzutäuschen?
Herbenick, D. et al. (2019). Women's sexual satisfaction, communication, and reasons for (no longer) faking orgasm: findings from a U.S. probability sample. *Arch Sex Behav*. 2461–2472. DOI: 10.1007/s10508-019-01493-0
Muehlenhard, C. L., Shippee, S. K. (2009). Men's and women's reports of pretending orgasm. *J Sex Res*. 47 (6). 552-567. DOI: 10.1080/00224490903171794.
Ballard, J. (2022). Women are more likely than men to say they're a people-pleaser. YouGov America. [online]. https://today.yougov.com/topics/society/articles-reports/2022/08/22/women-more-likely-men-people-pleasing-poll

176–177 Warum ist über Sex zu reden oft tabu?
Ramírez-Villalobos, D. et al. (2021). Delaying sexual onset: outcome of a comprehensive sexuality education initiative for adolescents in public schools. *BMC Public Health*. 21 (1439). DOI: 10.1186/s12889-021-11388-2
Agatowski, T. (2021). Your sexual wellness isn't taboo. Peanut and Headspace. [online]. www.peanut-app.io/blog/peanut-headspace-sexual-wellness-for-women

180-181 Was ist achtsamer Sex?
Brotto, L. A. (2018). *Better Sex Through Mindfulness: How Women Can Cultivate Desire*. Greystone Books Ltd
Hamilton, L. D. et al. (2008). Cortisol, sexual arousal and affect in response to sexual stimuli. *J Sex Med*. 5 (9). 2111–2118. DOI: 10.1111/j.1743-6109.2008.00922.x
Goyal, M. et al. (2014). Meditation Programs for Psychological Stress and Well-being. *JAMA Intern Med*. 174 (3): 357–368. DOI:10.1001/jamainternmed.2013.13018

186-187 Ist Sexualität fluide?
Kinsey, A. C. et al. (1955). *Das sexuelle Verhalten des Mannes.*

194-195 Was ist Jungfräulichkeit heute?
World Health Organization. Sexual health. [online]. www.who.int/health-topics/sexual-health#tab=tab_2

198-201 Sicherer Sex/Empfängnisverhütung
NHS. Your contraception guide. [online]. www.nhs.uk/conditions/contraception/

204-205 Woran erkenne ich eine STI?
World Health Organization. Sexually transmitted infections (STIs). [online]. www.who.int/news-room/fact-sheets/detail/sexually-transmitted-infections-(stis)
Centers for Disease Control and Prevention. Genital HPV Infection – Basic Fact Sheet. [online]. www.cdc.gov/std/hpv/stdfact-hpv.htm
NHS. HPV vaccine overview. [online]. www.nhs.uk/conditions/vaccinations/hpv-human-papillomavirus-vaccine/
Vaccine Knowledge. HPV Vaccine (Human Papillomavirus Vaccine). [online]. https://vk.ovg.ox.ac.uk/hpv-vaccine#The-impact-of-the-HPV-programme
Centers for Disease Control and Prevention. HPV Vaccine Safety and Effectiveness. [online]. www.cdc.gov/vaccines/vpd/hpv/hcp/safety-effectiveness.html

206-207 Wann soll ich zur Untersuchung?
Pebody, R. (2021). What is the window period for HIV testing? NAM. [online]. www.aidsmap.com/about-hiv/what-window-period-hiv-testing

210-211 Wie wirkt sich ein Trauma auf den Sex aus?
Bremner, J. D. (2006). Traumatic stress: effects on the brain. *Dialogues Clin Neurosci*. 8 (4). 445-461. DOI: 10.31887/DCNS.2006.8.4/jbremner
Elzinga, B. M., Bremner, J. D. (2002). Are the neural substrates of memory the final common pathway in posttraumatic stress disorder (PTSD)? *J Affect Disord*. 70 (1). 1-17. DOI: 10.1016/s0165-0327(01)00351-2
Yoon, S. A., Weierich, M. R. (2017). Persistent amygdala novelty response is associated with less anterior cingulum integrity in trauma-exposed women. *Neuroimage Clin*. 2017 Jan 16; 14: 250-259. DOI: 10.1016/j.nicl.2017.01.015

220-221 Wie bewahren wir unsere Verbundenheit?
Lisitsa, E. (2012). An introduction to emotional bids and trust. The Gottman Institute. [online]. www.gottman.com/blog/an-introduction-to-emotional-bids-and-trust/

225 Was ist Sexting?
Holmes, L. G. et al. (2021). A sex-positive mixed methods approach to sexting experiences among college students. *Comput Hum Behav*. 115. DOI: 10.1016/j.chb.2020.106619
McNichols, N. K. (2021). Some surprising benefits of sexting in a relationship. Psychology Today. [online]. www.psychologytoday.com/gb/blog/everyone-top/202106/some-surprising-benefits-sexting-in-relationship

226-227 Wie finden wir nach einer Trennung wieder Selbstvertrauen?
Eisenberger, N. I. et al. (2012). Broken hearts and broken bones: a neural perspective on the similarities between social and physical pain. *Current Directions in Psychol Sci*. 21 (1). 42–47. DOI: 10.1177/0963721411429455

228-229 Sex in einer Langzeitbeziehung/auf Distanz
Relate (2018). Over a quarter of relationships are 'sexless'. [online]. www.relate.org.uk/get-help/over-quarter-relationships-are-sexless

230-231 Wann bin ich nach einer Geburt wieder bereit für Sex?
NHS. Sex and contraception after birth. [online]. www.nhs.uk/conditions/baby/support-and-services/sex-and-contraception-after-birth/
Extend Fertility. Fertility Statistics by Age. [online]. https://extendfertility.com/your-fertility/fertility-statistics-by-age/
La Leche League International. Breastfeeding and sex. [online]. www.llli.org/breastfeeding-info/breastfeeding-and-sex/

232-233 Wie altern unsere Genitalien?
Vinmec. How does the penis change with age? [online]. www.vinmec.com/en/news/health-news/healthy-lifestyle/how-does-the-penis-change-with-age/

234-235 Verändert die Menopause den Sex?
NHS. Menopause. [online]. www.nhs.uk/conditions/menopause/

Register

H

I

J

K

L

M

N

T

U V

W Z

Datennachweis

Der Verlag dankt für die freundliche Genehmigung zum Abdruck von Daten:
S. 65: Lehmiller, J. (2018). *Tell Me What You Want: The Science of Sexual Desire and How It Can Help You Improve Your Sex Life*. Robinson. S. 131. Daten von Rose.
S. 131: Rosemary Basson. (2001). Female sexual response: the role of drugs in the management of sexual dysfunction, *Obstet and Gynecol*, 98 (2), 2001. 350-353, ISSN 0029-7844. DOI:10.1016/S0029-7844(01)01452-1.
S. 161: Chivers M. L., et al. (2010) Agreement of self-reported and genital measures of sexual arousal in men and women: a meta-analysis. *Arch Sex Behav*. Feb; 39 (1): 5-56. DOI: 10.1007/s10508-009-9556-9.
S. 170: Frederick, D.A., et al. (2018). Differences in orgasm frequency among gay, lesbian, bisexual, and heterosexual men and women in a U.S. national sample. *Arch Sex Behav*. 47: 273–288. DOI: 10.1007/s10508-017-0939-z
S. 221: The Gottman Institute: https://www.gottman.com/blog/turn-toward-instead-of-away/
S. 225: Laura Graham Holmes, A. Renee Nilssen, Deanna Cann, Donald S. Strassberg. (2021). A sex-positive mixed methods approach to sexting experiences among college students, *Computers in Human Behavior*, V 115. 106619. DOI: 10.1016/j.chb.2020.106619

Danksagungen

Über die Autorin

Kate Moyle ist Sexual- und Beziehungstherapeutin sowie Moderatorin des Podcasts *The Sexual Wellness Sessions*. Als Gesprächstherapeutin verhilft sie ihren Klienten in ihrem Sexualleben und ihren Beziehungen zu Gesundheit, Wohlbefinden und Glück, entsprechend ihren individuellen Erwartungen. Sie glaubt von ganzem Herzen an die Kraft der Aufklärung und des Gesprächs zur Verbesserung unserer Sexualkultur. Sie hat einen Abschluss in Psychologie, ein Diplom in Integrativer Psychosexualtherapie und einen Master in Beziehungstherapie. Kate Moyle bringt ihr Wissen und ihre Erfahrungen aus der Therapie in ihre Zusammenarbeit mit Unternehmen und Medien als Fachberaterin zum Thema sexuelle Wellness ein. Sie ist regelmäßig zu Gast u. a. bei Podiumsdiskussionen, Podcasts und bei Veranstaltungen. Mehr von Kate Moyle erfährst du unter: www.katemoyle.co.uk; Instagram: @KateMoyleTherapy; Podcast *The Sexual Wellness Sessions*.

Dank der Autorin

Ich wollte schon immer ein Buch über das Thema Sex schreiben, hatte aber keine konkrete Vorstellung davon, bis Zara Anvari von DK UK an mich herantrat. Da meine Arbeit zum Großteil darin besteht, Menschen Fragen zu stellen und ihnen zu helfen, selbst die Antworten darauf zu finden, hoffe ich, dass dieses Buch viele der Fragen über Sex beantwortet, die wir uns im Laufe unseres Lebens stellen.

Mein erster Dank gilt Cabby Laffy, Dozentin und Gründerin des *Centre For Psychosexual Health* in London, bei der ich meine Ausbildung zur Sexualtherapeutin absolvierte. Ihre Aufgeschlossenheit und ihre Worte von dem Tag an, an dem sie mir einen einen Ausbildungsplatz anbot, sind mir unvergesslich. Bei ihr begann meine Liebe zu dieser Arbeit.

Ich danke meinen Kollegen und Supervisoren, früheren und jetzigen, dafür, dass sie ihr Wissen mit mir geteilt haben; von jedem habe ich etwas gelernt. Besondere Erwähnung verdient Silva Neves für seine ständige Unterstützung, vor allem bei diesem Buch, sowie alle, die ich um Rat fragen konnte – Catriona Boffard, Aoife Drury, Clare Faulkner, Dr. Naomi Sutton, Julie Sale und Dr. Sarah Welsh. Danke, dass ihr mir Bestätigung und Klarheit gegeben habt.

Ich danke allen, die mir gegenüber im Therapiestuhl gesessen haben. Mir ist bewusst, wie schwierig es oft ist, den ersten Termin zu vereinbaren, und welche Herausforderung eine Therapie sein kann. Meine Arbeit ist ein Privileg, und ich lerne von jedem meiner Klienten Neues über die menschliche Sexualität. Diese ist nuanciert und kann nur durch individuelle Erfahrungen verstanden werden; dieser Teil der Sexualität kann nicht akademisch gelehrt werden.

Persönlich danke ich Familie und Freunden für ihre Unterstützung, ohne die ich nichts von dem tun könnte, was ich tue. Die Zeit eines Menschen ist begrenzt, und ihr habt dazu beigetragen, dass es dieses Buch von der Idee bis ins Bücherregal geschafft hat. Ihr habt mich in unterschiedlichster Weise unterstützt, moralisch, körperlich, emotional und durch Kinderbetreuung. Ohne das hätte ich es nicht schaffen können. Mein besonderer Dank gilt meinen Eltern und meiner Familie, die mir stets geholfen haben, meine Ziele zu erreichen; meinem Mann, der mich stets zu meinen Ideen ermutigt, auch wenn er weiß, dass immer ein neuer Schritt folgt und die Ausbildung eines Therapeuten nie abgeschlossen ist. Für alles danke ich euch.

Ich danke meinen Kindern, Nichten, Neffen, Patenkindern und allen zukünftigen Generationen – ich hoffe, dass dieses Buch ein wenig dazu beiträgt, eure Sexualkultur zum Besseren zu verändern.

Ein weiterer großer Dank gebührt denen, die bei DK UK so hart an diesem Buch gearbeitet haben: Becky Alexander, Glenda Fisher und Izzy Holton. Besonderer Dank gilt der Lektorin Claire Cross für ihre grenzenlose Geduld und Neugier und den Designern Emma und Tom Forge sowie unserer fantastischen Illustratorin Jocelyn Covarrubias.

Über die Illustratorin

Jocelyn Covarrubias widmet sich mit ihrer minimalistischen Kunst den Themen psychische Gesundheit von Frauen, Körpernormen, Sexualität und Lebensalltag. Sie will den Menschen Zugehörigkeit und das Vertrauen vermitteln, sich in ihrer Haut wohlfühlen zu können. Sie lebt in New York. Ihre Arbeiten sind auf Instagram zu finden: @joce_cova.

DK | Penguin Random House

DK London / Delhi

Lektorat
Katie Cowan, Izzy Holton, Zara Anvari, Becky Alexander, Charlotte Beauchamp, Ruth O'Rourke, Claire Cross

Gestaltung und Bildredaktion
Maxine Pedliham, Glenda Fisher, Louise Brigenshaw, Emma Forge, Tom Forge

Herstellung
David Almond, Luca Bazzoli

Für die deutsche Ausgabe:
Verlagsleitung Monika Schlitzer
Programmleitung Heike Faßbender
Projektbetreuung Doreen Wolff
Herstellungsleitung Dorothee Whittaker
Herstellungskoordination Bettina Bähnsch
Herstellung Inga Reinke
Covergestaltung Jürgen Katzenberger

Titel der englischen Originalausgabe:
The science of sex.

Übersetzung Anke Wellner-Kempf
Lektorat Elke Sagenschneider Texte und Projekte, München

ISBN 978-3-8310-4727-7

Druck und Bindung TBB, a.s., Slowakei

FSC www.fsc.org MIX Papier | Fördert gute Waldnutzung FSC® C018179

www.dk-verlag.de

Haftungsausschluss

Die Informationen und Ratschläge in diesem Buch sind von der Autorin und vom Verlag sorgfältig erwogen und geprüft, dennoch kann eine Garantie nicht übernommen werden. Eine Haftung der Autorin bzw. des Verlags und seiner Beauftragten für Personen-, Sach- und Vermögensschäden ist ausgeschlossen.

Die Informationen in diesem Buch wurden als allgemeine Orientierungshilfe in Bezug auf die behandelten Themen zusammengestellt. Sie stellen keinen Ersatz dar und dürfen nicht als Grundlage dienen für medizinische, gesundheitliche, pharmazeutische oder qualifizierte Untersuchungen und Diagnosen. Die Verantwortung liegt allein bei den Lesern. Grundsätzlich ist bei ernsthaften oder anhaltenden Beschwerden von einer Selbstdiagnose und Selbstbehandlung abzuraten. Auch wenn Beschwerden länger anhalten, sollten Sie ärztlichen Rat suchen. Dasselbe gilt für Personen, die verschreibungspflichtige Medikamente einnehmen.

Soweit der Autorin bekannt ist, sind die Informationen korrekt und aktuell, Stand: März 2023. Praxis, Gesetze und Vorschriften ändern sich, und die Leserschaft sollten sich in diesen Fragen von Fachleuten Rat zu den Themen einholen. Die Nennung von einem Produkt, einer Behandlung oder einer Organisation in diesem Buch impliziert weder eine Befürwortung der Autorin oder des Verlags, noch bedeutet die Auslassung eines solchen Namens eine Missbilligung.

Ein Hinweis zu geschlechtlichen Identitäten

DK erkennt alle geschlechtlichen Identitäten an. Menschen können sich selbst identifizieren als ein beliebiges Geschlecht oder als kein Geschlecht (einschließlich aber nicht beschränkt auf das Geschlecht einer cis- oder trans-Frau, eines gleichgeschlechtlichen oder transsexuellen Mannes oder einer nicht-binären Person). Während sich die geschlechtsspezifische Sprache und ihre Verwendung in unserer Gesellschaft weiterentwickelt, bewerten Wissenschaft- und Medizin-Gemeinschaften ihre eigenen Formulierungen. Die meisten der Studien, auf die in diesem Buch Bezug genommen wird, verwenden »Frauen« zur Beschreibung von Menschen, deren Geschlecht bei der Geburt als weiblich zugewiesen wurde, und »Männer« zur Beschreibung von Menschen, deren Geschlecht bei der Geburt als männlich zugewiesen wurde.